经穴保健康

人体穴位使用一本通

国医堂主任医师，北京中医药大学针灸推拿专业
博士生导师 李志刚 主编

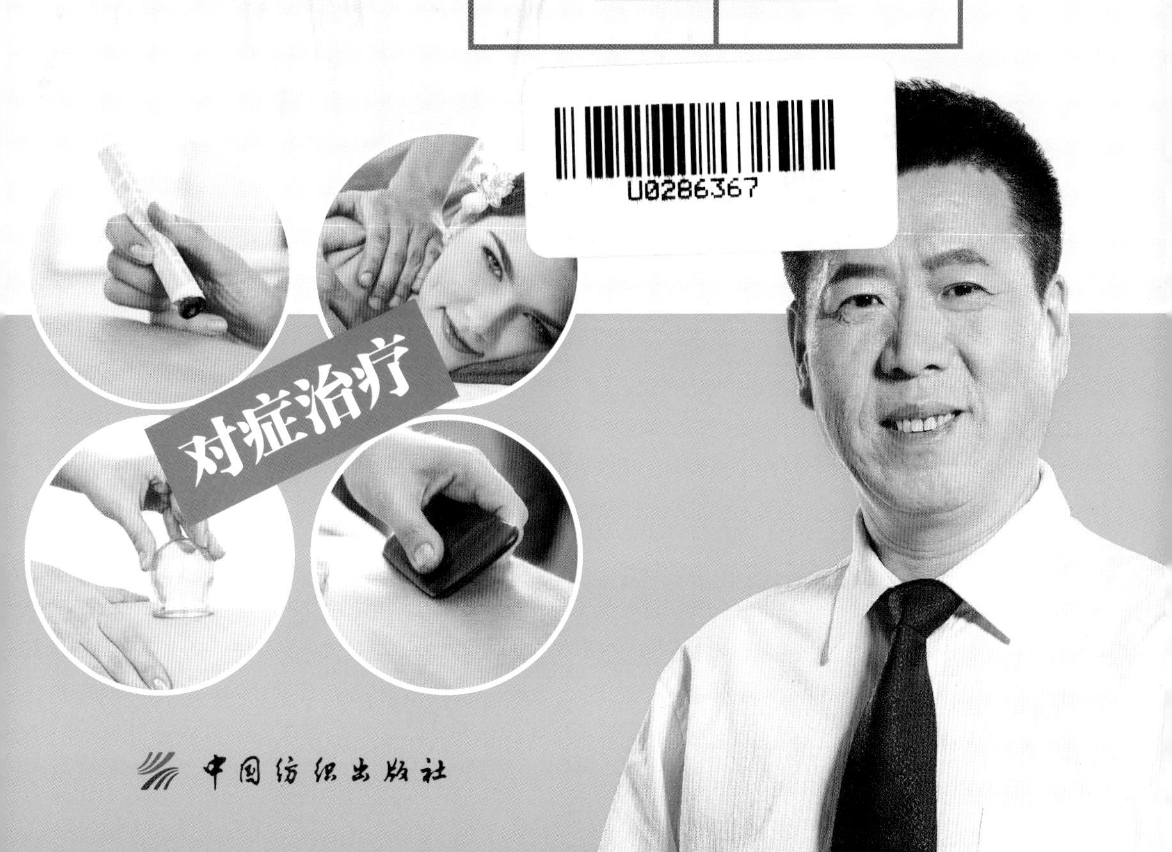

中国纺织出版社

图书在版编目（CIP）数据

经穴保健康：人体穴位使用一本通/李志刚主编.
——北京:中国纺织出版社,2016.6（2017.6重印）
ISBN 978-7-5180-2336-3

Ⅰ.①经… Ⅱ.①李… Ⅲ.①穴位疗法 Ⅳ.
①R245.9

中国版本图书馆CIP数据核字(2016)第028521号

策划编辑：樊雅莉　　责任印制：王艳丽
摄影摄像：深圳市金版文化发展股份有限公司
出版统筹：深圳市金版文化发展股份有限公司
封面设计：深圳市金版文化发展股份有限公司

中国纺织出版社出版发行
地址：北京市朝阳区百子湾东里A407号楼　邮政编码：100124
销售电话：010－67004422　　传真：010－87155801
http://www.c-textilep.com
E-mail:faxing@c-textilep.com
中国纺织出版社天猫旗舰店
官方微博http://weibo.com/2119887771
深圳市雅佳图印刷有限公司印刷　　各地新华书店经销
2016年6月第1版　2017年6月第2次印刷
开本：723×1020mm　1 / 16　印张：12
字数：168千字　　定价：32.80元

前言

Preface

经络穴位是人体的“金矿”。先天不足，后天失养，加上随着年纪的增长而日渐气血不足，都会导致我们的身体出现这样或是那样的问题。对身体进行调理，促进身体健康，远离疾病的痛苦，不妨对我们身体里面的“金矿”进行充分开采。

经络包括十二经脉、奇经八脉、十二经别、十五络脉等，其中十二经脉是经络的主干。经络将脏腑、四肢百骸、五官九窍相互联系起来，使正常的生理活动得以维持。除了起到连接作用外，经络穴位也是我们身体里面的药囊，我们要及时对其进行疏导，促进气血循环，从而维系身体健康。

患病时，人体的每一个症状都不是凭空出现的，都对应体内器官的问题，是侵入我们身体的外邪和精神上自生自长的内邪里应外合携手攻击机体的表现。外邪（四季不良气候）损阳（阳经和六腑）致病，内淫（不和谐的七情六欲）伤阴（五脏和脑髓、骨髓）损体，阴阳失调，就会发生疾病。检视问题的因，找到因，启动对应的按钮，将病因消除，疾病自然就没有了。兵家云“不战而屈人之兵”，中医经穴理疗亦是如此。若拿身体当战场，即便疾病消除了，也会留下一片狼籍。

《经穴保健康：人体穴位使用一本通》就是教大家如何启动自身的力量，远离疾病的一本书。135 个穴位搭配治疗 41 种疾病，包括从头到脚的常见病、易发病，根据不同的疾病特点选择不同的中医方法。比如，如果您是肺气不足或寒饮伏肺患者，那么用艾灸最好；如果您是胸痛、胸中烦闷患者，那么就适宜用拔罐；如果您是热证表现者或呃逆患者，那么不妨采用刮痧的办法。本书所选内容实用、精彩、容易掌握，定能给您以实用性的指导，为您和家人的健康保驾护航。为了方便读者，本书提供部分文字的同步视频，您拿手机扫描一下相关的二维码，就可以观看经穴理疗专家的实景演示指导。

特别提示：本书旨在为广大读者提供健康指导，并非医疗手册。如果你怀疑自己身患疾病，建议您及时到医院接受必要的治疗。

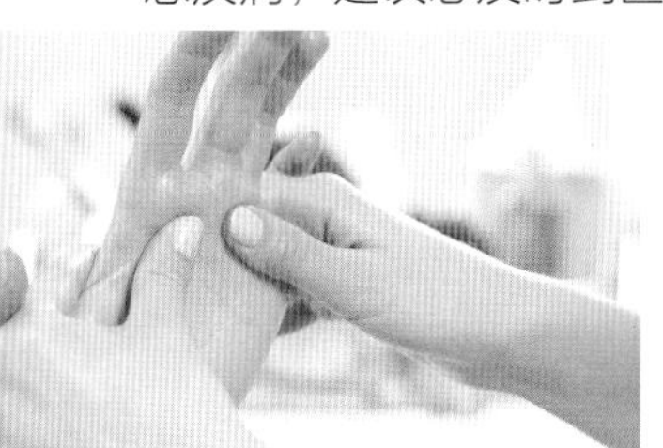
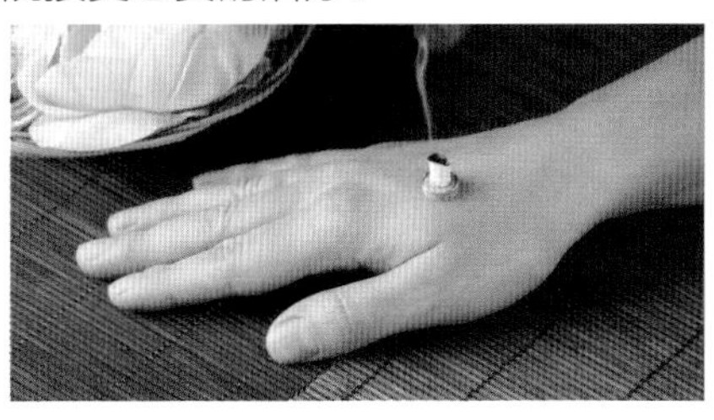
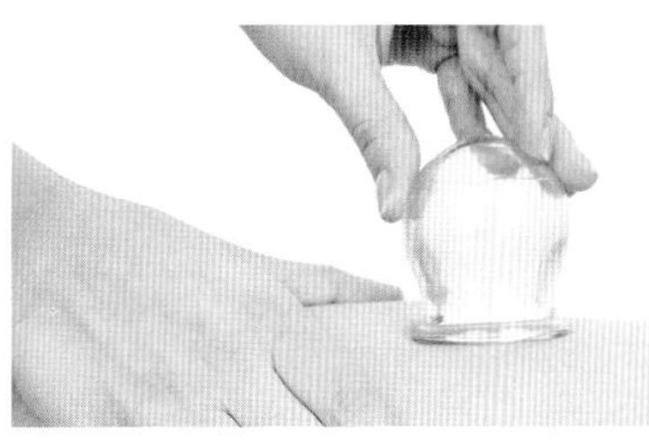

目录

Contents

PART 1

从基础开始，走进经穴的世界

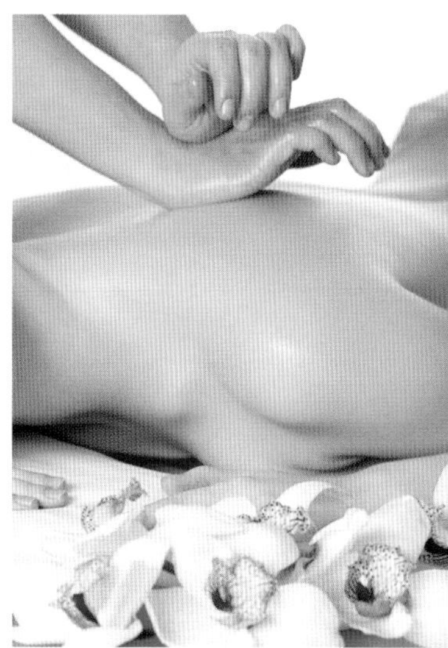

PART 2

“穴”以致用，135个特效穴

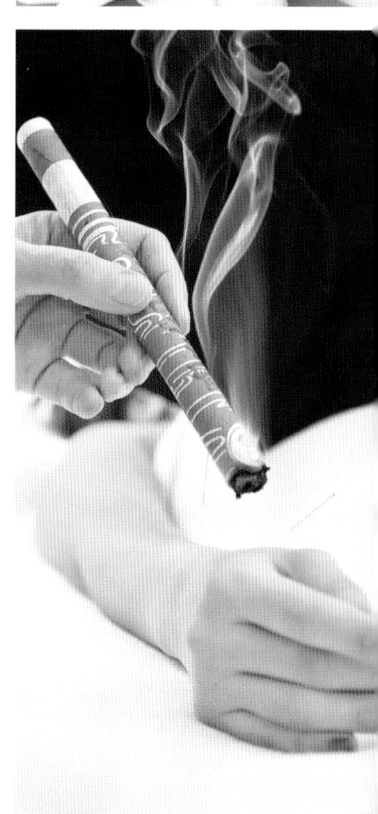

第一节 手太阴肺经穴

第二节 手阳明大肠经穴

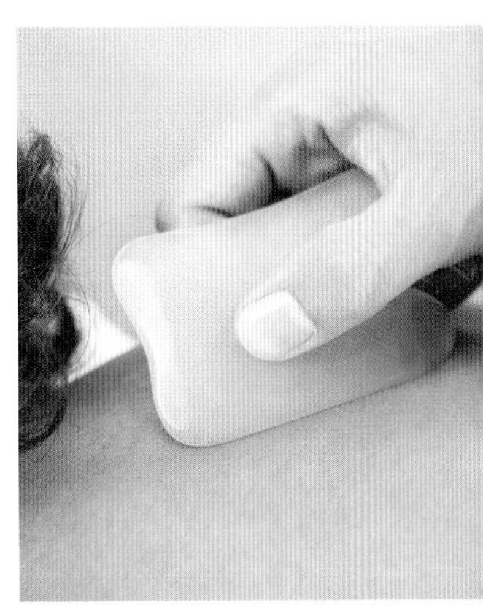

第三节 足阳明胃经穴

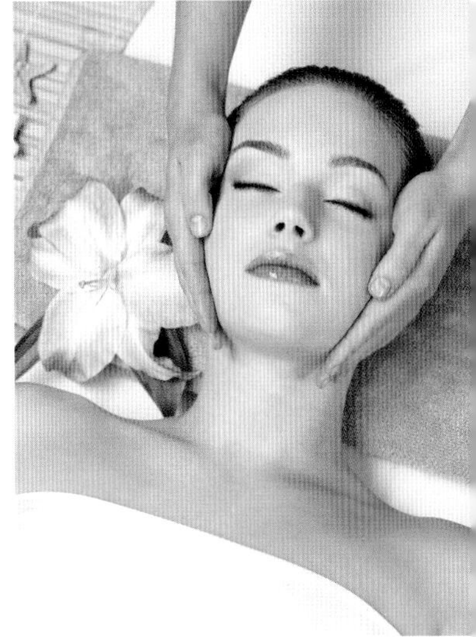

第四节 足太阴脾经穴

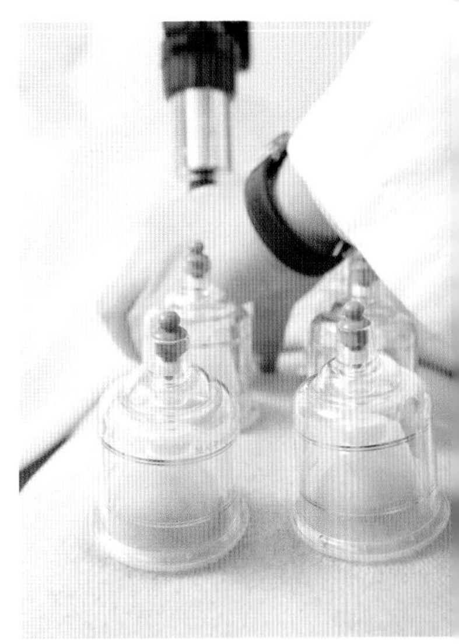

第五节 手少阴心经穴

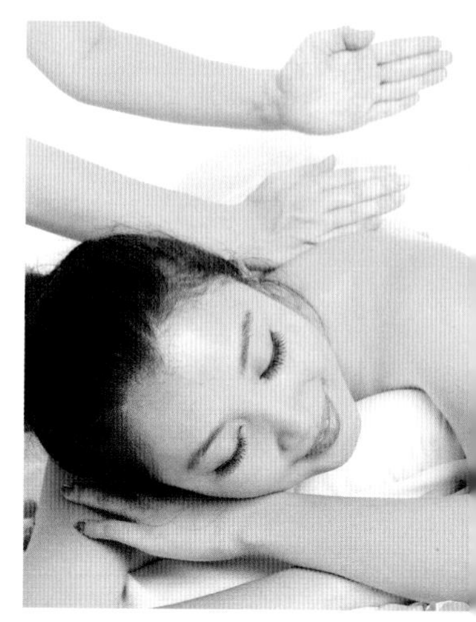

第六节 手太阳小肠经穴

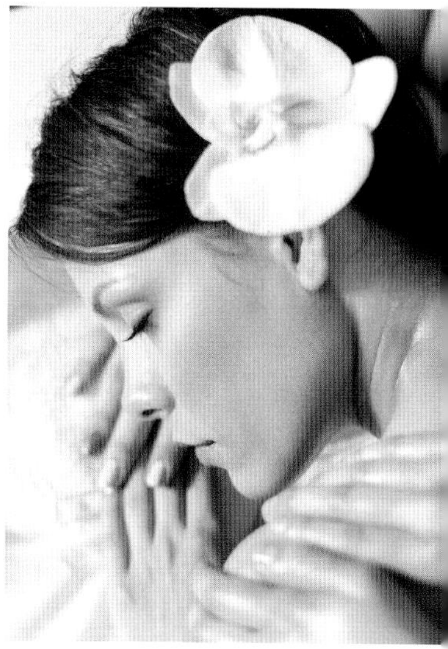

第七节 足太阳膀胱经穴

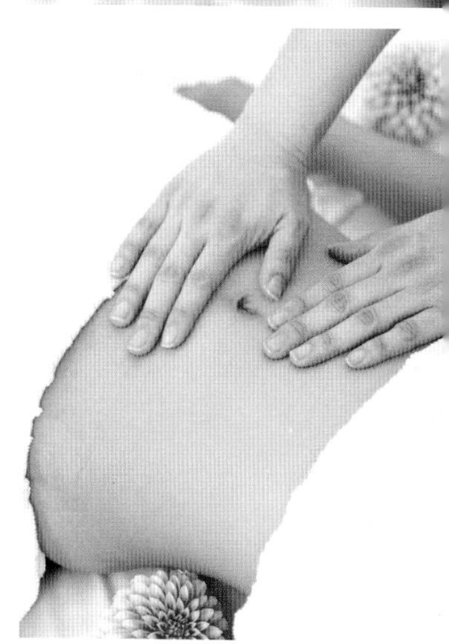

第八节 足少阴肾经穴

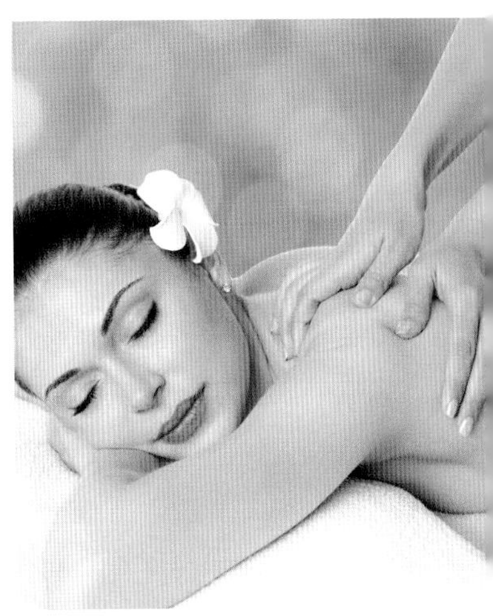

第九节 手厥阴心包经穴

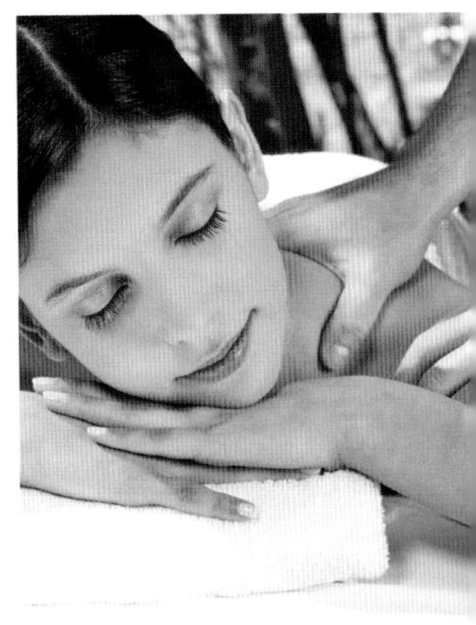

第十节 手少阳三焦经穴

第十一节 足少阳胆经穴

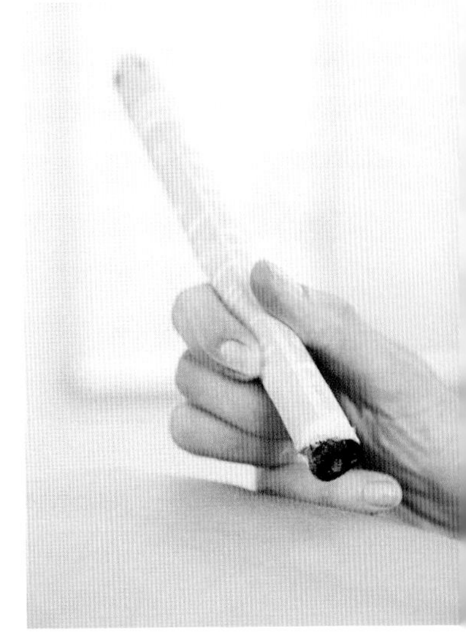

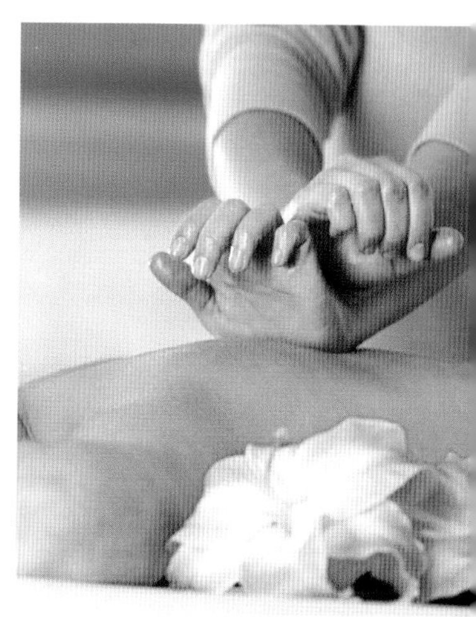

第十二节 足厥阴肝经穴

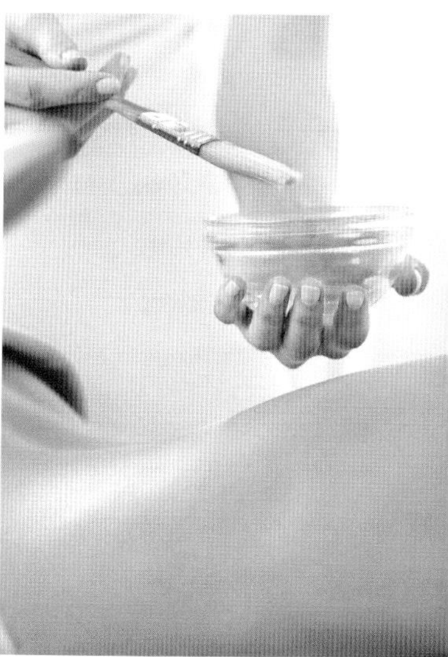

第十三节 任脉穴

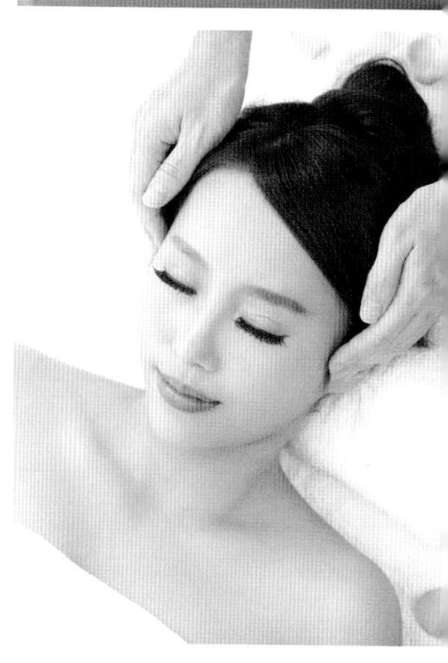

第十四节 督脉穴

第十五节 经外奇穴

PART 3

活“穴”活用，手到病除

第一节 经穴理疗保日常健康

第二节经穴理疗保中老年健康

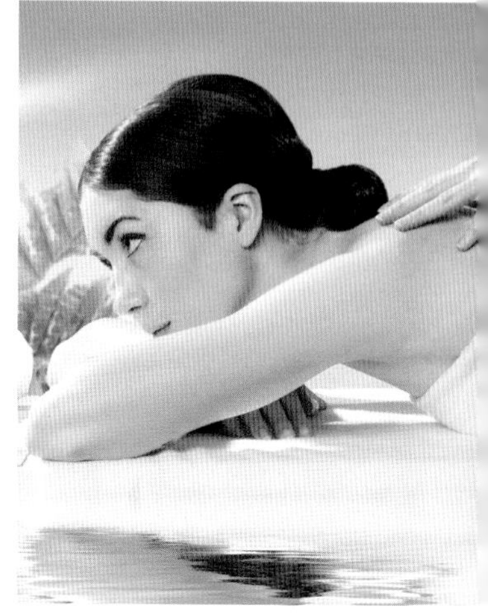

第三节经穴理疗保两性健康

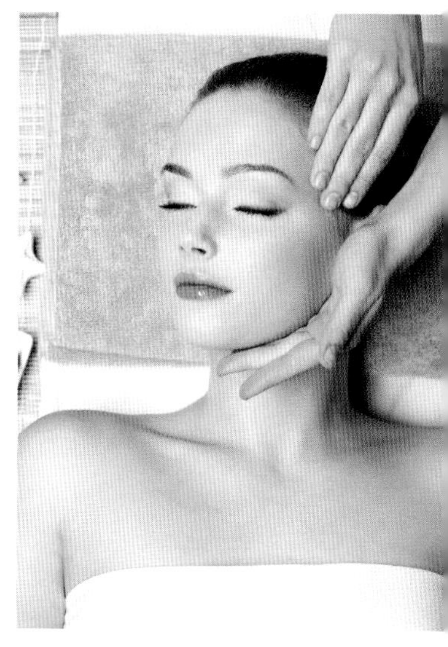

第四节经穴理疗舒缓亚健康

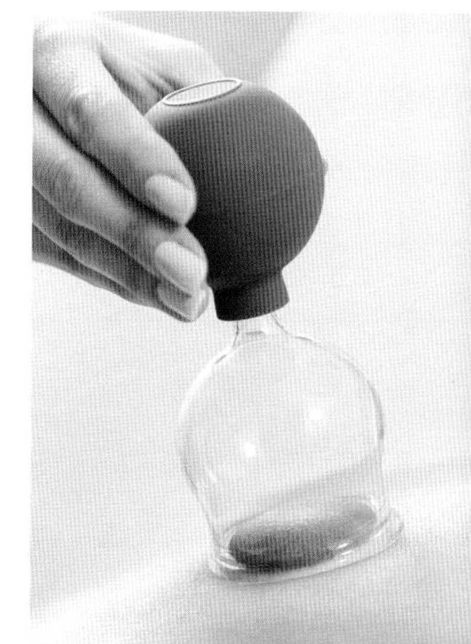

PART 1

从基础开始，走进经穴的世界

经络好比一个城市的道路网线，有主路，有辅路，尽管主路和辅路纵横交错，但是只要发生特殊情况，很快就会得到反馈。我们也可以通过经络大网，找到不适的部位，对其进行疏通，维系身体的健康。本章介绍了经络的发展过程，并详细讲解了经络穴位如何取穴及操作。只有了解经络，才能更好地应用它。

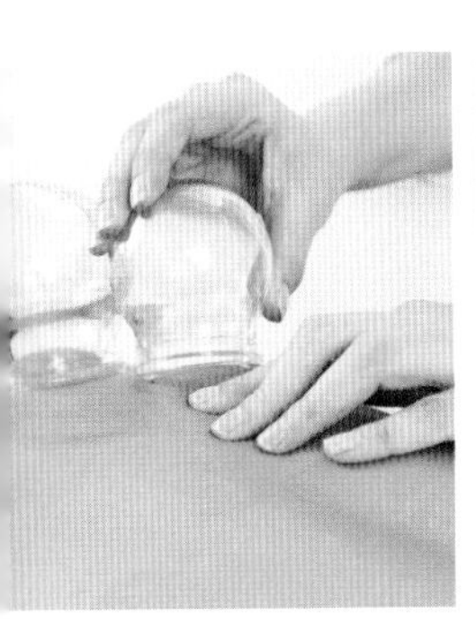

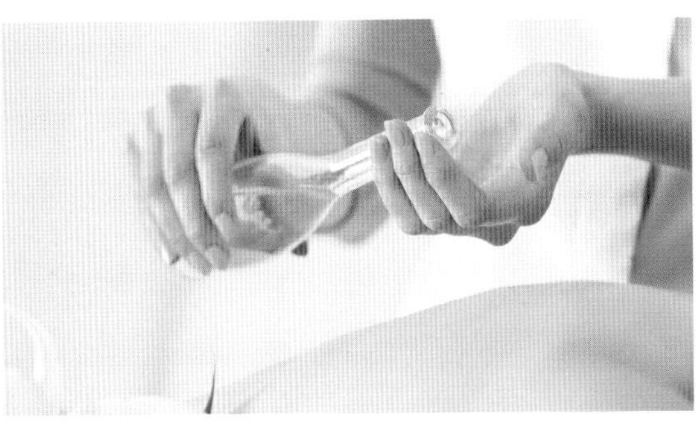

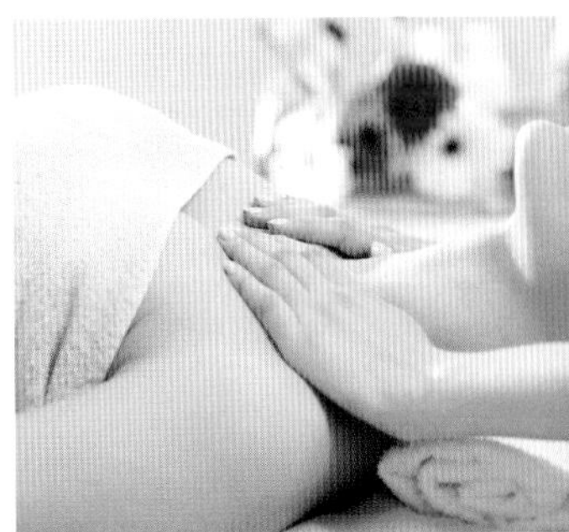

这就是与您朝夕相处的经穴

穴位是中国文化和中医学特有的名词，学名腧穴，指人体脏腑经络气血输注于体表的特定部位。经络以穴位为据点，穴位则以经络为通道。“腧”与“输”通，或从简做“俞”；“穴”是空隙的意思。

远在新石器时代，我们的祖先就已经使用砭石来砥刺放血，割刺脓疡；或用其热熨、按摩、叩击体表；或在体表某一部位用火烤、烧灼等方法来减轻和消除伤痛。久而久之，我们的祖先逐渐意识到人体的某些特殊部位具有治疗疾病的作用，这就是穴位发现的最初过程。著名医典《黄帝内经》中记载了 160 个穴位名称。晋代皇甫谧编纂了我国现存的针灸专科开山名作《针灸甲乙经》，对人体 340 个穴位的名称、别名、位置和主治一一进行了论述。至宋代，王惟一重新厘定穴位，撰著《铜人腧穴针灸图经》，并且首创研铸专供针灸教学与考试用的两座针灸铜人，其造型之逼真，端刻之精确，令人叹服。可见，我国古代医学家已经知道依据腧穴治病，并在长期实践过程中形成了腧穴学的完整理论体系。

人体周身约有 52 个单穴、309 个双穴、50 个经外奇穴，共约 720 个穴位。绝大多数“穴位”所在的位置都是在骨骼的间隙或凹陷里，而且一般处于骨骼间隙的两端和中间，如果不在骨骼的间隙或凹陷里，那么其“穴位”下面必定有较大或较多的血管或体液经过，如手部和腹部。为什么会这样呢？因为血液或体液流通时，容易滞留在这些位置上，从而形成了“穴位”这种特殊的现象。所以我们也经常可以读到这样的描述：穴位在骨之间或凹陷处等。

现代研究发现，穴位与神经是相关联的，某一穴位与某一脏器的神经往往同属于一个脊髓节段。穴位处的温度比其他部位的温度略高，与血管、淋巴结关系密切。研究者们相信，人体穴位既与神经系统密切相关，又与血管、肌肉、肌腱等组织有关。

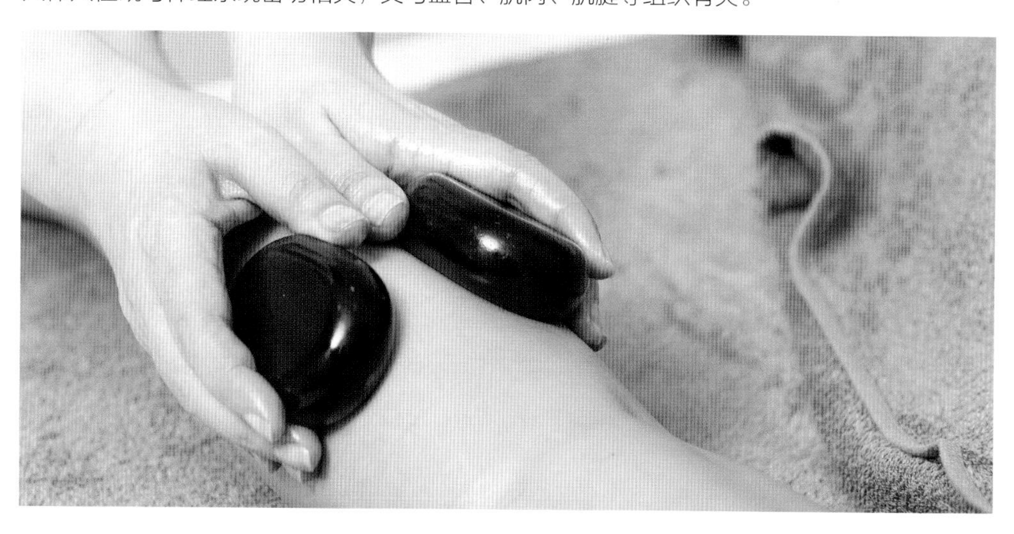

知道这些，取穴简单多了

使用经络穴位，是一项技术活，也可以说是一把双刃剑，如果找对了穴位，再加上适当的手法，便可以祛病延年，但是如果在一窍不通或是一知半解的情况下胡乱摆弄，则往往会弄巧成拙。

在养生知识日益普及的今天，穴位疗法早已经融入到人们的生活当中。当身体不适时我们可以通过刺激人体的一些腧穴来缓解或治疗，而在使用穴位进行治疗的时候，找准穴位是最重要的。下面，我们介绍一些任何人都能够掌握的简单的取穴方法。

手指同身寸定位法

手指同身寸度量取穴法是指以患者本人的手指为标准度量取穴，是临床取穴定位常用的方法之一。这里所说的“寸”，与一般尺制度量单位的“寸”是有区别的，是用被取穴者的手指作尺子测量的。由于人有高矮胖瘦之分，不同的人用手指测量到的 1 寸也不等长。因此，测量穴位时要用被测量者的手指作为参照物，才能准确地找到穴位。

拇指同身寸：拇指指间关节的横向宽度为 1 寸。

中指同身寸：中指中节屈曲，内侧两端纹头之间作为 1 寸。

横指同身寸：又称“一夫法”，指的是食指、中指、无名指、小指并拢，以中指近端指间关节横纹为准，四指横向宽度为 3 寸。

另外，食指和中指二指指腹横宽（又称“二横指”）为 1.5 寸。食指、中指和无名指三指指腹横宽（又称“三横指”）为 2 寸。

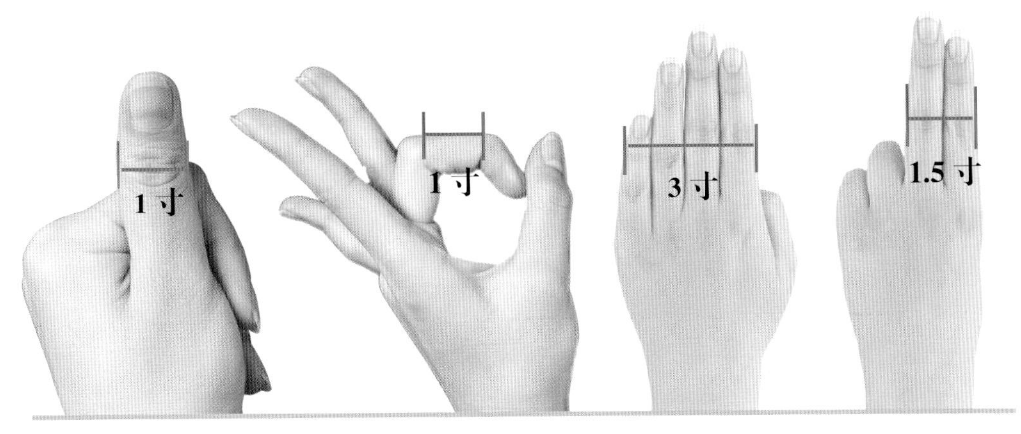

常用同身寸示意图

体表标志定位法

固定标志：常见判别穴位的标志有眉毛、乳头、指甲、趾甲、脚踝等。如：神阙位于腹部脐中央；膻中位于两乳头中间。

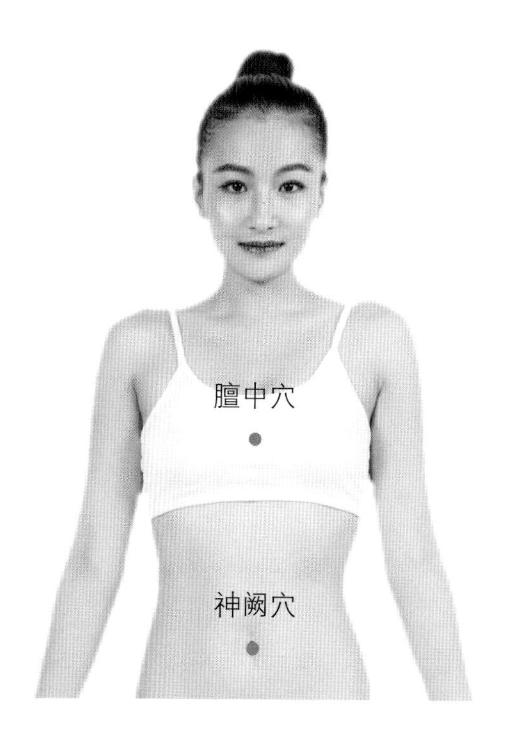

动作标志：需要做出相应的动作姿势才能显现的标志，如张口取耳屏前凹陷处即为听宫穴。

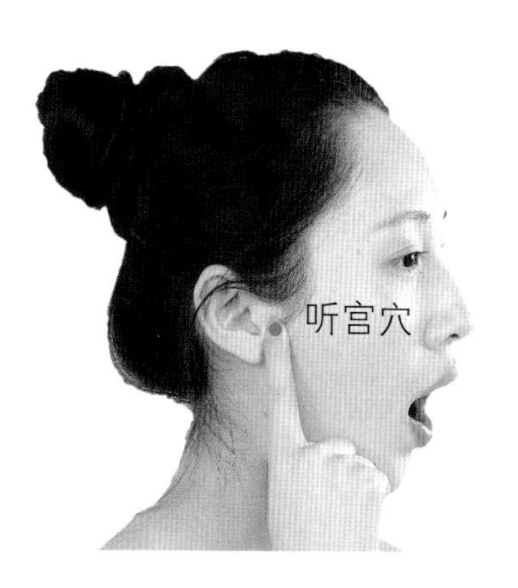

骨度分寸定位法

始见于《灵枢 · 骨度》。它是将人体的各个部位分别规定其折算长度。作为量取腧穴的标准。如前后发际间为 12 寸；两乳间为 8 寸；胸骨体下缘至脐中为 8 寸；耳后两乳突（完骨）之间为 9 寸；肩胛骨内缘至背正中线为 3 寸；肩峰缘至背正中线为 8 寸；腋前(后)横纹至肘横纹为 9 寸；肘横纹至腕横纹为 12 寸；股骨大粗隆（大转子）至膝中为 19 寸；膝中至外踝尖为 16 寸；胫骨内侧髁下缘至内踝尖为 13 寸。

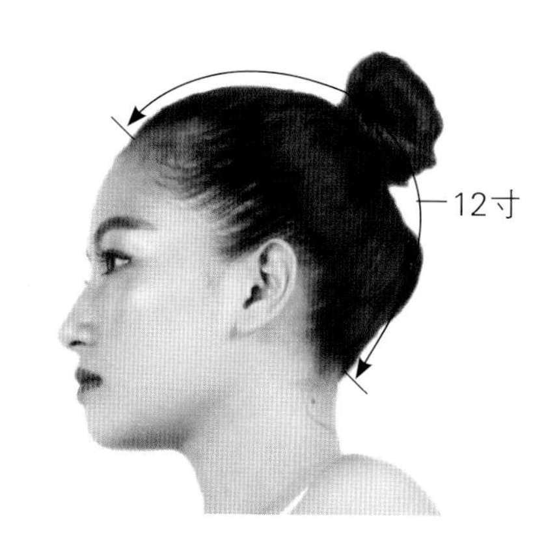

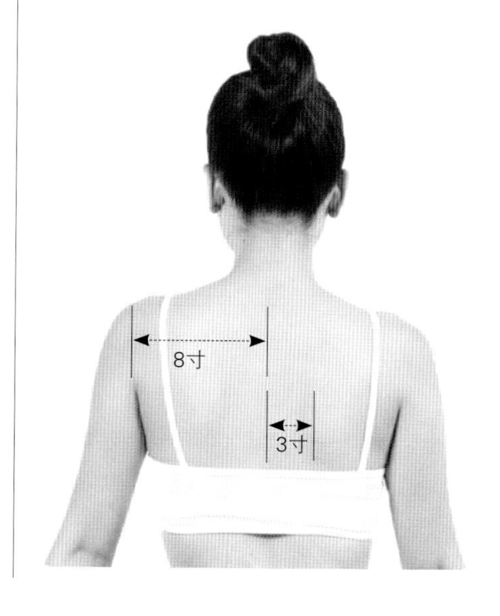

骨度分寸定位表

部位	起止点	折量寸	度量方法
头部	前发际到后发际	12寸	直
	耳后两乳突之间	9寸	横
	眉心到前发际	3寸	直
胸腹部	天突穴到剑突处	9寸	直
	剑突到肚脐	8寸	直
	脐中到耻骨联合部	5寸	直
	两乳头之间	8寸	横
侧身部	腋窝下到季肋	12寸	直
	季肋下到髀枢	9寸	直
上肢部	腋前纹头到肘横纹	9寸	直
	肘横纹到腕横纹	12寸	直
下肢部	耻骨联合处到股骨下端内侧髁	18寸	直
	胫骨下端内侧髁到内踝尖	13寸	直
	髀枢到外膝眼	19寸	直
	外膝眼到外踝尖	16寸	直

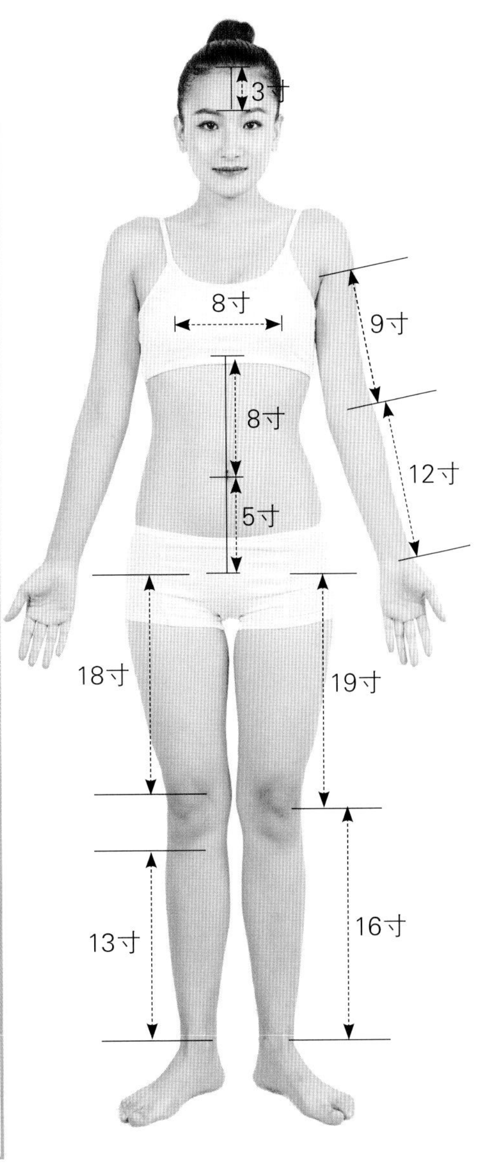

说明：度量方法中的“直”指矢状线，即与人体正中线平行的线为“直线”；与人体正中线水平垂直的线为“横线”；“季肋”即第11肋骨的下缘；“髀枢”即人体股骨大转子处。

感知找穴法

身体感到异常，用手指压一压、捏一捏、摸一摸，如果有痛感、硬结、痒等感觉，或和周围皮肤有温度差，如发凉、发烫，或皮肤出现黑痣、斑点，那么这个地方就是所要找的穴位。感觉疼痛的部位，或者按压时有酸、麻、胀、痛等感觉的部位，可以作为阿是穴治疗。阿是穴一般在病变部位附近，也可在距离病变部位较远的地方。

对于经穴，您可以这样操作

中医理疗学是一门既古老又年轻的学科，早在公元前 7000 年的石器时代，人们就利用阳光、砭石、石针、水和按摩等治疗疾病，维护健康。春秋战国时期的名医扁鹊也常用针灸、砭石、熨贴、按摩等治病。

常用按摩方法

按摩是中医治疗疾病的手段，也是老百姓日常保健的常用手法，按摩的方法不同，其效果也不一样。中医按摩穴位的原则是：实证应该按顺时针方向按摩，虚证则应按逆时针方向按摩。下面为大家详细介绍成人按摩和小儿按摩的各种手法，让您一目了然。

压法

以肢体在施术部位压而抑之的方法被称为压法，主要分为指压法、掌压法、肘压法 3 种。压法具有疏通经络、活血止痛、镇静安神、祛风散寒和舒筋展肌的作用，经常被用来进行胸背、腰臀以及四肢等部位的按摩。

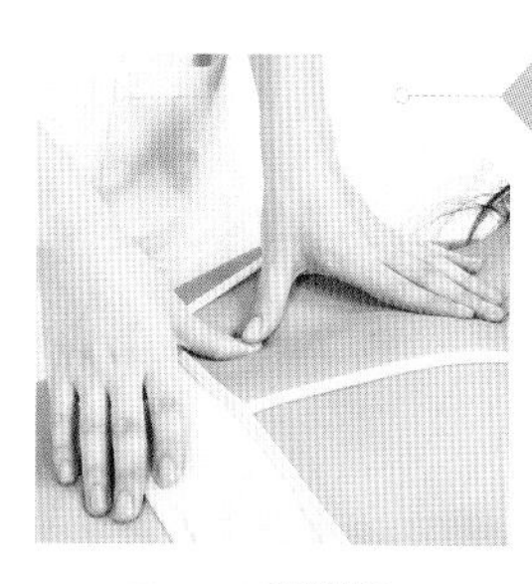

指压法

以手指用力按压穴位，还可以一边用力，一边顺着一定的方向滑动。

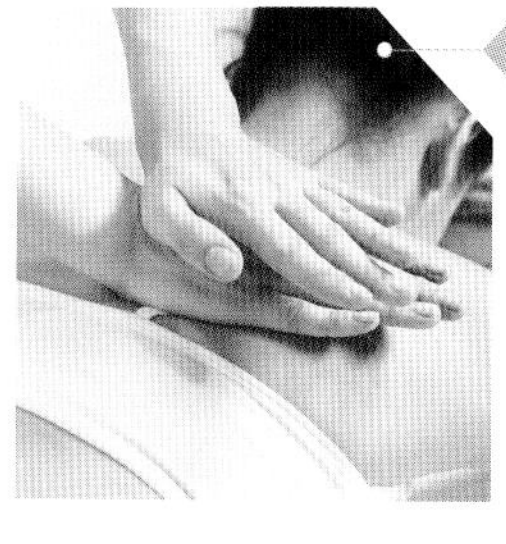

掌压法

以掌面对体表治疗部位进行按压，可以一边用力，一边进行滑动。

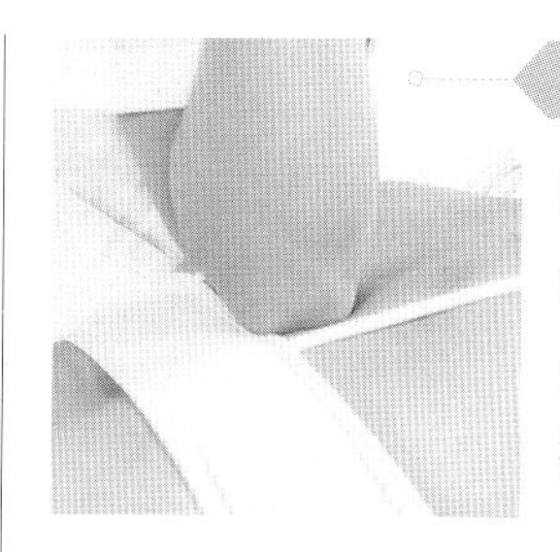

肘压法

肘关节屈曲，以肘尖部为着力点，对体表治疗部位进行按压。

点法

用指端、肘尖或屈曲的指关节突起部分着力，点压在一定部位的按摩手法称为点法，也称点穴。点穴时也可瞬间用力点按人体的穴位，具有开通闭塞、活血止痛、解除痉挛、调整脏腑功能的作用，适用于全身各部位及穴位的按摩。

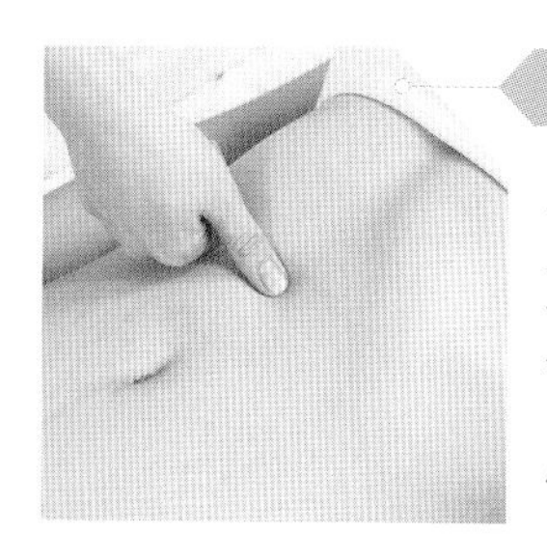

拇指指端点法

手握空拳，拇指伸直并紧靠于食指中节，用拇指指端点压一定的部位。

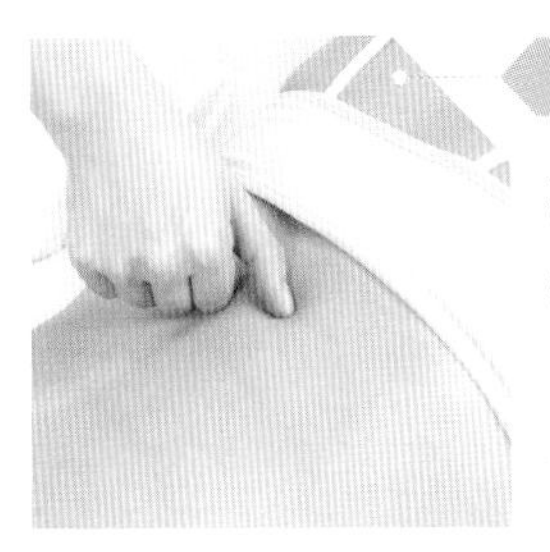

屈拇指点法

拇指屈曲，以拇指指间关节桡侧为着力点，对体表治疗部位进行点压。

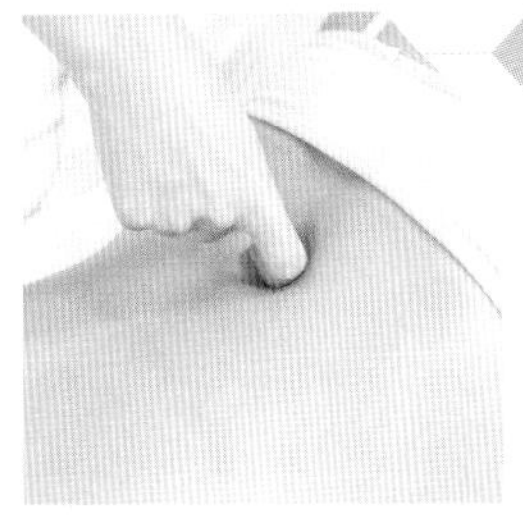

屈食指点法

食指屈曲，用食指第一指间关节突起部分点压体表治疗部位。

捏法

捏法就是用拇指、食指和中指相对用力，提捏身体某一部位皮肤、肌肉的按摩手法。捏法的动作和拿法相似，只是用力较轻微，动作较小。捏法适用于头部、颈部、四肢和脊背，具有活血化瘀、舒经活络、安神益智的作用，能够治疗消化道疾病、月经不调、神经衰弱等多种慢性疾病。

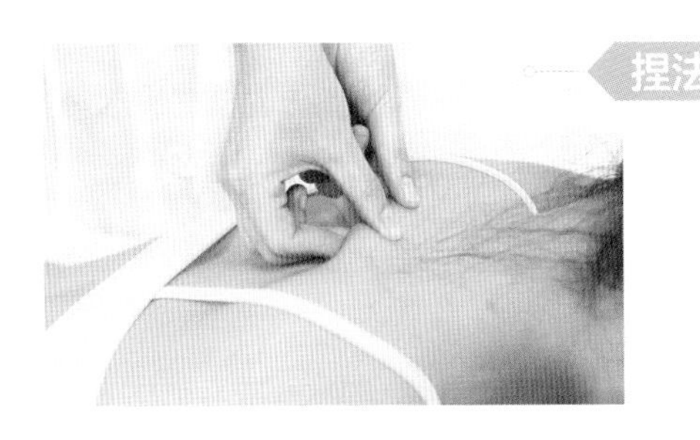

捏法

掐法

掐法是以拇指指甲在一定的部位或穴位上用力按压的按摩手法。掐法适用于面部及四肢部位的穴位，是一种强刺激的手法，具有开窍解痉的功效。如掐人中穴可以解救中暑及晕厥患者。

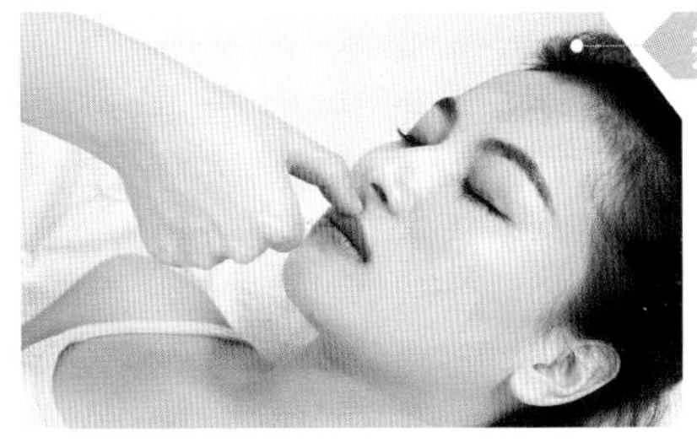

掐法

拿法

以单手或者双手的拇指与其余四指相对，握住施术部位，相对用力，并做持续、有节律的提捏方法，称为拿法。主要用于颈部、肩背部及四肢部位。在临床应用的时候，拿后需配合揉摩动作，以缓解刺激引起的不适。

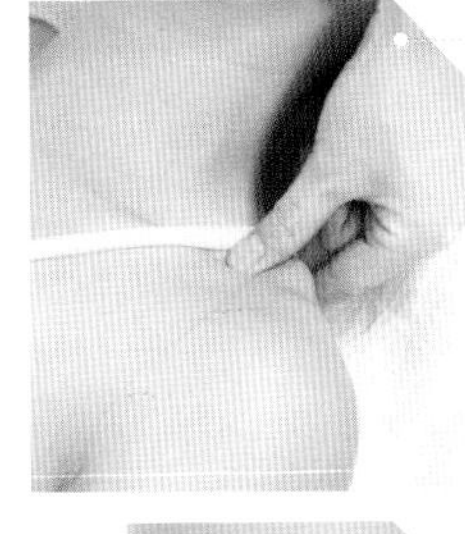

二指拿法

用拇指和食指提拿按摩部位。一般适用于颈项部、骨关节处。

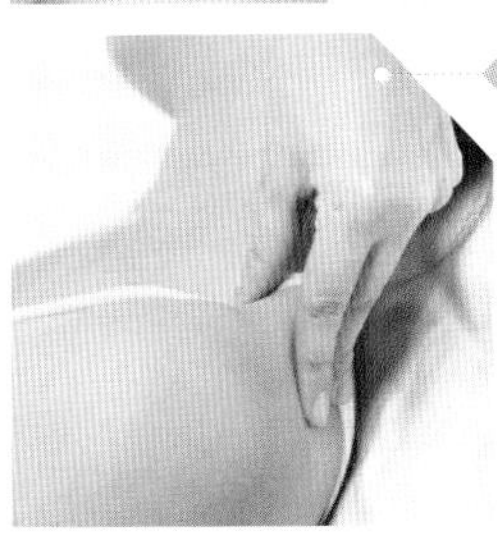

三指拿法

用拇指、食指和中指提拿按摩部位，做轻重交替而连续的提捏或揉捏。

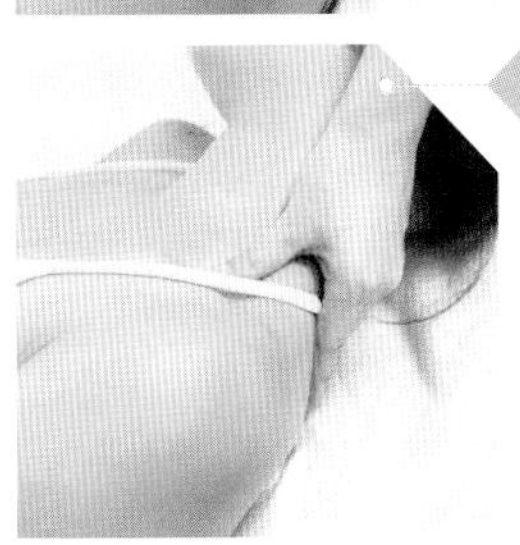

掌拿法

让拇指与四指分开，用掌部力量提拿按摩部位，手法要稳而柔和。

按法

用指、掌或肘深压于体表一定部位或穴位的按摩手法，称为按法，是一种较强刺激的手法，有镇静止痛的作用。指按法适用于全身各部位穴位；掌根按法常用于腰背及下肢部位穴位；肘按法压力最大，多用于腰背、臀部和大腿部位穴位。

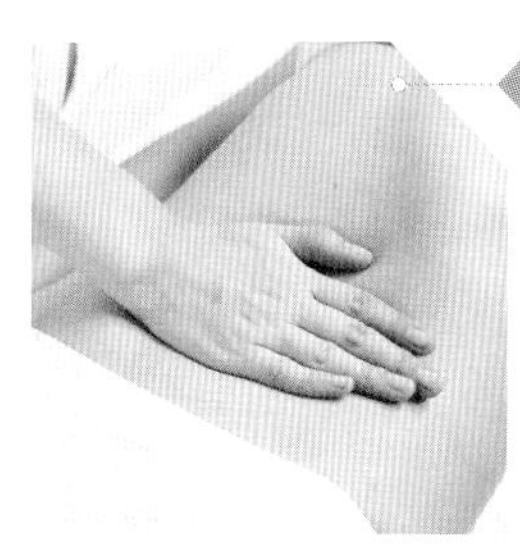

掌按法

用掌根或全掌着力于体表某一部位上，逐渐用力下压，称为掌按法。

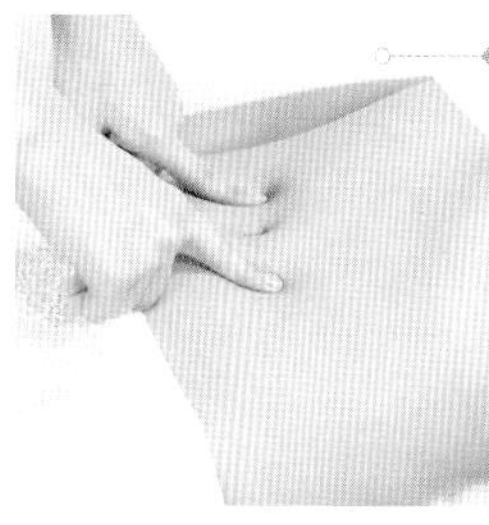

指按法

用手指着力于体表某一部位上，做一掀一压的动作，逐渐用力下压，称为指按法。

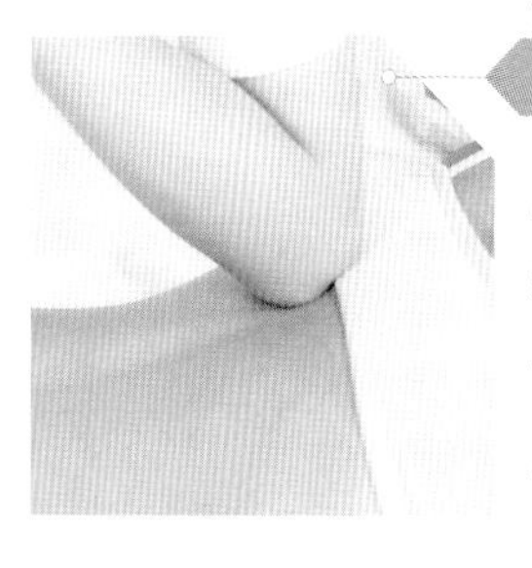

肘按法

用手肘着力于体表某一部位或穴位上，逐渐用力下压，称为肘按法。

揉法

揉法指的是用指、掌、肘部吸附于人体表面某些部位或穴位，或在反射区上做柔和缓慢的回旋转动或摆动，并带动皮下组织一起揉动的按摩手法。揉法具有宽胸理气、消积导滞、活血化瘀等作用。

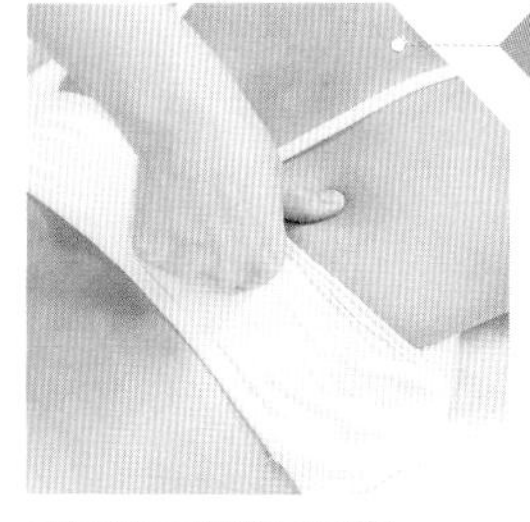

单指揉法

用拇指指腹吸附于人体的某些部位上做回旋的揉动，适用于狭小部位。

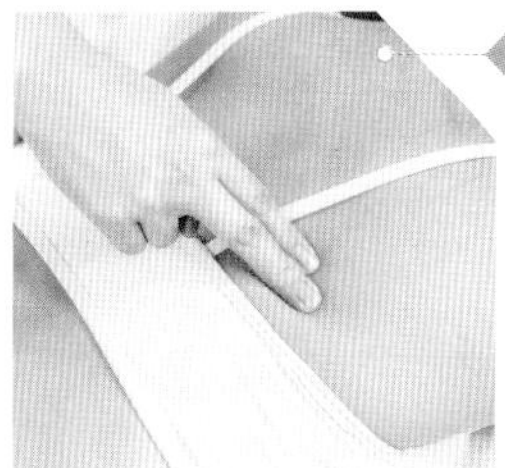

多指揉法

将食指、中指或多指并拢，用指腹吸附于穴位上，做腕关节回旋转动。

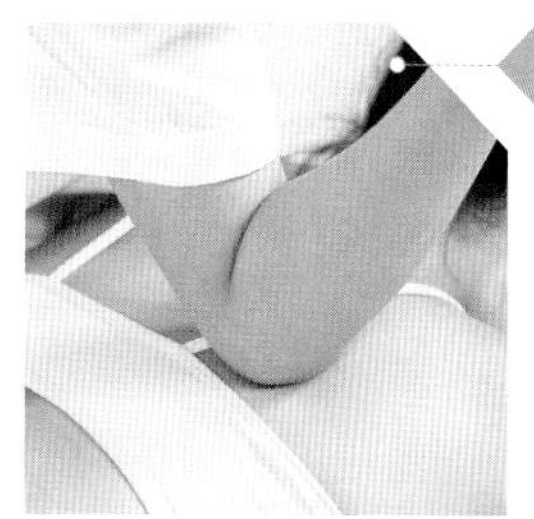

肘揉法

用手肘着力于穴位上，以肩为支点，上臂做主动摆动，带动前臂回旋转动。

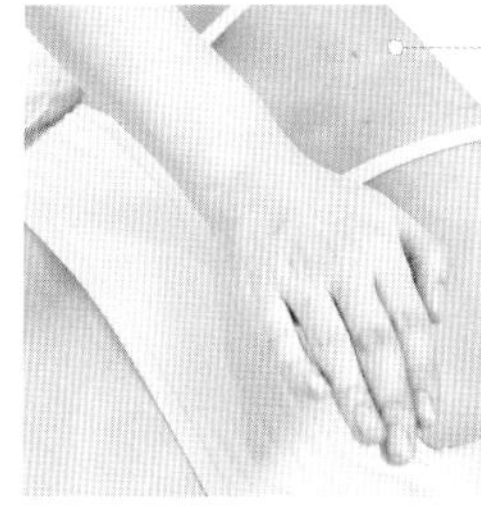

大鱼际揉法

用大鱼际着力于穴位上，以前臂为支点做主动旋转，带动腕部做旋转动作。

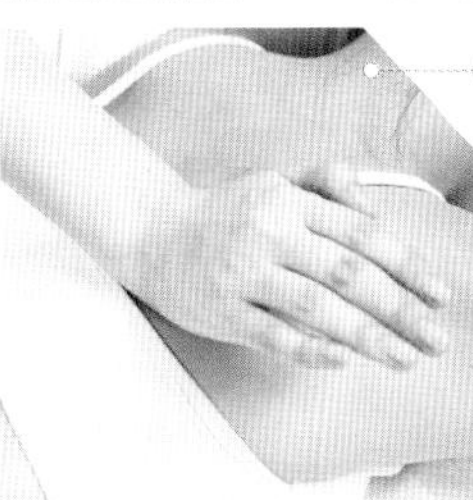

掌根揉法

用掌根吸附于穴位上，以肘部为支点，前臂摆动，带动腕部做回旋转动。

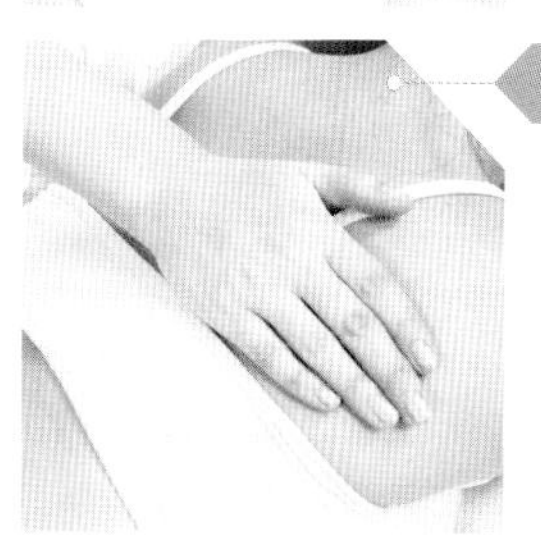

掌揉法

全掌紧贴于穴位上，以肘为支点，前臂做摆动，带动腕部做回旋转动。

提拿法

用拇指和其余四指，或用双手分置于患部肌肉或肌腱上，用力向上提起并进行节律性拿提的按摩手法叫做提拿法，多适用于颈肩部、腰背部、小腿肚等部位。

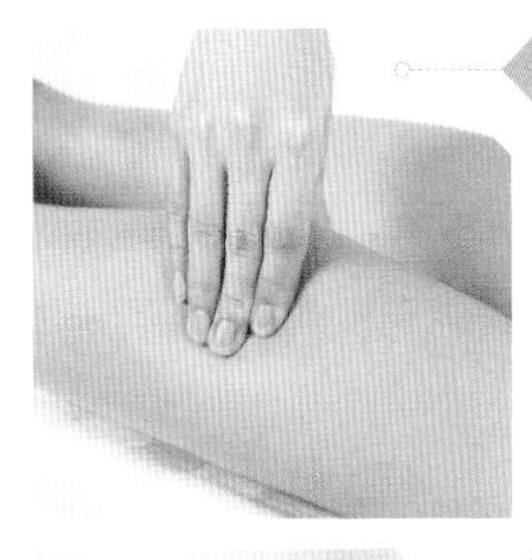

单手提拿法

用拇指和其余四指置于穴位上，用力向上提起并进行节律性拿提。

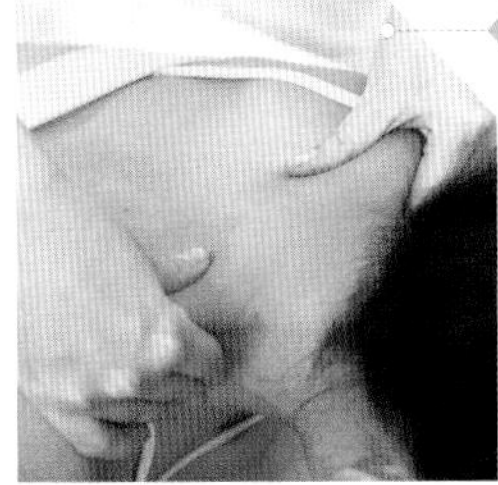

双手提拿法

双手分别置于患部肌肉或肌腱上，用力向上提起并进行节律性拿提。

按揉法

用指腹和掌根置于一定的部位进行短时间的按压，再做旋转揉动或边按边揉的按摩方法叫做按揉法。按揉法能够开窍提神、调和气血、散寒止痛，适用于全身各个部位的按摩。

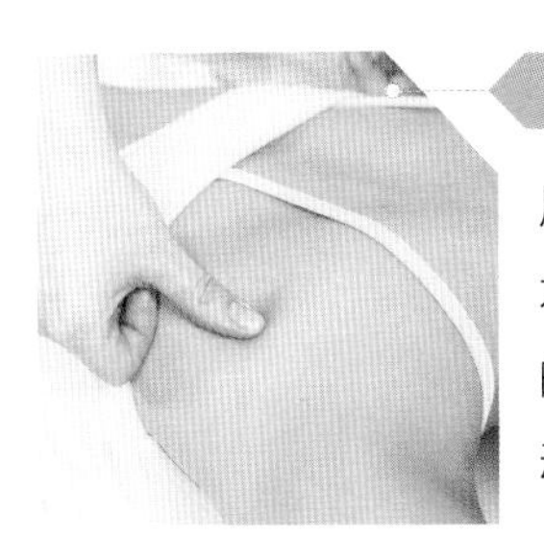

拇指按揉法

用拇指指腹置于施术部位进行短时间的按压，再旋转揉动或边按边揉。

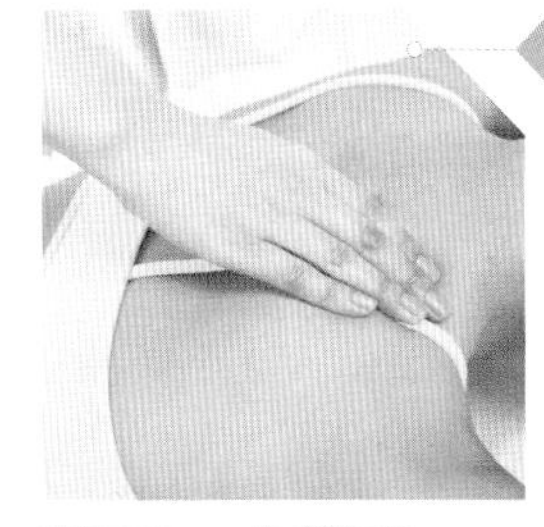

多指按揉法

用多指指腹置于施术部位进行短时间的按压，再旋转揉动或边按边揉。

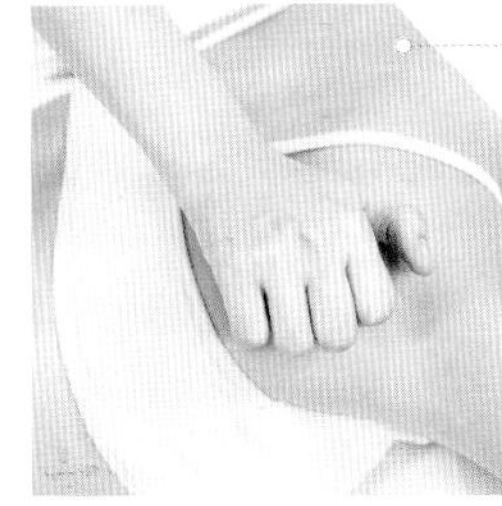

鱼际按揉法

用大鱼际或小鱼际置于穴位上进行短时间的按压，再旋转揉动或边按边揉。

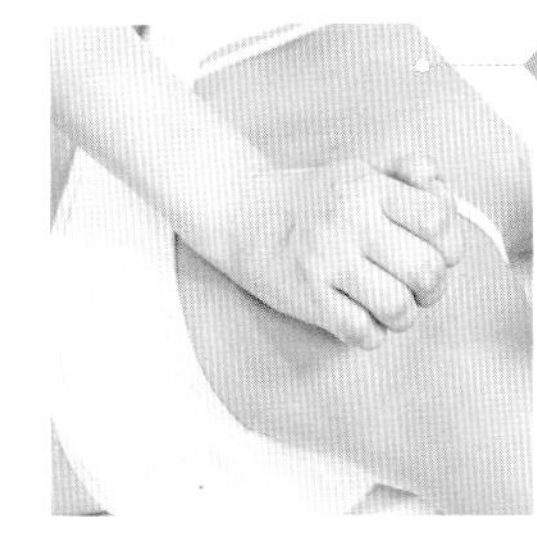

掌根按揉法

用手掌根部置于施术部位进行短时间按压，再旋转揉动或边按边揉。

拍法

用虚掌或适用的拍子拍打体表部位，多作为治疗的辅助手法，可用于全身各部位，但是胸腹部极少运用。

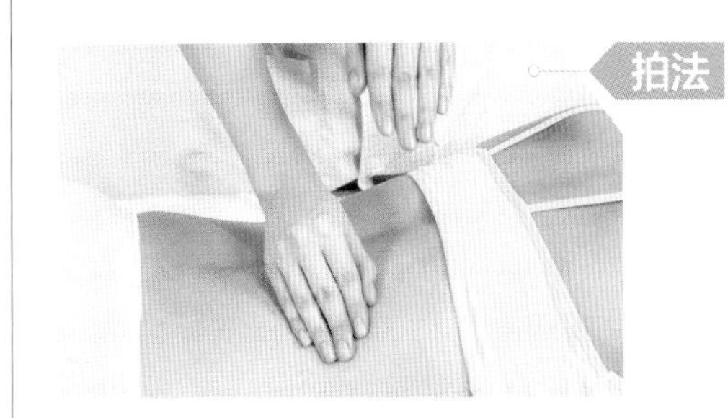

拍法

常用刮痧方法

刮痧法根据刮拭的角度、身体适用范围不同可以分为面刮法、角刮法、平刮法、推刮法、点按法、按揉法、立刮法等。

要刮痧首先要学会正确的持板方法，也就是握板法，否则刮痧时容易疲惫且效果不佳。正确的握板方法是：刮痧板的长边横靠在手掌心，大拇指和其他四个手指分别握住刮痧板的两边，刮痧时用手掌心的部位向下按压。

面刮法

手持刮痧板，向刮拭的方向倾斜 30° ～ 60° ，依据部位的需要，将刮痧板的1/2长边或全部长边接触皮肤，自上而下或从内到外均匀地向同一方向直线刮拭，适用于身体平坦部位的穴位。

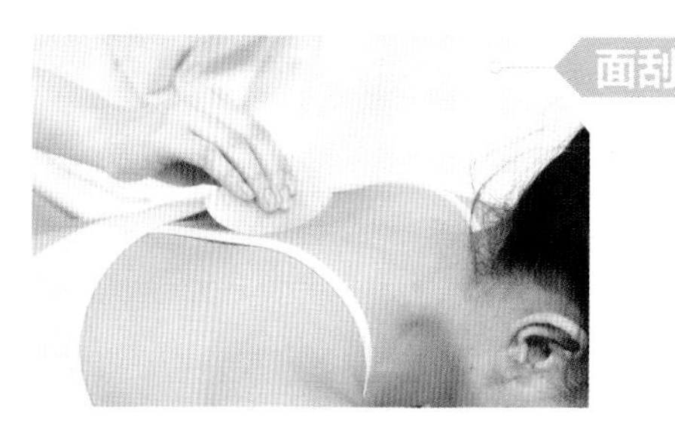

角刮法

使用刮板的角部在穴位处自上而下进行刮拭，刮板面与皮肤呈 45° ，适用于肩部、胸部等部位或穴位的刮痧。因为角刮法比较便于用力，所以要避免用力过猛而伤害皮肤。

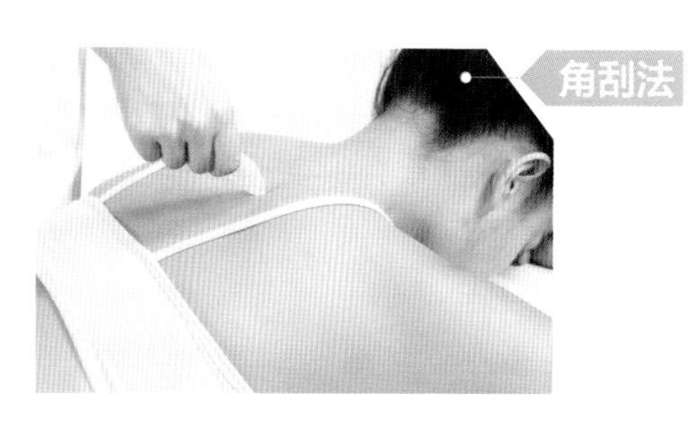

平刮法

手法与面刮法相似，只是刮痧板向刮拭方向倾斜的角度小于 15° ，而且向下的渗透力也较大，刮拭速度缓慢。平刮法是诊断和刮拭疼痛区域的常用方法。

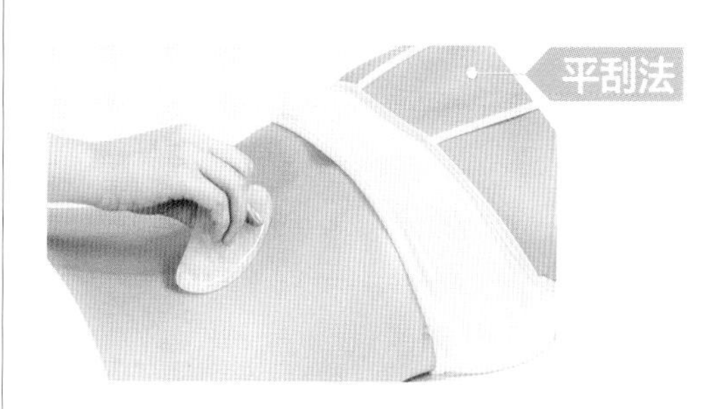

推刮法

推刮法的操作手法与面刮法大致相似，刮痧板向刮拭方向倾斜的角度小于 45° ，压力大于平刮法，速度也比平刮法慢一点。

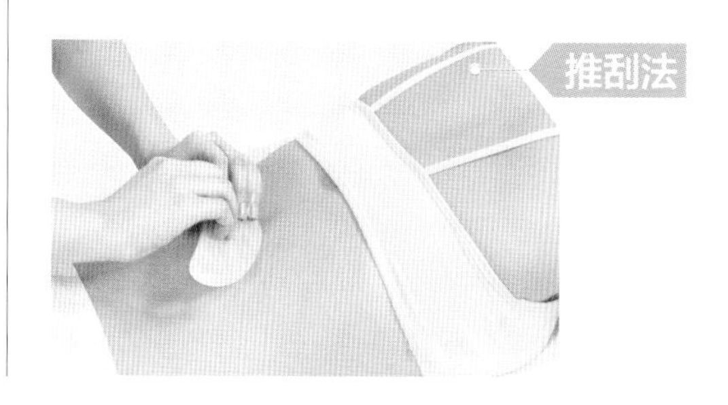

点按法

将刮痧板角部与刮拭部位呈90°向下按压，由轻到重，逐渐加力，片刻后快速抬起，使肌肉复原，多次反复。这种方法适用于无骨骼的软组织处和骨骼缝隙、凹陷部位。要求手法连贯自如，具有镇痛止痛、解除痉挛的作用。

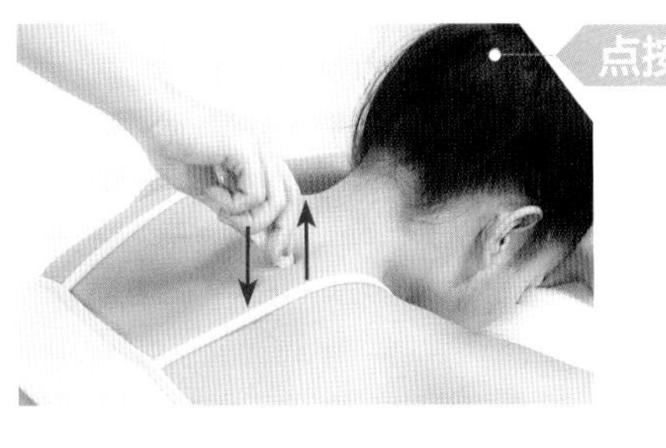

按揉法

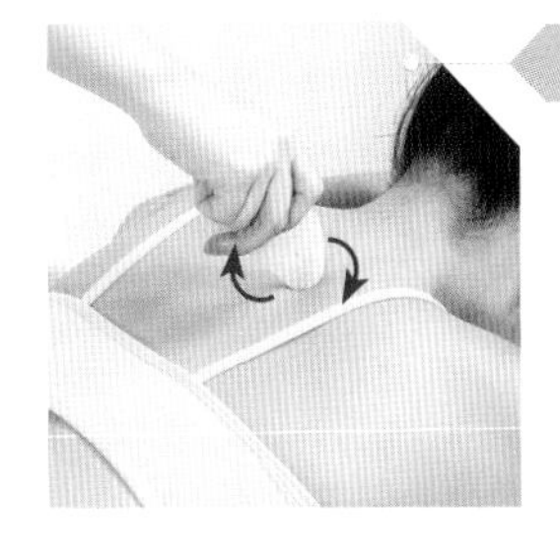

将刮痧板的边沿垂直按压在穴位上，做柔和的慢速按揉。

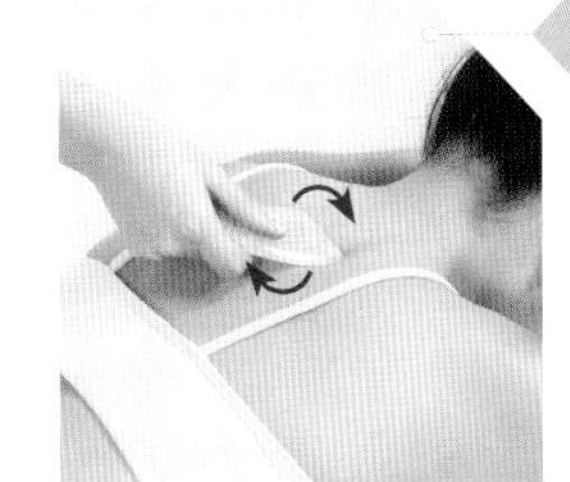

用刮痧板角部的平面以小于20°的方向按压在穴位上，做柔和迟缓的旋转，刮痧板角部平面与所接触的皮肤始终不分开，按揉压力应当渗透到皮下组织或肌肉。这种刮法常用于手足全息穴区、后颈、背腰部全息穴区中疼痛敏感点的刮拭。

立刮法

刮痧板角部与刮拭部位呈90°，刮痧板始终不离皮肤，并施以一定的压力，在约1寸长的皮肤上做短间隔前后或左右的刮拭，适用于头部穴位。

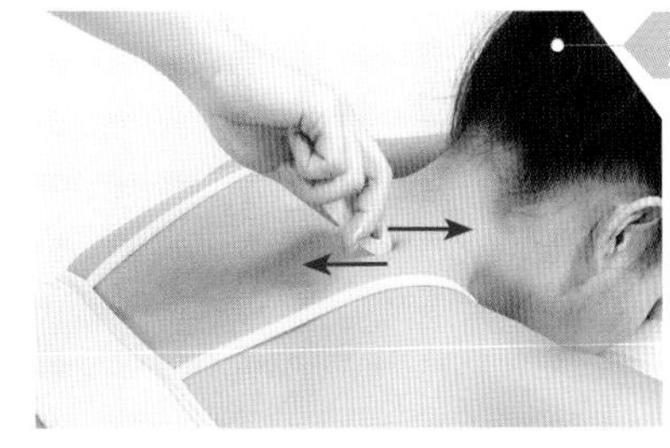

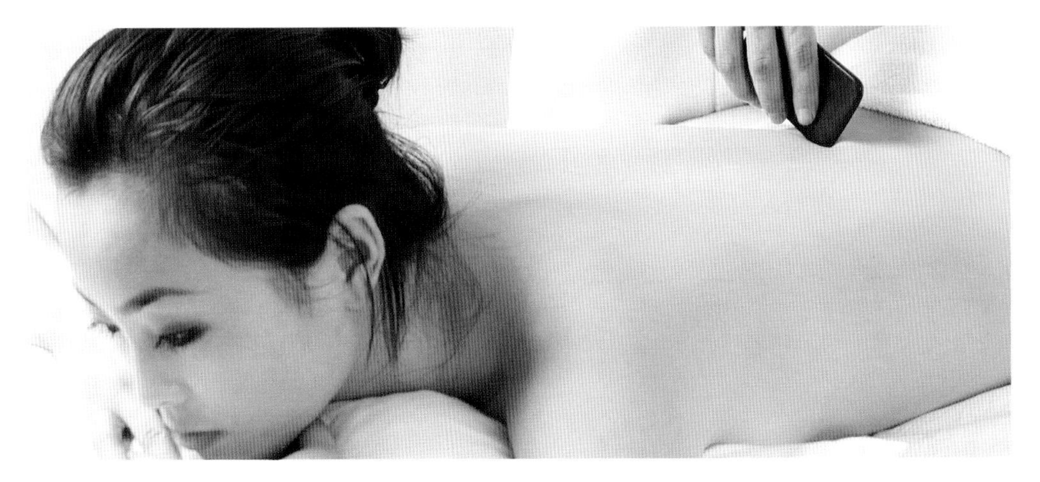

常用拔罐方法

拔罐是基于经络学说发展起来的一种中医传统疗法，古称“角法”，是以罐为工具，利用火燃烧排出罐内空气，造成相对负压，使罐吸附于施术部位，产生温热刺激及使局部皮肤充血或瘀血，以治疗疾病的方法。拔罐有着数千年的历史，由于方便易行，适用于家庭保健，故能广泛流传于民间，被人们称为 21 世纪的“绿色疗法”、“自然疗法”。近年来，随着医疗实践的不断发展，人们对于拔罐理疗也有了更深入的了解。下面为大家详细介绍各种拔罐方法，以便您能够更正确的运用此法。

常规拔罐法

根据拔罐时使用罐具的多少，主要分为单罐和多罐两种方法，而多罐法又可分为密排罐法、疏排罐法、散罐法。

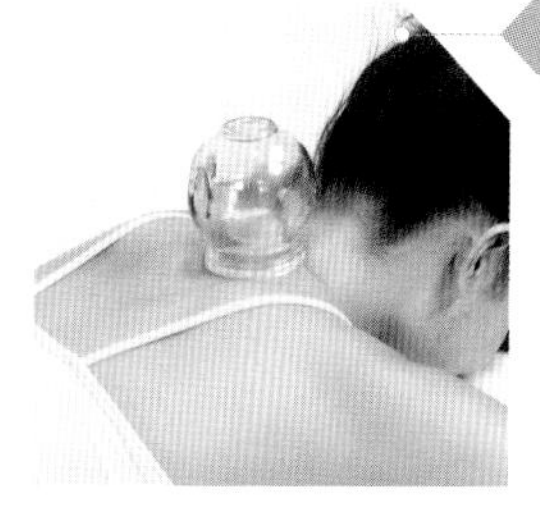

单罐法

用于病变范围较小者或压痛点。可按病变或压痛的范围大小，选用适当口径的火罐。如胃病在中脘穴拔罐，冈上肌肌腱炎在肩髃穴拔罐等。

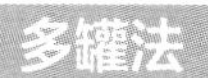

多罐法

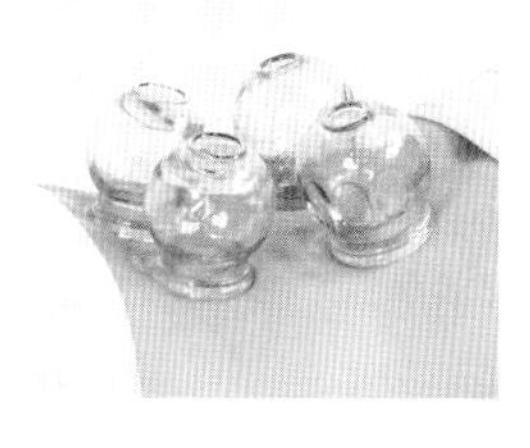

用于病变范围比较广泛的疾病。可按病变部位的解剖形态等情况，酌量吸拔数个乃至十几个罐。如某一肌束劳损时可按肌束的位置成行排列吸拔多个火罐。

走罐法

走罐法又称行罐法、推罐法及滑罐法等。一般用于治疗病变范围较大、肌肉丰厚而平整的部位，或者需要在一条或一段经脉上拔罐的情况。走罐法宜选用玻璃罐或陶瓷罐，罐口应平滑，以防划伤皮肤。具体操作方法是，先在将要施术的部位涂抹适量的润滑液，然后用闪火法将罐吸附于皮肤上，循着经络或需要拔罐的线路来回推罐，至皮肤出现瘀血为止。操作时应注意根据病人的病情和体质调整罐内的负压，以及走罐的快、慢、轻、重。罐内的负压不可过大，否则走罐时由于疼痛较剧烈，病人将无法接受。

走罐法对不同部位应采用不同的行罐方法：腰背部沿脊柱方向上下推拉；胸胁部沿肋骨走向左右平行推拉；肩、腹部采用罐具自转或在应拔部位旋转移动的方法；四肢部沿长轴方向来回推拉等。

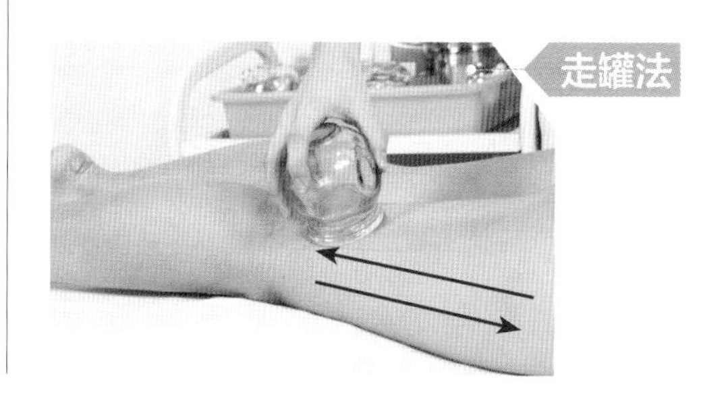

闪罐法

闪罐法是临床常用的一种拔罐手法，一般多用于皮肤不太平整、容易掉罐的部位。具体操作方法是用镊子或止血钳夹住蘸有适量酒精的棉球，点燃后送入罐底，立即抽出，将罐拔于施术部位，然后将罐立即起下，按上法再次吸附于施术部位，如此反复拔起多次至皮肤潮红为止。通过反复的拔、起，使皮肤反复地紧、松，反复地充血、不充血、再充血，形成物理刺激，可改善局部血液循环。使用闪罐法时要避免罐口反复加热烫伤皮肤。

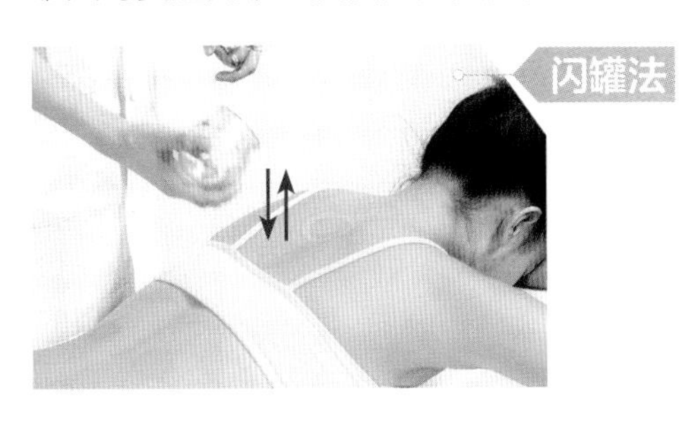

留罐法

留罐法是指将罐吸附在应拔部位后留置一段时间的拔罐方法。此法是临床最常用的一种罐法，留罐法主要用于以寒邪为主的疾患以及脏腑疾病。如经络受邪（外邪）、气血瘀滞、消化不良等病症，用之均有良效。治疗实证用泻法，即用单罐口径大、吸拔力大的泻法，或用多罐密排、吸拔力大，吸气时拔罐、呼气时起罐的泻法。治疗虚证用补法，即用单罐口径小、吸拔力小的补法，或用多罐疏排、吸拔力小，呼气时拔罐、吸气时起罐的补法。

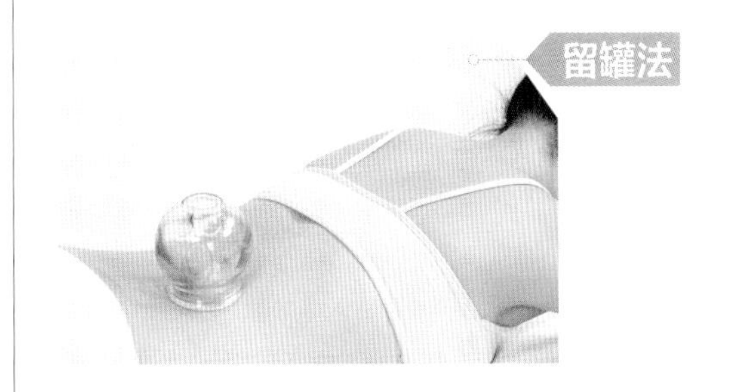

转罐法

转罐法是先用闪火法将罐吸于皮肤上，然后手握罐体，来回转动的方法。操作时手法宜轻柔，转罐宜平稳，防止掉罐。转动的角度要适中，角度过大患者不能耐受，过小无法达到刺激量。注意罐口应平滑，避免转动时划伤皮肤。

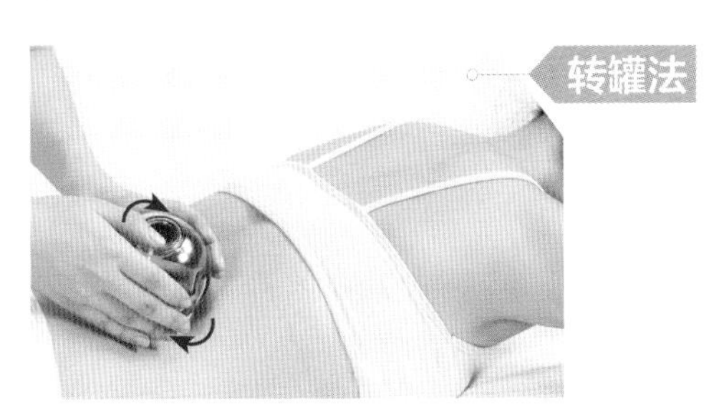

响罐法

响罐法是指在罐具吸定后，稍加推拉或旋转随即用力将罐具拔下，发出“啪”的响声的一种拔罐方法。如此反复吸拔，以皮肤潮红或呈紫红色为度。此法与闪罐法功效相同，通常用小口径罐具在局部面积较小的部位施术。

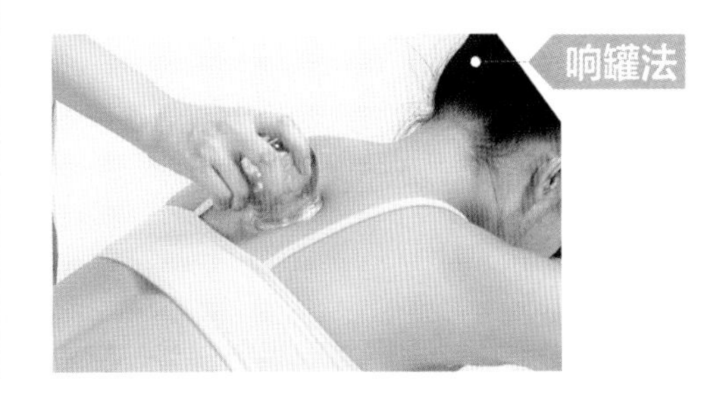

常用艾灸方法

保健、养生、防病是现代人越来越注重的知识，也是未病先防之法。但在我们保健养生的过程中，总有一些部位是药物达不到、针也不能企及的地方，那么人们就要寻求另外的方法。古人就给我们留下了一种有效的方法，那就是艾灸。艾灸疗效可以补充针、药的不足，而且与现代的养生理念非常契合。

艾炷灸

艾炷灸就是将艾炷直接或间接置于穴位上施灸的方法。那么，艾炷又是什么呢？其实，艾炷就是用艾绒做成的大小不等的圆锥形艾团。其制作方法也很简单：先将艾绒置于手心，用拇指搓紧，再放到平面桌上，以拇指、食指、中指捻转成上尖下圆底平的圆锥状。麦粒大者为小炷，黄豆大者为中炷，蚕豆大者为大炷。在施灸时，每燃完一个艾炷，叫做一壮。施灸时的壮数多少、艾炷大小，可根据疾病的性质、病情的轻重、体质的强弱而定。根据不同的操作方式，艾炷灸可分为直接灸和间接灸两大类。

直接灸

即把艾炷直接置于皮肤上施灸，多用中、小艾炷。可在施灸穴位处涂少许石蜡油或其他油剂，使艾炷易于固定，然后将艾炷直接置于穴位上，用火点燃尖端。当患者有灼热感时，更换新艾炷施灸。

直接灸

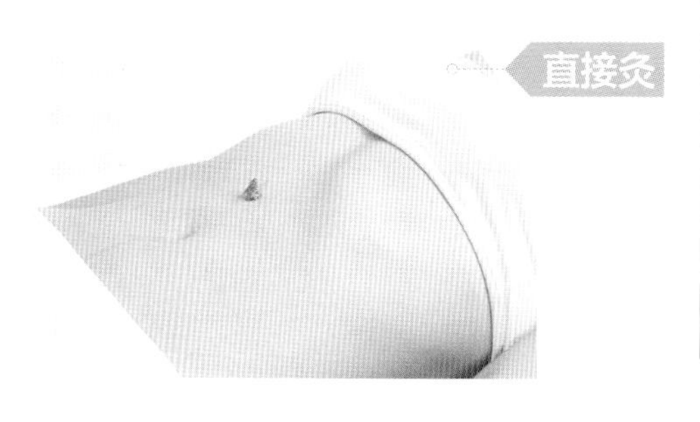

间接灸

即在艾炷与皮肤之间垫上某种药物而施灸，具有艾灸与药物的双重作用。间接灸根据其衬隔物品的不同，分为隔盐灸、隔蒜灸、隔姜灸等。

隔盐灸

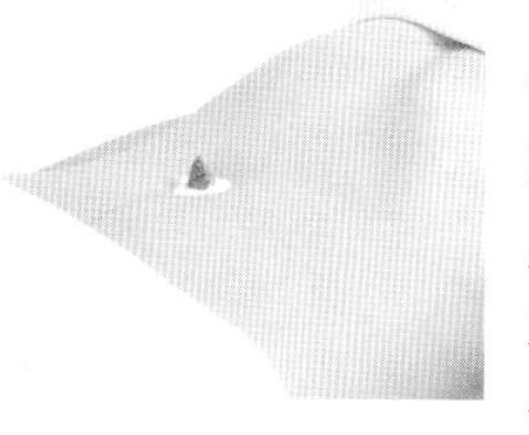

用于脐窝部（神阙穴）施灸。操作时用食盐填平脐孔，再放上姜片和艾炷施灸。若患者脐部凸起，可用水调面粉，搓成条状围在脐周，再将食盐放入面圈内隔姜施灸。本法对痢疾、四肢厥冷等有效。

隔姜灸

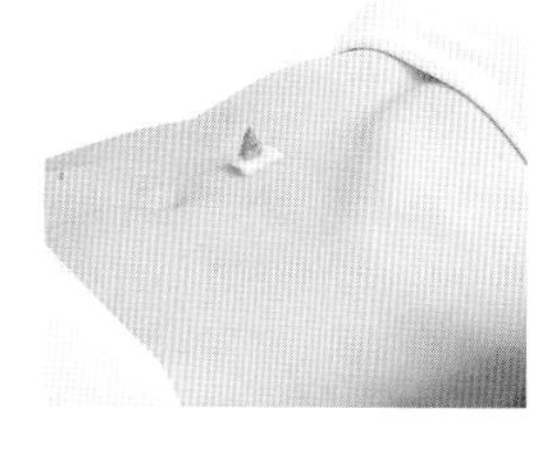

用厚约 0.3 厘米的生姜一片，在中心处用针穿刺数孔，上置艾炷放在穴位上施灸。病人感觉灼热不可忍受时，可用镊子将姜片向上提起，衬一些纸片或干棉花，放下再灸，或用镊子将姜片提举稍离皮肤，灼热感缓解后重新放下再灸，直到局部皮肤潮红为止。此法简便，一般不会引起烫伤，对虚寒病症，如泄泻、痛经、关节疼痛等，均有疗效。

隔蒜灸

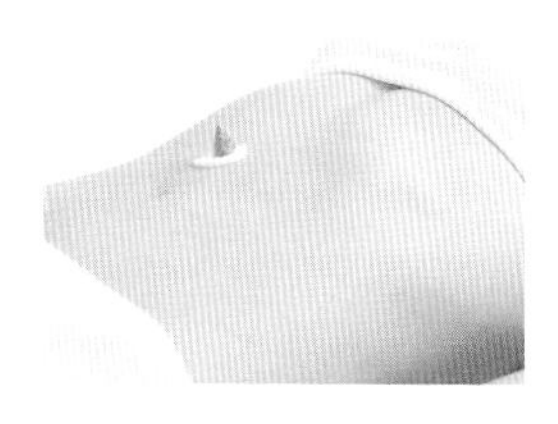

用厚约 0.3 厘米的蒜片，用细针于中间穿刺数孔，放于穴位或患处，上置艾炷点燃施灸。每灸 4 ~ 5 壮更换蒜片，每穴 1 次灸足 7 壮。本法适用于治疗痈、疽、疮、疖等病症。

艾条灸

将艾条点燃后在穴位或病变部位进行熏灸的方法。艾条灸是目前人们最常用的灸法，根据艾条灸的操作方法，分温和灸、雀啄灸和回旋灸三种。

温和灸

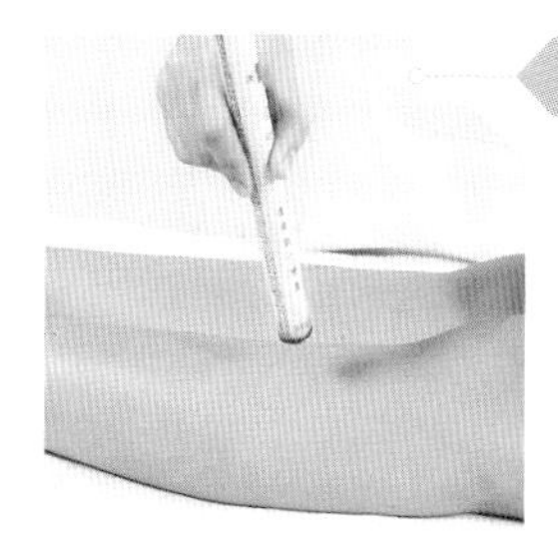

施灸者手持点燃的艾条，对准施灸部位，在距皮肤 3 厘米左右的高度进行固定熏灸，使施灸部位温热而不灼痛，在距离上要由远渐近，以患者自觉能够承受为度。

雀啄灸

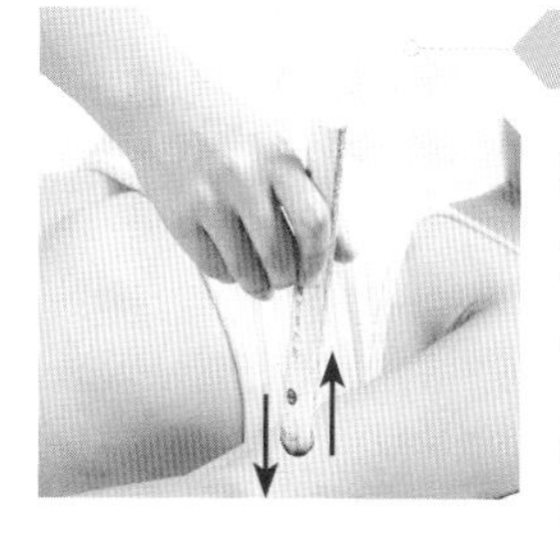

施灸者手持点燃的艾条，在施灸穴位皮肤的上方约 3 厘米处，如鸟雀啄食一样做一上一下的活动熏灸，而不固定于一定的高度，一般每处熏灸 3 ~ 5 分钟。本法多用于昏厥急救及小儿疾病，作用上偏于泻法。注意向下活动时，不可使艾条触及皮肤，而且要及时掸除烧完的灰烬。此外还应注意艾条移动速度不要过快或过慢，过快达不到目的，过慢则易造成局部灼伤及刺激不均，影响疗效。

回旋灸

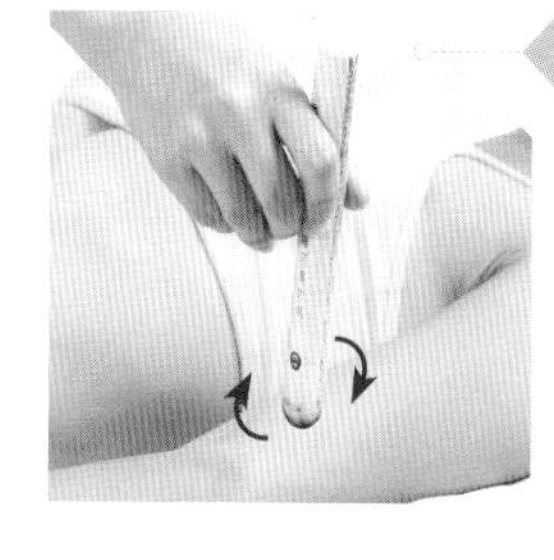

施灸者手持燃着的艾条，在施灸部位的上方约 3 厘米高度，根据病变部位的形状做速度适宜的上下、左右往复移动或反复旋转熏灸，使局部3厘米范围内的皮肤温热而不灼痛。

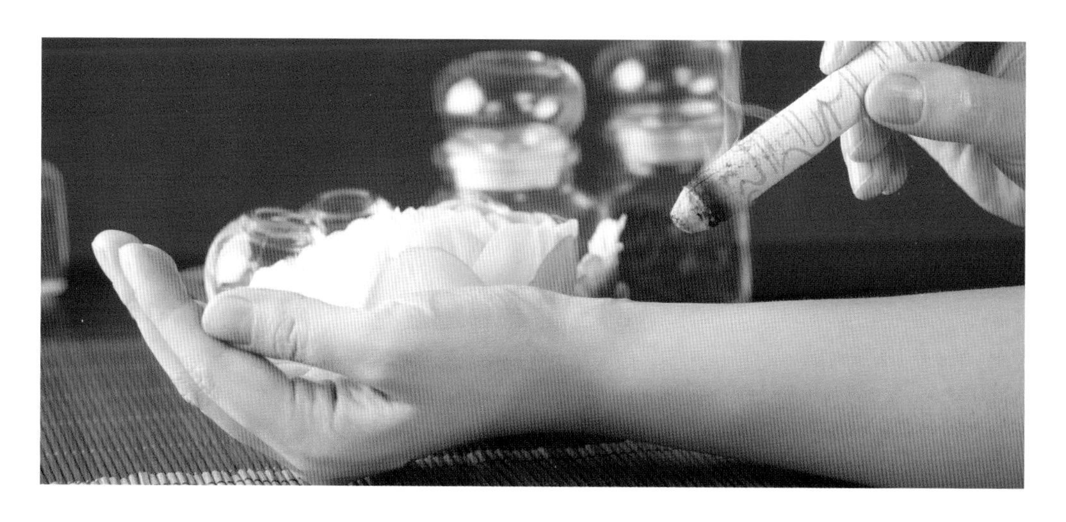

辨清虚实，经穴理疗有补泻

补，即补人体正气之不足；泻，即泻邪气之有余。补泻是指在中医理论指导下，医者运用一定的手法，促进某一脏腑功能或抑制某一脏腑功能的作用。理疗手法有讲究，应随症区分补泻。

“虚实”在中医用语中使用得非常频繁，中医虚实，是指人体抵抗力的强弱和病邪的盛衰，也就是机体内正气与病邪之间斗争的表现。身体虚了当然要适当地“进补”，不少人认为“实”比“虚”好，其实不然，虚指人体的正气不足，抵抗力减弱；实指致病的邪气盛和邪正斗争剧烈。因此，“虚”与“实”都不好，要遵循“虚者补之，实者泻之”的基本法则来确定穴位补泻。

按摩补泻

1. 顺经络循行的方向进行的按摩属于补法，逆经络循行的方向进行的按摩属于泻法。
2. 根据按摩的力度可分为重手法和轻手法。重手法，用力相对较大，属于泻法；轻手法，用力相对较小，属于补法；用力适中则属于平补平泻法。
3. 根据血液流动的方向，按血液从心脏流入流出来判别。按摩方向与心脏流出血液方向相反为补法；按摩方向与心脏流出血液方向相同为泻法。
4. 根据手法的旋转方向，顺时针按摩为补法，逆时针按摩为泻法，顺时针方向和逆时针方向按摩同时进行则属于平补平泻法。

刮痧补泻

刮痧补法

补法是运板按压力小，速度慢，每一板的刺激时间较长，辅以具有补益及强壮功能的穴、区、带，能使人体正气得以鼓舞，使低下的功能恢复旺盛，临床常用于年老、久病、体虚或形体瘦弱之虚证及对疼痛特别敏感的患者。

刮痧泻法

泻法是运板压力大、板速快、每一板的刺激时间短，能疏泄病邪、使亢进的功能恢复正常的运板法，临床常用于年轻体壮、新病体实、急病患者。当出现某种功能异常或亢进之症候，如肌肉痉挛、抽搐、神经过敏、疼痛、热证、实证等时，以泻法运板刮之，可使之缓解，恢复正常功能。

刮痧平补平泻法

平补平泻法是补和泻手法的结合，按压力适中，速度不快不慢，刮拭时间也介于补法和泻法之间的一种通调经络气血的刮痧运板法，是刮痧临证时最常用的运板法。适用于虚实兼见证的治疗和正常人的保健。

拔罐补泻

1. 罐大火猛快扣，病人自觉气被吸出为泻；罐小火弱缓扣，病人可感暖气透入为补。
2. 多罐密排久留，吸拔力大，局部青紫为泻；少罐疏排，闪罐频拔，吸拔力小，局部潮红为补。
3. 刺络拔罐，逆经走罐为泻；循经走罐为补。

艾灸补泻

艾灸施术手法

补法主要选用的是艾条雀啄灸、温和灸，以及回旋灸。其主要作用是促进人体生理功能，解除过度抑制，引起正常兴奋。

泻法则采用的是直接灸、灯火灸这些刺激性较强的方法，使患者产生强烈的温热刺激，使邪气得泻。

施灸材料

选择偏重于补的药物进行隔物灸或敷灸就能起到补的作用。如附子饼隔物灸多用于补虚助阳，治厥逆、阳痿、遗精；隔姜灸，可温经散寒；丁香敷灸，可温中降逆、温肾助阳而治疗虚寒腹泻、阳痿；五倍子敷灸，可固精敛汗而治疗遗精、遗尿、自汗；隔胡椒灸，可温中散寒而治疗心腹冷痛等。选用偏重于泻的药物进行隔物灸或敷灸就能起到泻的作用。如甘遂敷灸多用于逐水泻水；还有隔蒜灸，可解毒、消肿、杀虫而治疗痈、疽、疖、肿、癣疮；斑蝥敷灸，可攻毒蚀疮、破血散结而治疗痈疽、咽喉肿痛、瘰疬；毛茛敷灸，可利湿消肿止痛而治疗鹤膝风、恶疮痈疽、胃痛；威灵仙敷灸，可祛风除湿、通经止痛而治疗风湿痹痛；板蓝根敷灸，可清热解毒而治疗腮腺炎；薄荷敷灸，可疏散风热而治疗流感等。

施灸火力

《灵枢 · 背腧》："以火补者，勿吹其火，须自灭也；以火泻者，疾吹其火，传其艾，须其火灭也。"用口对艾炷吹气，使气传及艾促其燃烧旺盛之意是疾火与强火，这种强火强刺激具有泻的功效，能使邪气随火气而发散，叫泻火。若任其自灭是徐火与弱火，这种弱火弱刺激具有补的功效，能使阳气深入，叫补火。

为健康锦上添花的配穴方法

配穴是在选穴的基础上，选取两个或两个以上、主治相同或相近，具有协同作用的腧穴加以配伍应用的方法。其目的是加强腧穴的治病作用，常用的配穴方法主要包括远近配穴、前后配穴、表里配穴、上下配穴和左右配穴等。

远近配穴

远近配穴是近部选穴和远端选穴相配合使用的一种配穴法。配穴的原则是根据病性、病位循经取穴或辨证取穴。远近配穴，实际上包括了近部取穴、远部取穴和辨证取穴三部分，只有把三者有机地配合成方，才能获得良好效果。这种配穴方法，局部选穴多位于头胸腹背的躯干部，远端取穴多位于四肢肘膝以下部位。如《灵枢》中治疗“大肠胀气”，因气上冲胸而见气喘，取穴气海、上巨虚、足三里等。气海是调气消胀的要穴，为局部取穴；上巨虚是大肠的下合穴，足三里是胃的下合穴，均属于足阳明经，是循经远端取穴。

前后配穴

前后配穴，前指胸腹，后指腰背，即选取前后部位腧穴配伍成方的配穴方法。凡脏腑有病均可采用前后配穴法治疗。临床通常采用俞募配穴法，即取胸腹部的募穴和腰背部的俞穴相配合应用。俞募配穴法的基本原则是“从阳引阴，从阴引阳”。所以在临床上应用时，不一定局限于俞穴、募穴，其他经穴亦可采用。如胃痛，背部取胃仓，腹部取梁门。

表里配穴

表里配穴是以脏腑、经脉的阴阳表里关系为配穴依据，即阴经病变，可同时在其相表里的阳经取穴；阳经病变，可同时在其相表里的阴经取穴。如寒邪客于阳明胃经，可见嗳气、胸闷，取足太阴的太白和足阳明的足三里，就是根据脏腑、经脉的表里关系进行配穴的。这种配穴方法可用于原络配穴，一般常见病症可采用。

上下配穴

上下配穴是泛指人身上部腧穴与下部腧穴配合应用。上指上肢和腰部以上；下指下肢和腰部以下。上下配穴在临床上应用最广。例如胃痛，上肢取内关，下肢取足三里；咽喉痛、牙痛，上肢取合谷，下肢取内庭；脱肛、子宫脱垂，上取百会；头痛项强下取昆仑等。

左右配穴

左右配穴是根据病邪所犯经络的不同部位，以经络循行交叉特点为取穴依据的配穴方法。它既可左右双穴同取，也可左病取右，右病取左；既可取经穴，又可取络穴，随病而取。例如：左侧面瘫取右侧合谷，右侧面瘫选左侧合谷。

PART 2

“穴”以致用，135 个特效穴

经络穴位底蕴深厚，内涵丰富，临床应用广泛，保健祛病效果良好，所以值得我们深掘。业精于勤，技得于行，法生于心。本章在实践中遵循传统，寻求创新，逐渐总结出 135 个疗疾特效穴，并分析了它们的功效主治，给出了准确的定位，附上了多种操作方法及配伍治病，轻松为您的健康保驾护航。

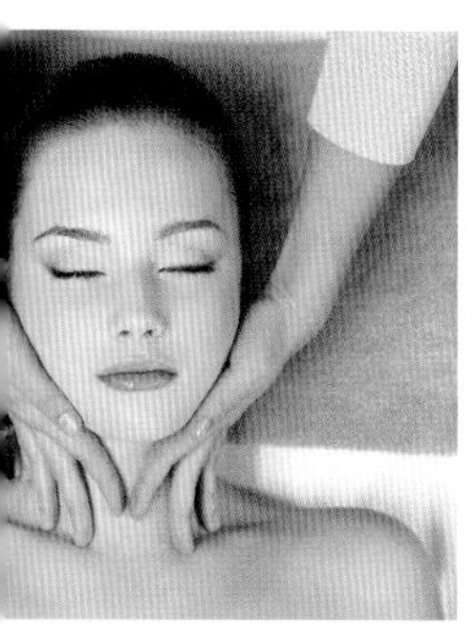
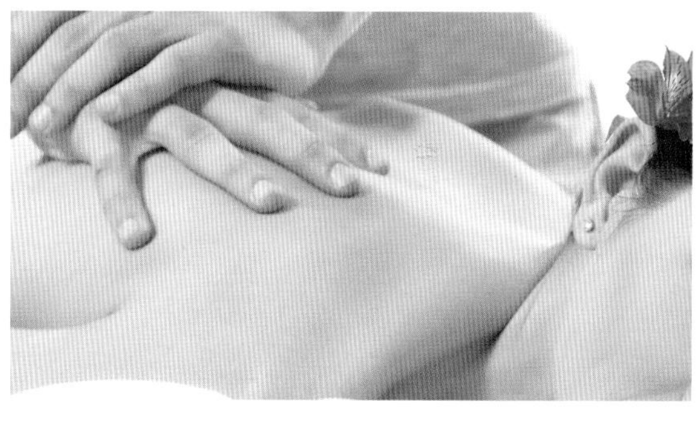
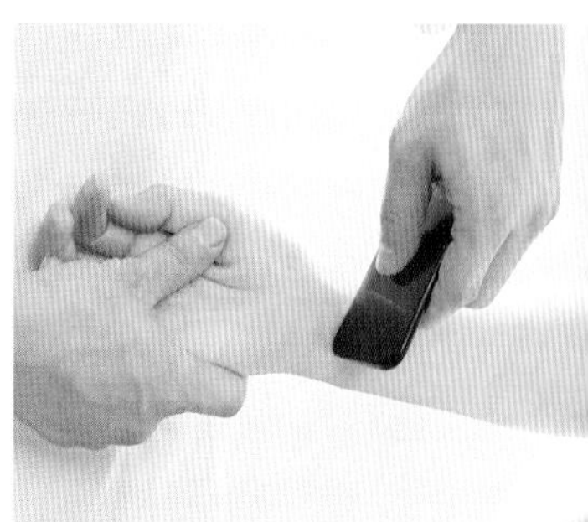

←中府·清肺热、止咳喘

手太阴肺经穴 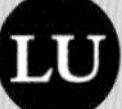

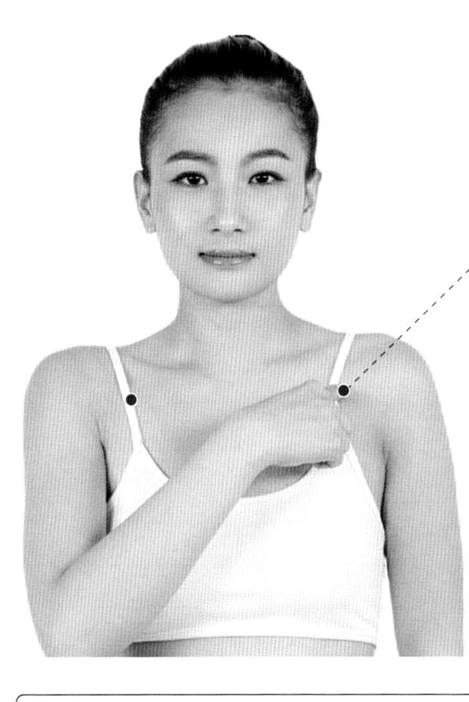

中府穴 是诊断和治疗肺病的重要穴位，为肺经之募穴，肺部若有疾患，此穴常可出现压痛。经常刺激中府穴有平咳喘、调肺气的作用，因其近治作用，还能治疗肩背疼痛。

01 穴位定位

位于胸前壁的外上方，云门下 1 寸，平第一肋间隙，距前正中线 6 寸。

02 功效主治

止咳平喘，疏调肺气。主治咳嗽、气喘、胸痛、肺炎、支气管炎、哮喘、肺结核、肺脓疡、嗳气吞酸、不欲饮食、腹胀、喉痹、肩背痛等病症。

03 经穴疗法

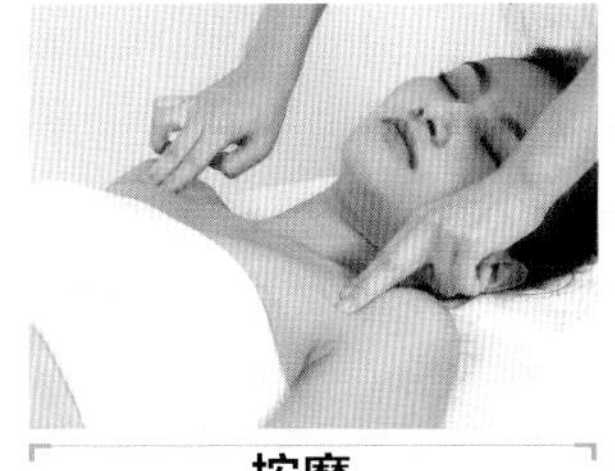

按摩

合并食指、中指，用两指指端揉按中府穴 100 次，以局部有酸胀感为度。

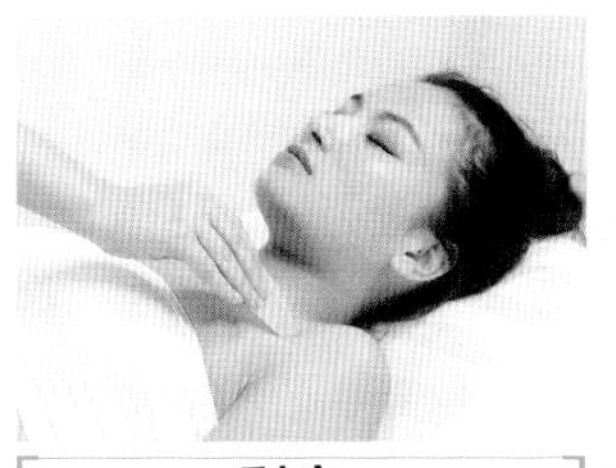

刮痧

用角刮法刮拭中府穴 3 ~ 5 分钟，以潮红、出痧为度。

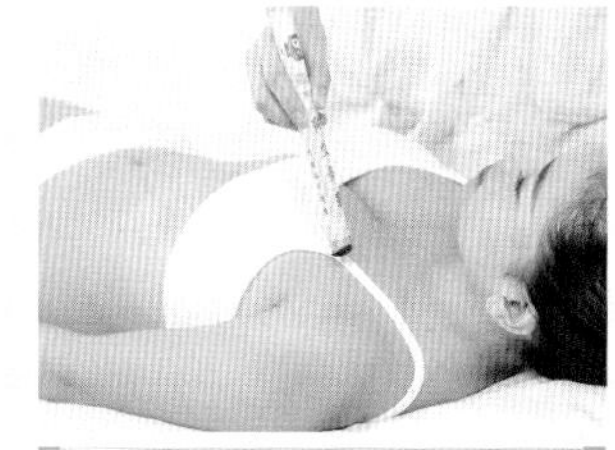

艾灸

用艾条温和灸法灸中府穴 5 ~ 20 分钟，以局部皮肤潮红为度。

04 老中医随症配穴

①**虚寒咳嗽、哮喘：**中府配定喘、内关、膻中，适宜用艾灸疗法，可散寒平喘。

②**燥热咳嗽：**中府配复溜、合谷，适宜用刮痧疗法，可清热镇咳。

③**肩背痛：**中府配肩井、天宗，适宜用按摩或刮痧疗法，可舒筋活络。

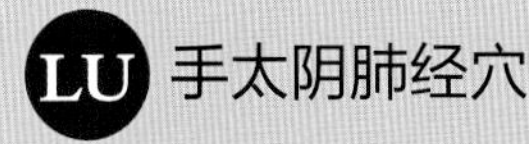

尺泽·清肺热、平喘咳

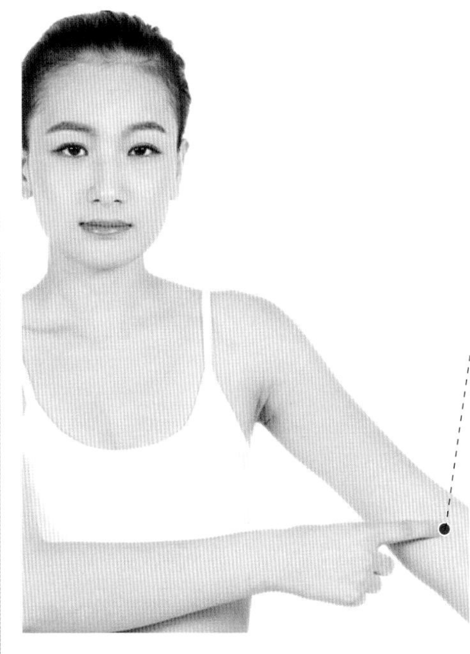

尺泽穴 为肺经之合穴，主治肺热引起的各种疼痛疾患，肘臂部疾病患者亦可在此穴出现压痛。“合穴属水，内应于肾”，刺激尺泽穴也具有补肾的作用，这就是所谓的“泻肺补肾法”。

01 穴位定位

位于肘横纹中，肱二头肌腱桡侧凹陷处。

02 功效主治

清肺泻火，调理肠腑。主治咳嗽、气喘、咳血、肺炎、肺结核、心痛、心烦、急性胃肠炎、呕吐、肘臂挛痛、肘关节及周围软组织疾患、小儿惊风、丹毒等病症。

03 经穴疗法

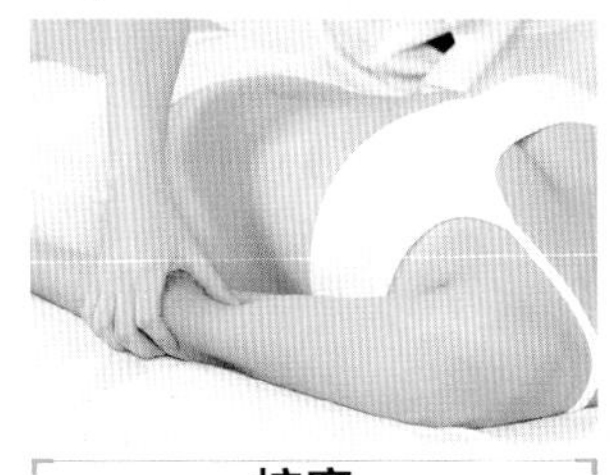

按摩

用拇指轻轻弹拨尺泽穴100 ~ 200次，以局部有酸胀感为宜。

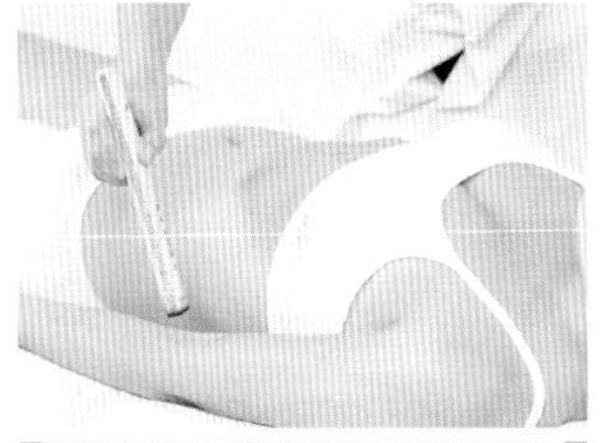

艾灸

用艾条温和灸法灸尺泽穴5 ~ 20分钟，以患者感觉舒适为度。

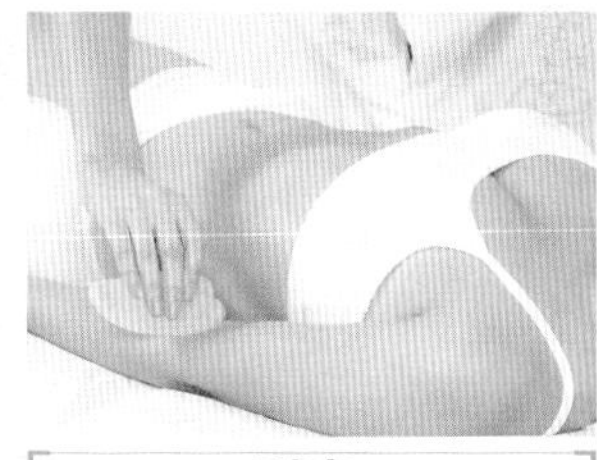

刮痧

用面刮法从上向下刮拭尺泽穴3 ~ 5分钟，以局部皮肤潮红为度。

04 老中医随症配穴

①**咽喉肿痛：**尺泽配合谷、少商，适宜用刮痧疗法，可散热止咳。

②**咳嗽、气喘：**尺泽配肺俞，适宜用按摩疗法，可降气、止咳、平喘。

③**肘臂疼痛：**尺泽配手三里、肩髃，适宜用艾灸或按摩疗法，可行气活络、祛瘀止痛。

←孔最·缓解咳喘及咳血

手太阴肺经穴 LU

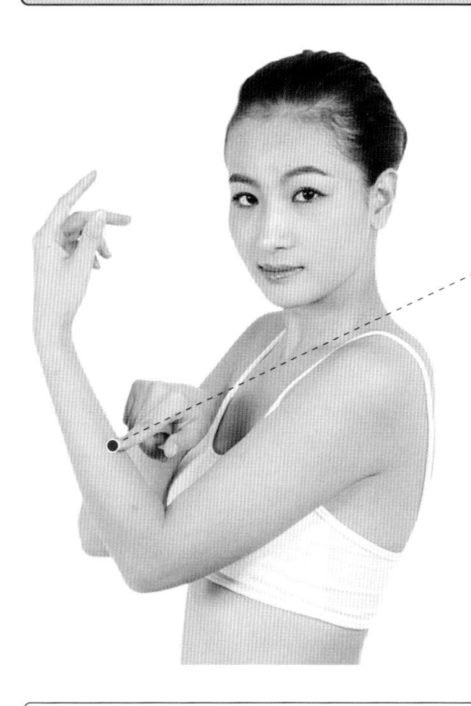

孔最穴 属手太阴肺经，主治“热病汗不出”。长时间久坐，饮食过于油腻，都容易引发痔疮。孔最穴为肺经的郄穴，有宣肺解表、肃降肺气、凉血止血的作用，是治疗痔疮的有效穴位。

01 穴位定位

位于前臂掌面桡侧，当尺泽与太渊连线上，腕横纹上 7 寸。

02 功效主治

清热止血，润肺理气。主治咳嗽、气喘、咳血、肺炎、支气管炎、头痛、热病汗不出、扁桃体炎、肘臂挛痛、痔疮出血等病症。

03 经穴疗法

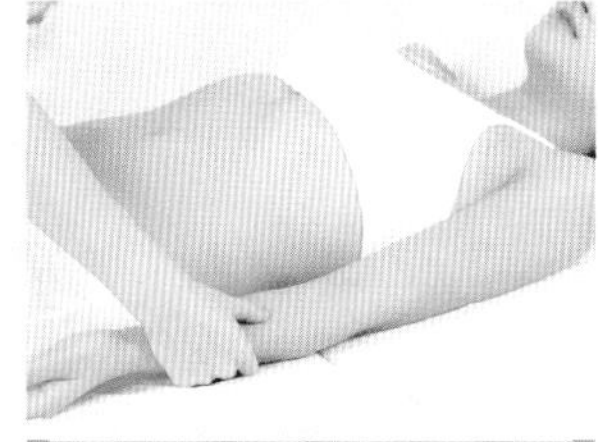

按摩

用拇指轻轻弹拨孔最穴 100 ~ 200 次，以局部有酸胀感为度。

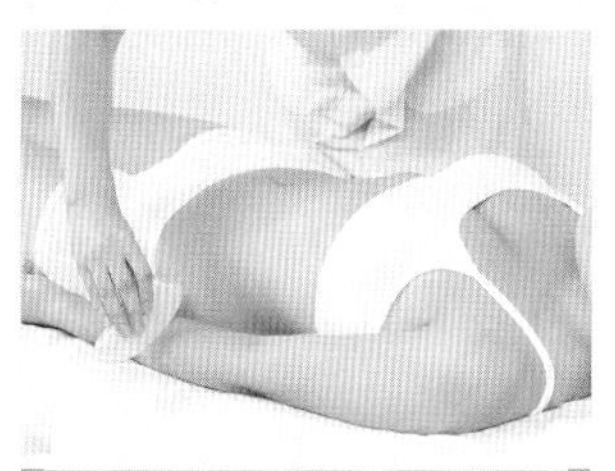

刮痧

用面刮法刮拭孔最穴 3 ~ 5 分钟，以出痧为度。

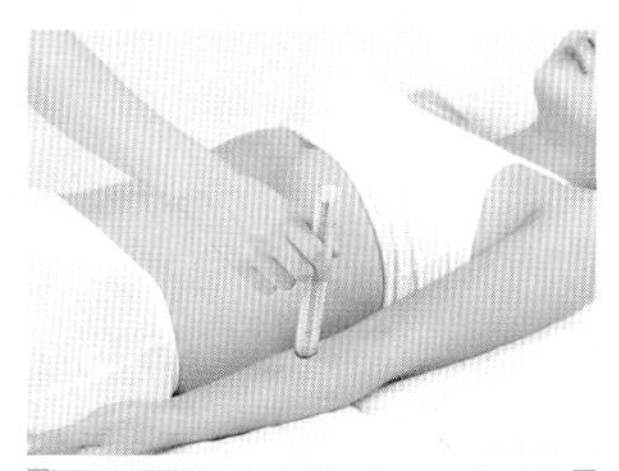

艾灸

用艾条温和灸法灸孔最穴 5 ~ 20 分钟，以出现循经感传现象为度。

04 老中医随症配穴

①**风寒咳嗽、气喘：**孔最配肺俞、风门，适宜用艾灸或按摩疗法，可宣肺、止咳、定喘。

②**热病无汗、头痛：**孔最配合谷、大椎，适宜用按摩或刮痧疗法，可疏风解表、泻热止痛。

③**咽喉肿痛：**孔最配少商，适宜用刮痧疗法，可清热利咽、止痛。

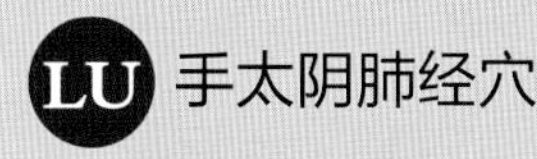

列缺·头脑清醒精神好 ➡

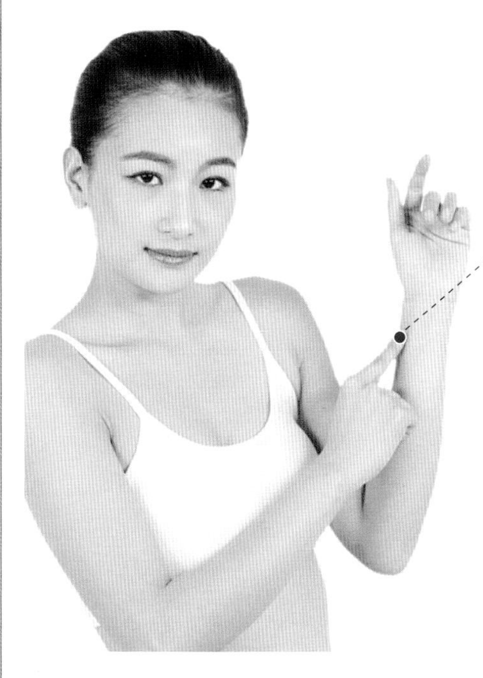

列缺穴 为肺经之络穴。肺经不上头面，但列缺能治疗头项、颜面疾患，是因为此穴直接联络手阳明大肠经，可通调两经经气，治疗两经病变。临床上主要用于配合治疗头项及颜面疾患。

01 穴位定位

位于前臂桡侧缘，桡骨茎突上方，腕横纹上 1.5 寸。当肱桡肌与拇长展肌腱之间。

02 功效主治

止咳平喘，通经活络。主治热病烦心、咽喉肿痛、落枕、头项强痛、咳嗽、气喘、疟疾、手腕无力、掌中热等病症。

03 经穴疗法

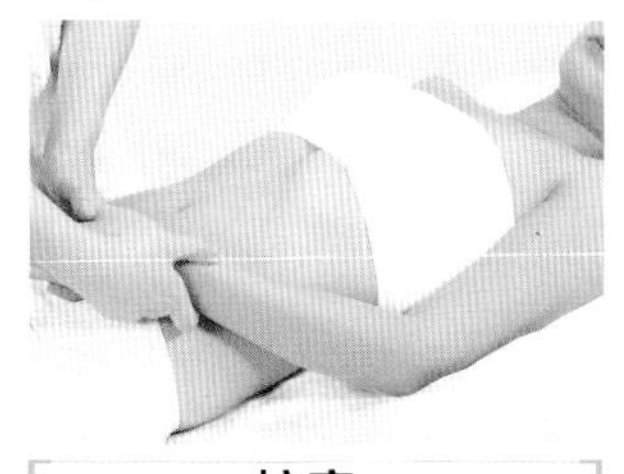

按摩

用拇指指腹揉按或弹拨列缺穴 100 ~ 200 次，以局部有酸痛感为度。

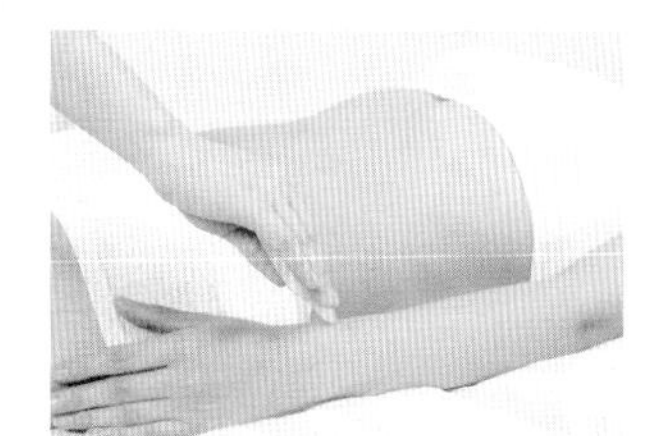

刮痧

用角刮法刮拭列缺穴 3 ~ 5 分钟，以出痧为度。

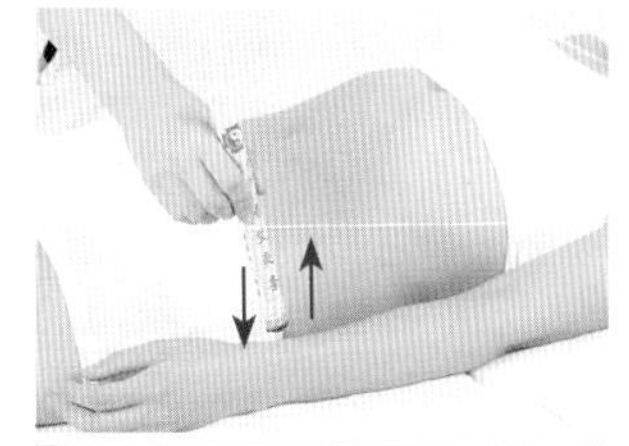

艾灸

用艾条雀啄灸法灸列缺穴 5 ~ 20 分钟，以出现循经感传现象为度。

04 老中医随症配穴

①**腕关节冷痛：**列缺配阳溪，适宜用艾灸疗法，可活络散寒。
②**感冒咳嗽、头痛项强：**列缺配风池、风门、合谷，适宜用按摩疗法，可疏风解表、止咳。
③**咳喘、咽喉疼痛：**列缺配照海，适宜用刮痧疗法，可降气平喘、利咽。

←太渊 · 气血旺盛面色润

手太阴肺经穴 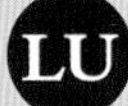

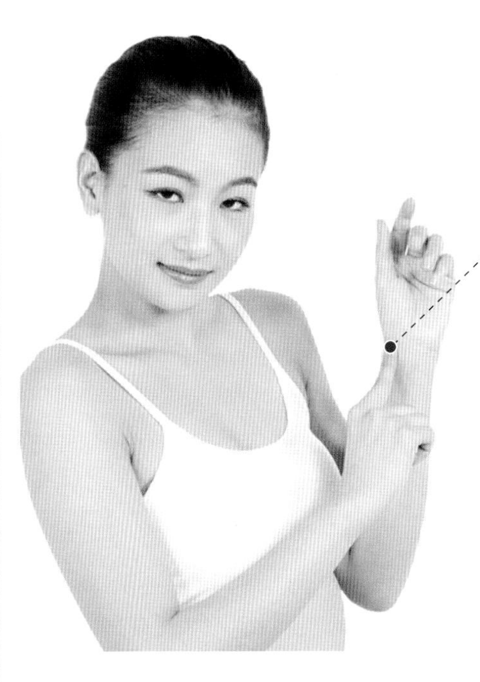

太渊穴 为肺经之输穴，是手太阴肺经的母穴，“虚则补其母”，故此穴擅长补肺虚。穴居寸口，肺朝百脉，此穴又是八会穴之脉会，有调气血、通血脉、助心脉搏动之功，故可用于治疗无脉症。

01 穴位定位

位于腕掌侧横纹桡侧，桡动脉搏动处。

02 功效主治

止咳化痰，宽胸理气，通调血脉。主治咳嗽、气喘、唾血、支气管炎、哮喘、百日咳、肺结核、胸闷、心痛、心悸、心绞痛、肋间神经痛、掌中热、无脉症等病症。

03 经穴疗法

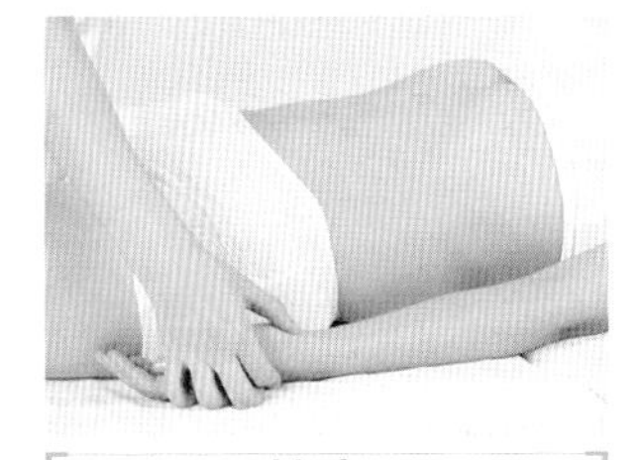

按摩

用拇指指腹按压太渊穴片刻，然后松开，反复 5 ~ 10 次，以局部有酸胀感为度。

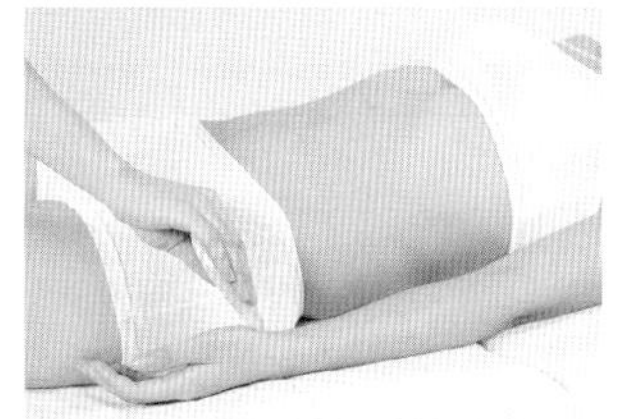

刮痧

用角刮法刮拭太渊穴 3 ~ 5 分钟，可不出痧。

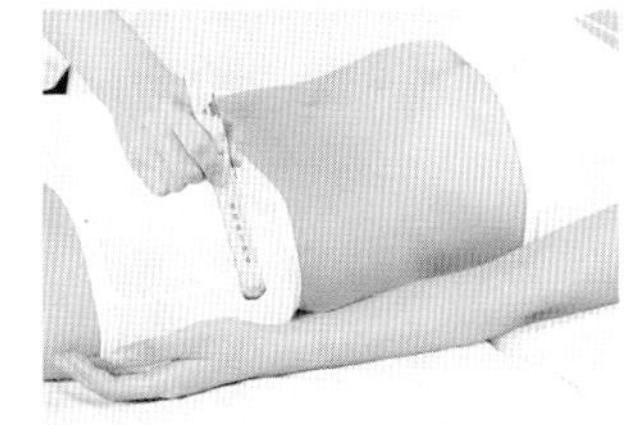

艾灸

用艾条温和灸法灸太渊穴 5 ~ 20 分钟，以局部皮肤潮红为度。

04 老中医随症配穴

①**外感咳嗽：** 太渊配列缺，适宜用按摩疗法，可宣肺止咳。

②**气喘、胸背痛：** 太渊配孔最、中府，适宜用刮痧或按摩疗法，可顺气平喘、活络止痛。

③**无脉症、心悸：** 太渊配内关、三阴交，适宜用艾灸疗法，可益心通阳、祛瘀通脉。

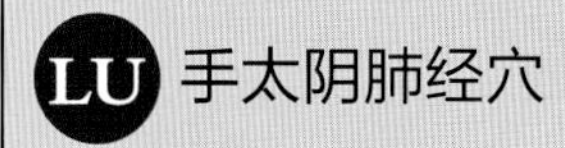

鱼际·声音洪亮精神好 ➡

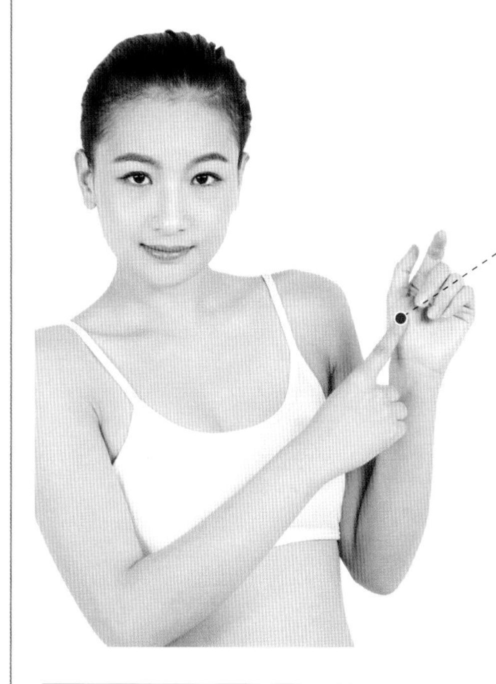

鱼际穴 为肺经之荥穴，五行属火。“荥主身热”，故此穴具有清肺泻火、清宣肺气的作用，可治疗风热犯肺或痰热壅肺所致的咳喘、胸闷，肺热灼络之咯血，热郁咽喉之肿痛等。

01 穴位定位

位于手拇指本节（第一掌指关节）后凹陷处，约当第一掌骨中点桡侧，赤白肉际处。

02 功效主治

泻火开窍，利咽镇痉。主治伤寒汗不出、头痛、发热、咽炎、扁桃体炎、咳嗽、咳血、肺炎、支气管炎、手腕部腱鞘炎、肘挛指痛、腹痛、乳痈、小儿疳积等病症。

03 经穴疗法

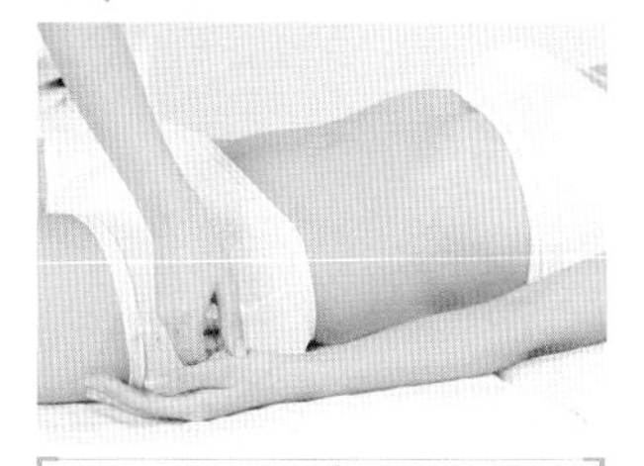

按摩

用拇指指尖掐揉鱼际穴10～15次，以局部有酸痛感为度。

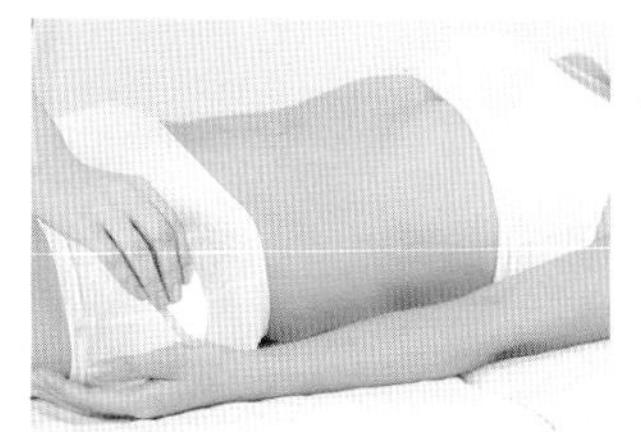

刮痧

用角刮法刮拭鱼际穴3～5分钟，以出痧为度。

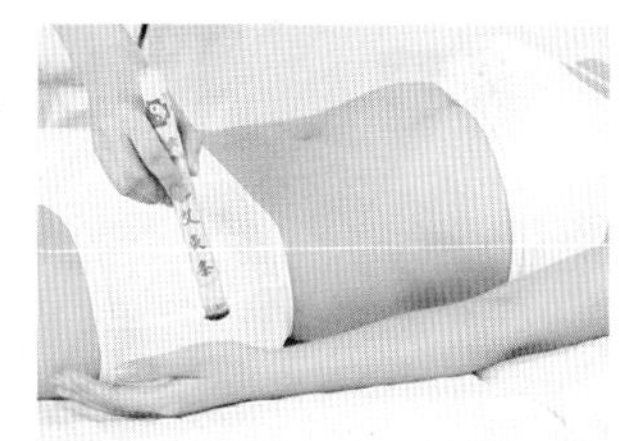

艾灸

用艾条温和灸法灸鱼际穴5～20分钟，以患者感觉舒适为宜。

04 老中医随症配穴

①**咯血、唾血：**鱼际配尺泽、孔最，适宜用按摩疗法，可清肺止咳、止血。
②**咳嗽、咽喉肿痛、失音：**鱼际配合谷，适宜用刮痧疗法，可宣肺清热、利咽止痛。
③**哮喘：**鱼际配中府，适宜用艾灸疗法，可温肺散寒、化痰平喘。

←合谷·镇痛第一穴

手阳明大肠经穴 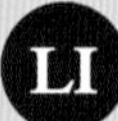

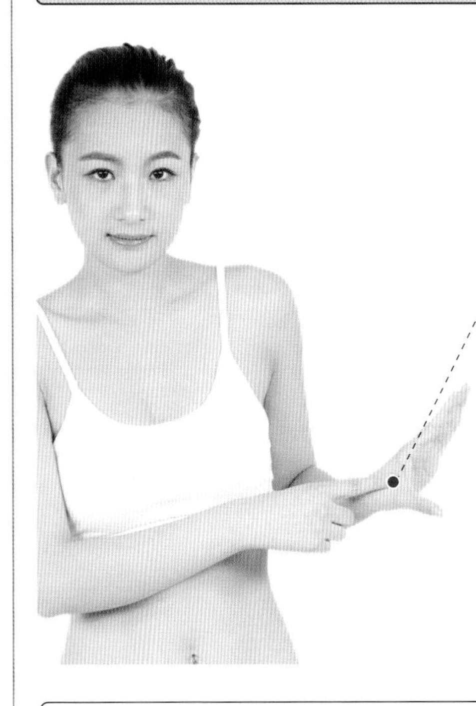

合谷穴 为大肠经之原穴，长于清泻阳明之郁热，疏解面齿之风邪，通调头面之经络，是治疗热病及头面五官各种疾患之要穴。又为大肠经原气所输注之处，故可调节胃肠功能。

01 穴位定位

位于手背，第一、第二掌骨间，当第二掌骨桡侧的中点处。

02 功效主治

镇静止痛，通经活络，清热解表。主治头痛、无汗或多汗、目赤肿痛、鼻炎、鼻出血、鼻塞、耳鸣、耳聋、齿痛、咽喉肿痛、咳嗽、气喘、腹痛、便秘、口眼㖞斜等病症。

03 经穴疗法

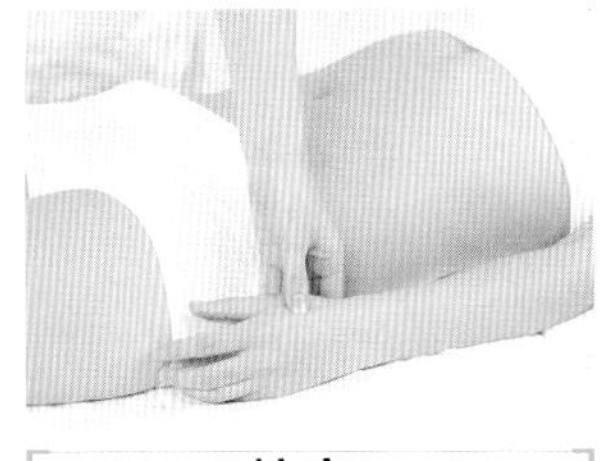

按摩

用拇指指尖掐揉合谷穴100～200次，以局部有酸胀感为度。

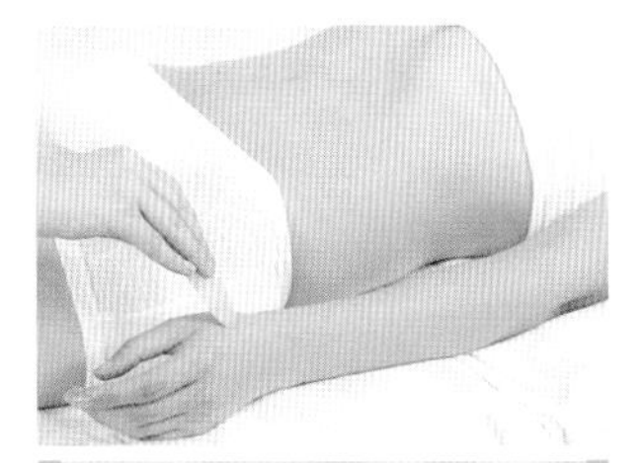

刮痧

用角刮法刮拭合谷穴3～5分钟，以出痧为度。

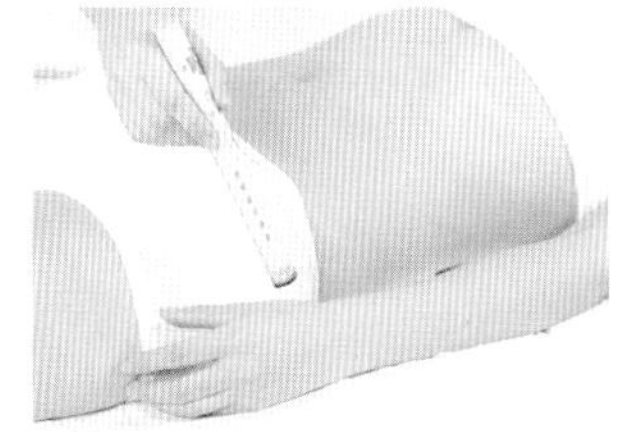

艾灸

用艾条温和灸法灸合谷穴5～20分钟，以患者感觉温热、舒适为度。

04 老中医随症配穴

①**牙痛、面痛、面瘫：**合谷配颊车、迎香，适宜用按摩疗法，可通经活络、止痛。
②**月经不调、痛经、难产：**合谷配三阴交，适宜用艾灸疗法，可调经活血、催产。
③**皮肤瘙痒、疔疮、疟疾：**合谷配风池、大椎，适宜用刮痧疗法，可清热凉血、截疟。

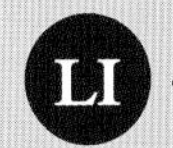

手阳明大肠经穴

阳溪·止痛利关节

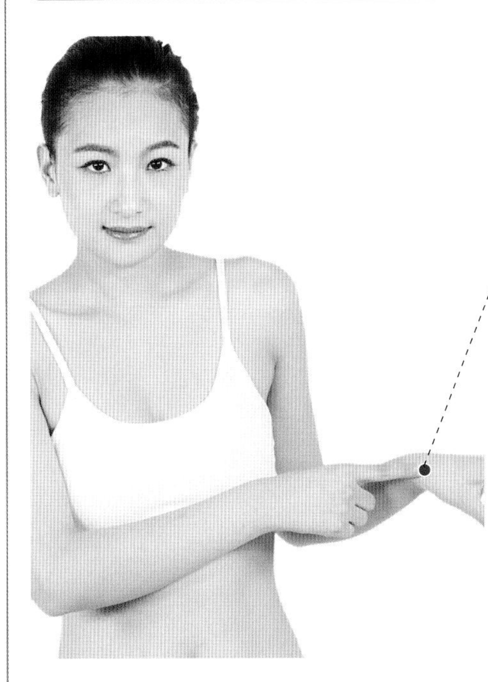

阳溪穴 为大肠经之经穴，具有清泻阳明郁热火毒之功，可治疗头面五官疾患；此穴泻火之力强，故可治疗痰火扰心或蒙蔽清窍的心烦、癫狂等症，而达安神之效。

01 穴位定位

位于腕背横纹桡侧，手拇指向上翘起时，当拇短伸肌腱与拇长伸肌腱之间的凹陷中。

02 功效主治

清热散风，通利关节。主治头痛、耳鸣、耳聋、目赤肿痛、鼻衄、齿痛、咽喉肿痛、半身不遂、肘臂不举、热病心烦、癫狂、神经性头痛、扁桃体炎、腕关节及周围软组织疼痛等病症。

03 经穴疗法

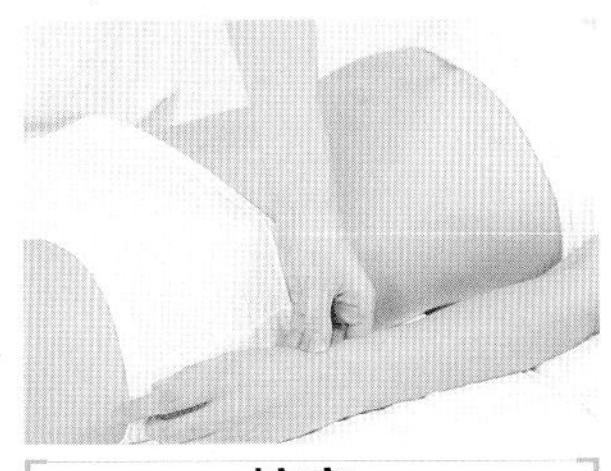

按摩

用拇指指腹揉按阳溪穴100～200次，以局部有酸痛感为度。

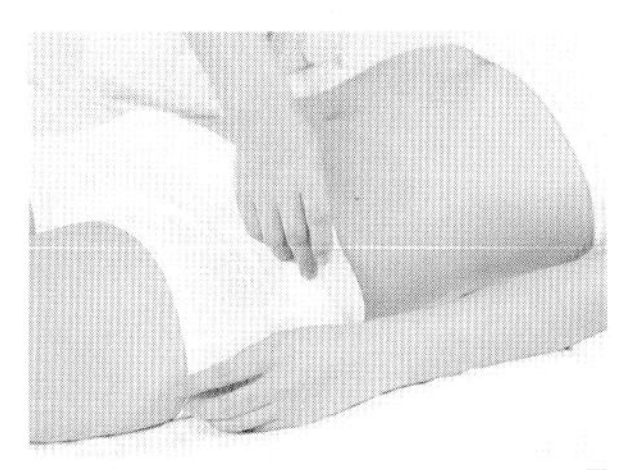

刮痧

用角刮法刮拭阳溪穴30次，以出痧为度。

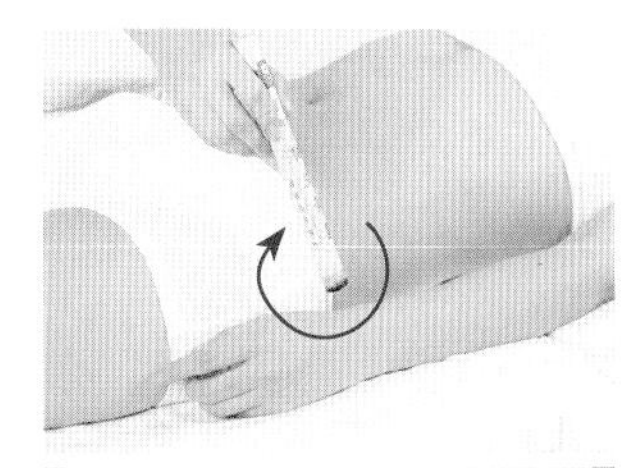

艾灸

用艾条回旋灸法灸阳溪穴5～20分钟，以出现循经感传现象为度。

04 老中医随症配穴

①**腕部腱鞘病：**阳溪配列缺，适宜用按摩疗法，可通经活络。
②**目赤肿痛：**阳溪配阳谷，适宜用刮痧疗法，可清热泻火、消肿止痛。
③**心悸怔忡：**阳溪配解溪，适宜用艾灸疗法，可宁心安神。

手三里 · 清热明目，调理肠胃

手阳明大肠经穴 LI

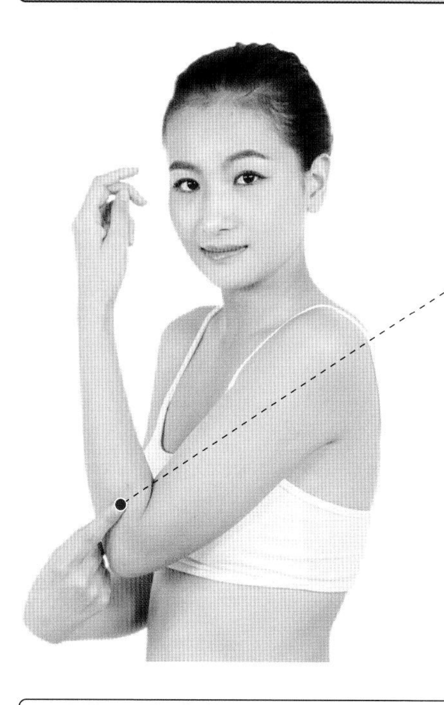

手三里穴 为大肠经上的重要穴位之一，也是养生强健穴，可以增强免疫力。经常揉按手三里穴可健脾助运、清热明目，治疗运动系统、消化系统、五官科等疾病。

01 穴位定位

位于前臂背面桡侧，当阳溪与曲池连线上，曲池穴下2寸。

02 功效主治

通经活络，清热明目，调理肠胃。主治颊肿、口㖞、齿痛、三叉神经痛、喉痹、咽炎、目赤肿痛、胃炎、消化性溃疡、霍乱吐泻、腹痛、腰背酸痛、肘关节周围软组织损伤等病症。

03 经穴疗法

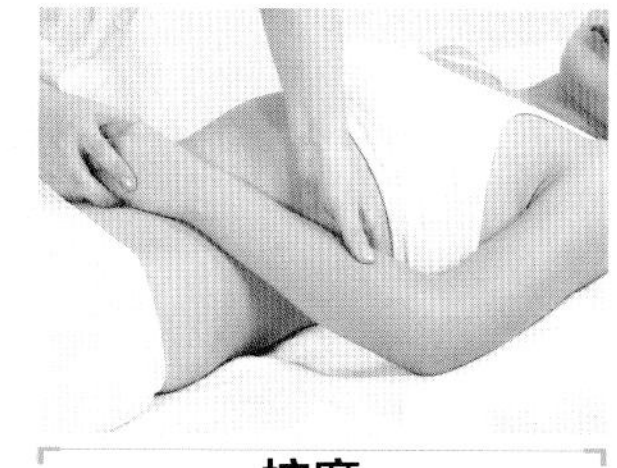

按摩

用拇指指腹揉按手三里穴100～200次，以局部有酸痛感为度。

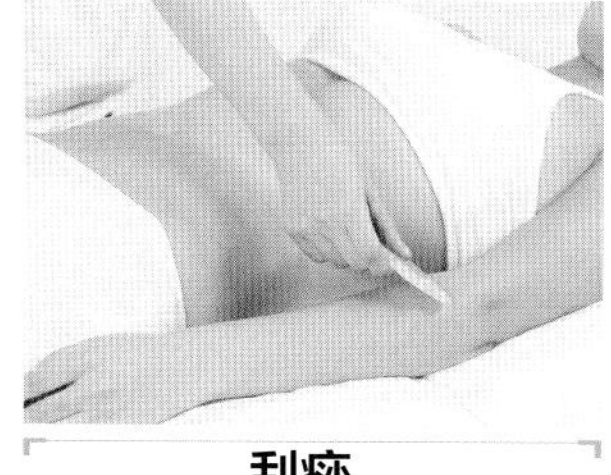

刮痧

用面刮法刮拭手三里穴3～5分钟，以出痧为度。

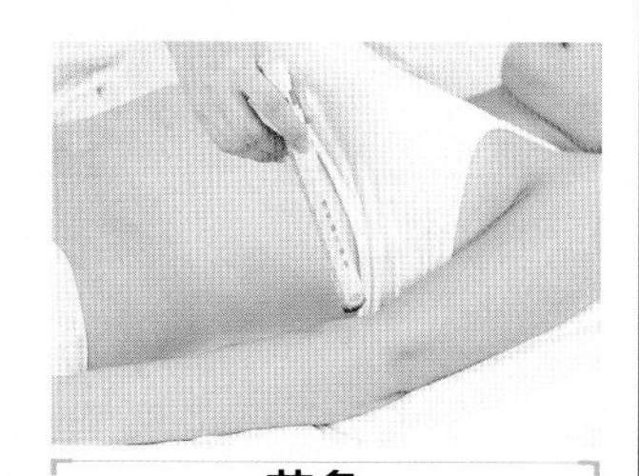

艾灸

用艾条温和灸法灸手三里穴5～20分钟，以出现循经感传现象为度。

04 老中医随症配穴

①**喉痹不能言：**手三里配温溜、曲池、中渚、丰隆，适宜用刮痧疗法，可利咽喉、清邪热。

②**急性腰扭伤：**手三里配肾俞、委中，适宜用按摩疗法，可通经活络。

③**肘关节屈伸不利、冷痛：**手三里配天井、少海，适宜用艾灸疗法，可疏通气血。

曲池·清热和营，降逆活络

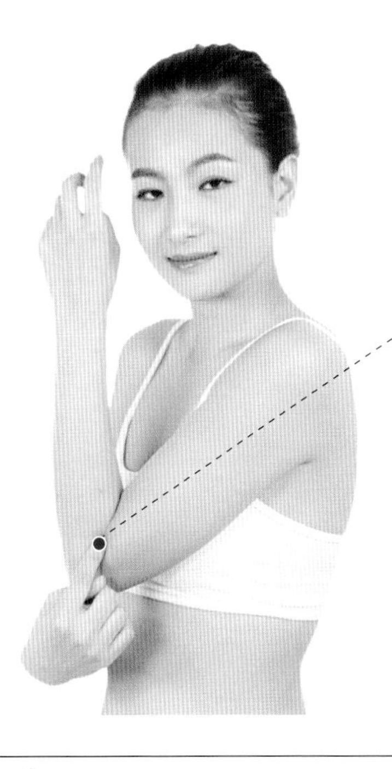

曲池穴 为大肠经之合穴，有降温、退热、提神的作用。血压过高有时会出现剧烈头痛、呕吐、心悸、眩晕等症状，严重时会发生神志不清、抽搐。刺激曲池穴可缓解上述症状，是平缓降压的有效穴。

01 穴位定位

位于肘横纹外侧端，屈肘，当尺泽与肱骨外上髁连线的中点。

02 功效主治

清邪热，调气血，祛风湿，利关节。主治发热、头痛、眩晕、耳聋、目赤、咽喉肿痛、齿痛、胸中烦闷、咳嗽、气喘、腹痛、痢疾、便秘、肠痈、消渴、水肿、手臂肿痛等病症。

03 经穴疗法

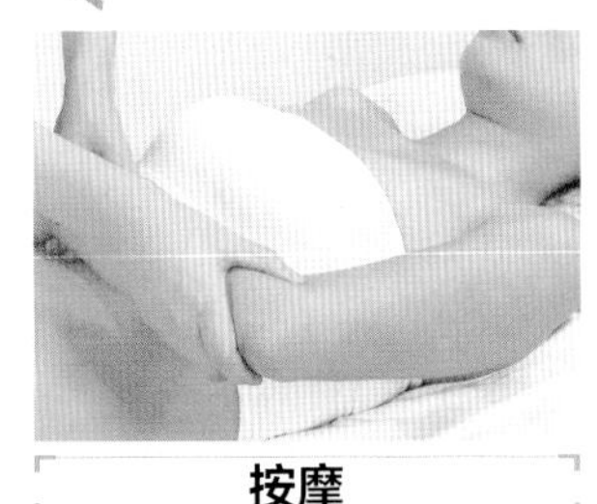

按摩

用拇指弹拨曲池穴 3 ~ 5 分钟，以局部有酸胀感为度。

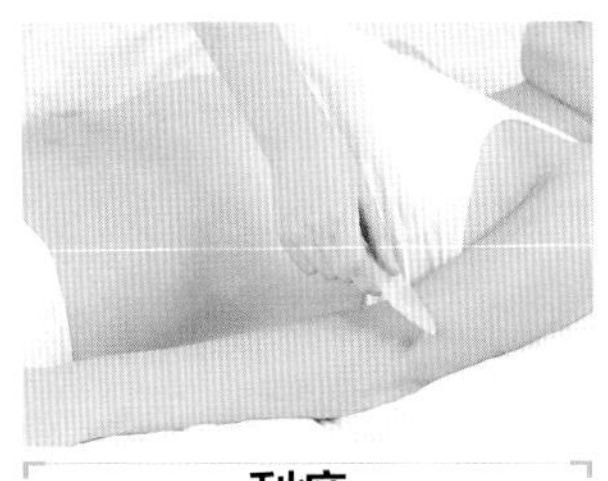

刮痧

用面刮法刮拭曲池穴 3 ~ 5 分钟，以出痧为度。

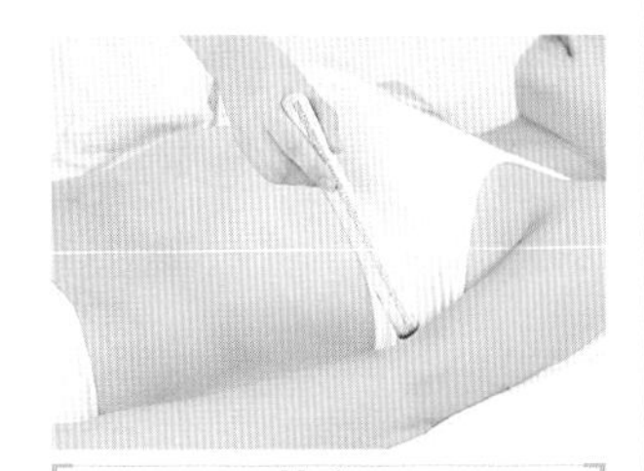

艾灸

用艾条温和灸法灸曲池穴 5 ~ 20 分钟，以患者感觉温热、舒适为度。

04 老中医随症配穴

①**感冒、发热：**曲池配大椎、合谷、外关，适宜用按摩或刮痧疗法，可疏风解表。
②**丹毒、荨麻疹：**曲池配合谷、血海、委中、膈俞，适宜用刮痧疗法，可散风清热、调和营卫。
③**血栓闭塞性脉管炎：**曲池配内关、血海、足三里，适宜用艾灸疗法，可温阳散寒、活血止痛。

臂臑·清热明目

手阳明大肠经穴 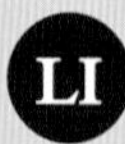

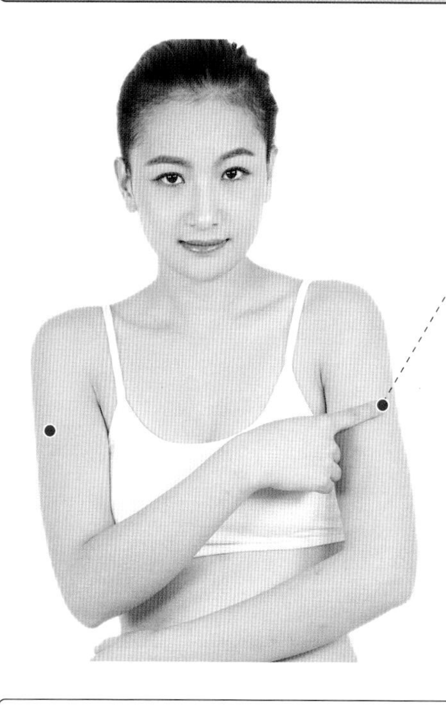

臂臑穴 为大肠经重要穴位之一，位于上臂，通经活络之力较强，能有效防治肩臂运动系统疾患。本穴还有理气消痰之功，经常刺激本穴，对于颈淋巴结结核有较好的防治作用。

01 穴位定位

位于上臂外侧，三角肌止点处，当曲池与肩髃连线上，曲池穴上7寸处。

02 功效主治

清热明目，通经通络。主治颈项僵直、颈淋巴结结核、瘿气、肩臂疼痛、肩关节及周围软组织疾患、瘰疬、上肢瘫痪、目疾等病症。

03 经穴疗法

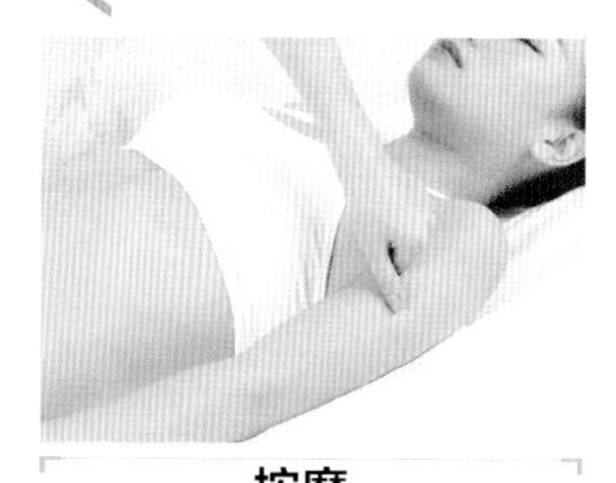

按摩

用拇指指腹揉按臂臑穴100～200次，以局部有酸胀感为度。

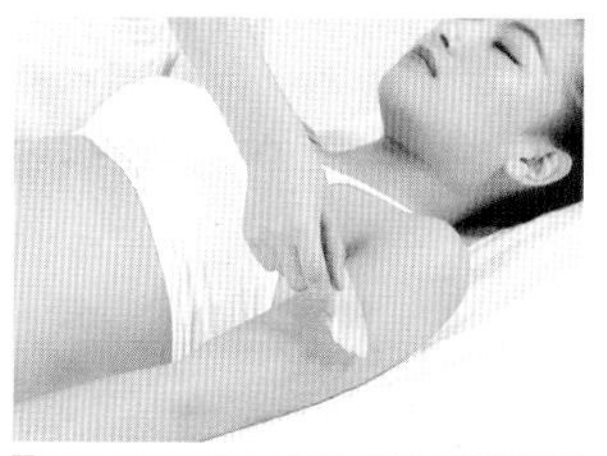

刮痧

用面刮法刮拭臂臑穴3～5分钟，以出痧为度。

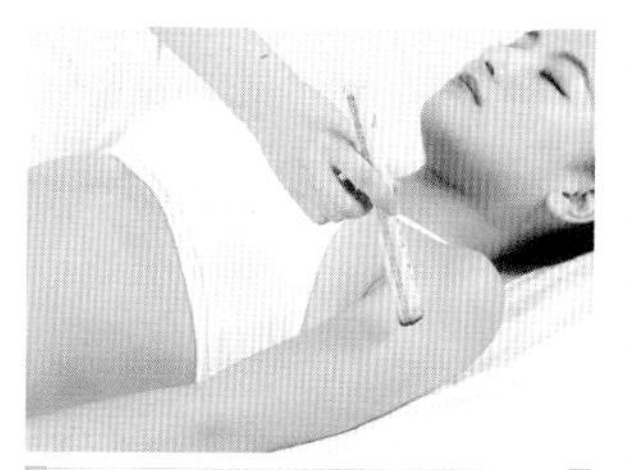

艾灸

用艾条温和灸法灸臂臑穴5～20分钟，以出现循经感传现象为度。

04 老中医随症配穴

①**肩臂痛：**臂臑配肩髃，适宜用按摩或刮痧疗法，可通经活络。

②**颈项强痛：**臂臑配强间，适宜用按摩疗法，可行气缓筋、活络止痛。

③**颈淋巴结结核：**臂臑配手三里、大迎，适宜用艾灸疗法，可豁痰行瘀、温经散结。

LI 手阳明大肠经穴

肩髃·通经活络

01 穴位定位

位于肩部，三角肌上，臂外展时，当肩峰前下方凹陷处。

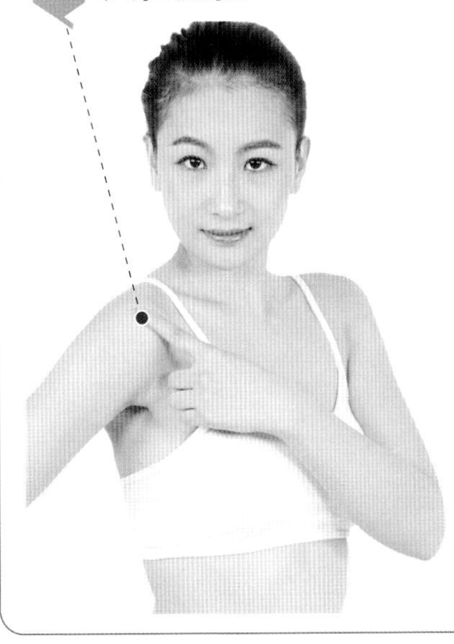

02 功效主治

活血散风，通利关节。主治肩关节及周围软组织疾患、手臂挛急、臂神经痛、瘿气、瘰疬、风热隐疹等病症。

03 经穴疗法

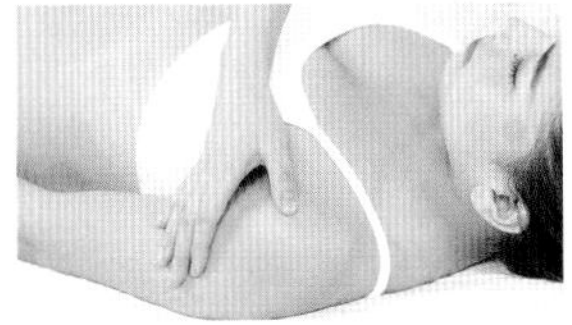
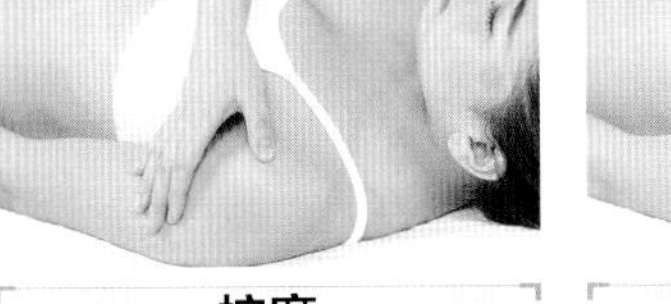

按摩

用拇指指腹揉按肩髃穴100 ~ 200次，以局部有酸胀感为度。

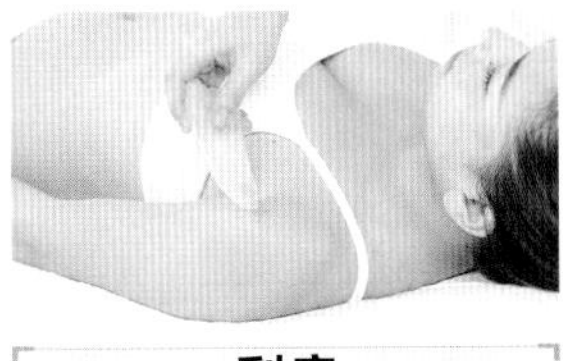

刮痧

用角刮法用力刮拭肩髃穴3 ~ 5分钟，以出痧为度。

LI 手阳明大肠经穴

迎香·祛风通窍

01 穴位定位

位于鼻翼外缘中点旁，当鼻唇沟中。

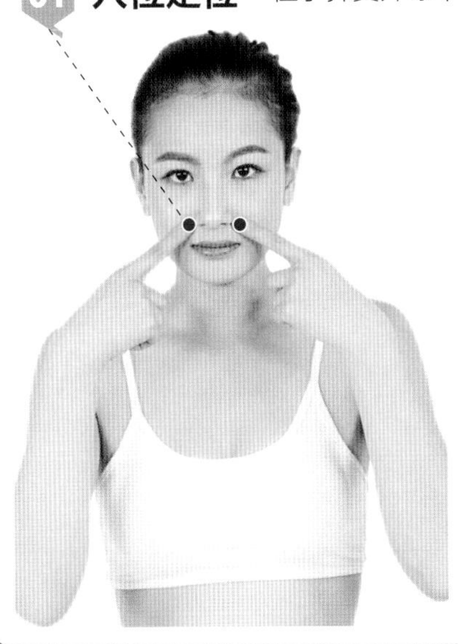

02 功效主治

祛风通窍，理气止痛。主治面痒浮肿、面神经麻痹、鼻炎、鼻塞、鼻出血、嗅觉减退、喘息等病症。

03 经穴疗法

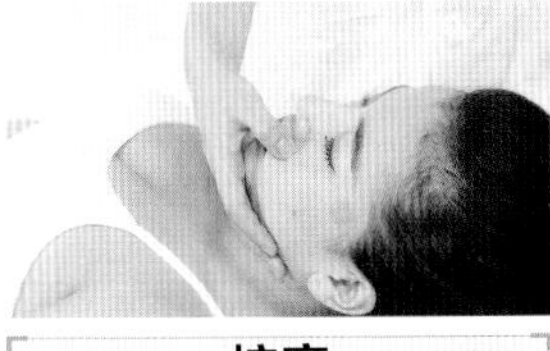

按摩

用拇指指腹揉按迎香穴100 ~ 200次，以局部皮肤潮红为度。

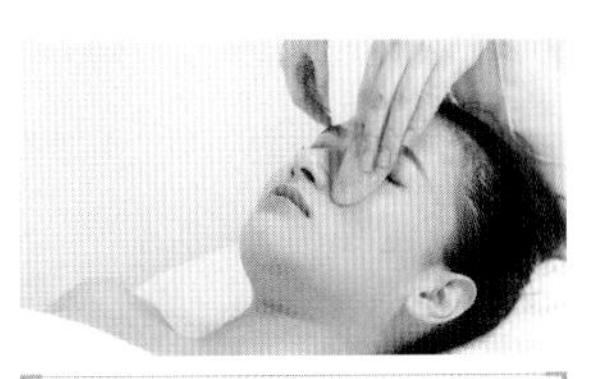

刮痧

用角刮法刮拭迎香穴3 ~ 5分钟，力度轻柔，可不出痧。

第三节 足阳明胃经穴

承泣·眼睛干涩找承泣

足阳明胃经穴 ST

01 穴位定位 位于面部，瞳孔直下，当眼球与眶下缘之间。

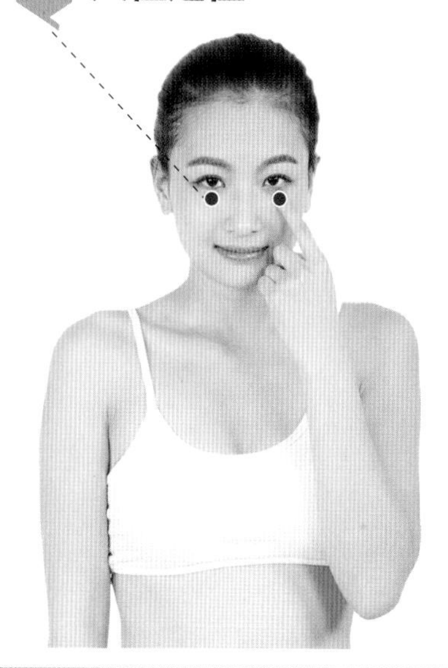

02 功效主治

散风清热，明目止泪。主治目赤肿痛、迎风流泪、近视、夜盲、口眼㖞斜、头痛、眩晕、急慢性角膜炎等病症。

03 经穴疗法

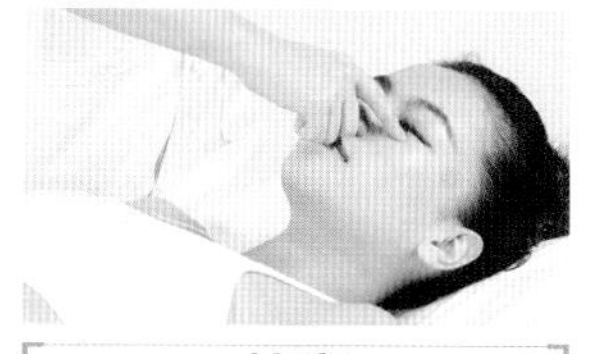

按摩

用食指指尖揉按承泣穴100次，以局部皮肤潮红为度。

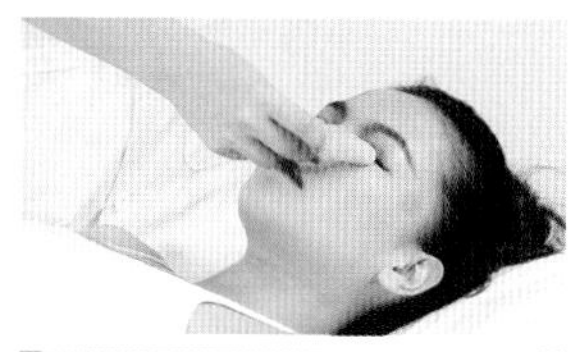

刮痧

用角刮法刮拭承泣穴30次，力度轻柔，可不出痧。

四白·主治面瘫、眼病

足阳明胃经穴

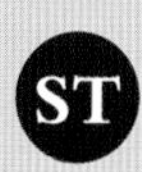

01 穴位定位 位于面部，瞳孔直下，当眶下孔凹陷处。

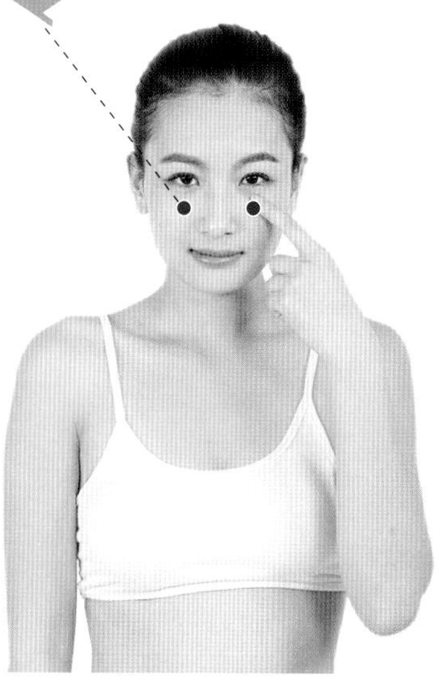

02 功效主治

疏风明目，通经活络。主治目赤肿痛、目翳、迎风流泪、头痛目眩、口眼㖞斜、三叉神经经痛、鼻炎等病症。

03 经穴疗法

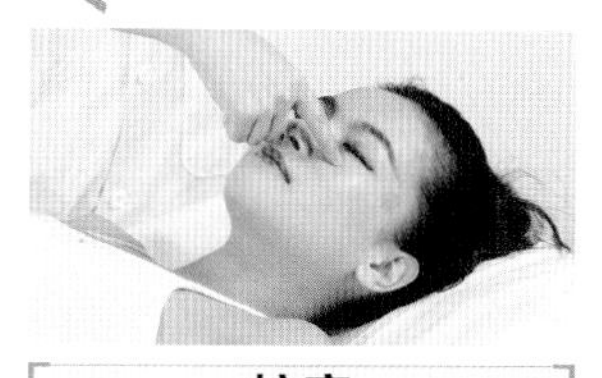

按摩

用食指指腹揉按四白穴60～100次，以局部有酸胀感为度。

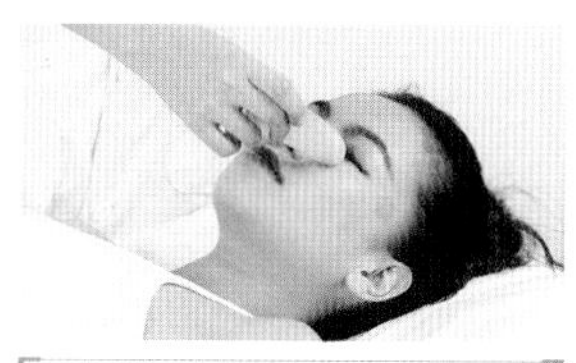

刮痧

用角刮法刮拭四白穴30次，力度轻柔，可不出痧。

ST 足阳明胃经穴

头维 · 头脑清，头维按 →

01 穴位定位

位于头侧部，当额角发际直上 0.5 寸，头正中线旁开 4.5 寸。

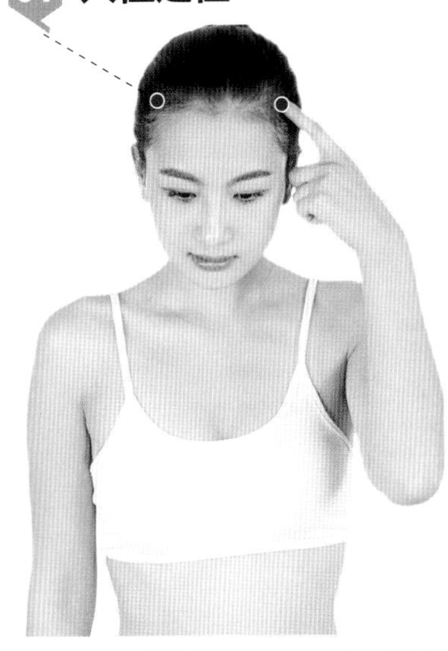

02 功效主治

疏风泻火，明目止痛。主治头痛、头晕、目眩、目赤肿痛、口痛、迎风流泪等病症。

03 经穴疗法

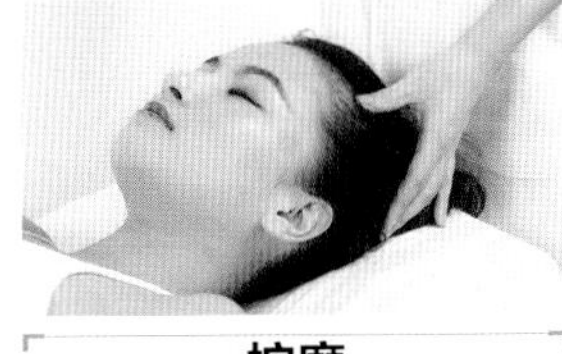

按摩

用拇指指腹揉按头维穴 3 ~ 5 分钟，以局部有酸胀感为度。

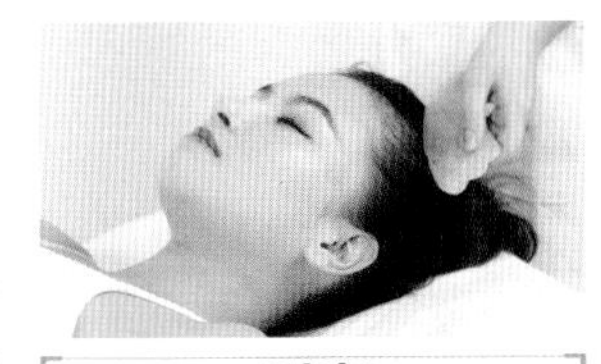

刮痧

用面刮法刮拭头维穴 2 ~ 3 分钟，以潮红为度。

ST 足阳明胃经穴

地仓 · 治疗面瘫 →

01 穴位定位

位于面部，口角外侧，上直对瞳孔。

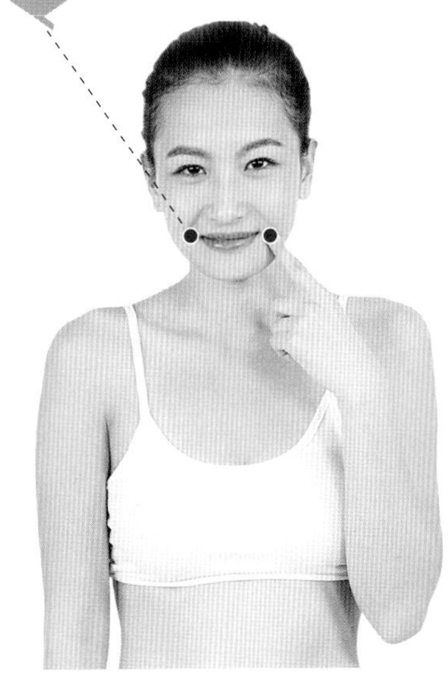

02 功效主治

祛风止痛，舒筋活络。主治口眼㖞斜、口角流涎、中风失语、牙关紧闭、齿痛颊肿、面神经麻痹等病症。

03 经穴疗法

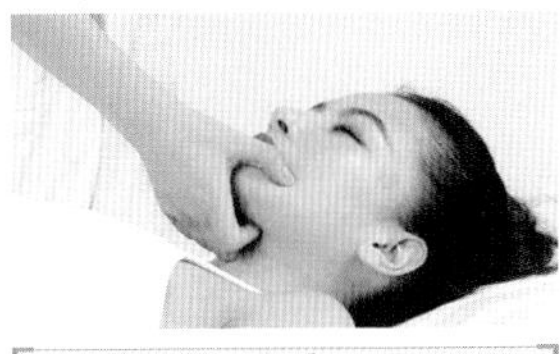

按摩

用拇指指腹揉按地仓穴 100 ~ 200 次，以局部有酸胀感为度。

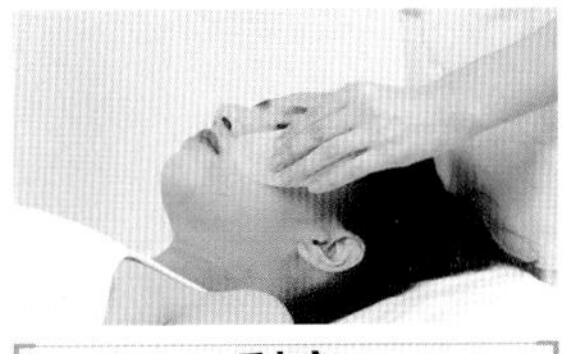

刮痧

用面刮法刮拭地仓穴 2 ~ 3 分钟，力度轻柔，可不出痧。

←颊车 ·治疗面神经疾病

足阳明胃经穴 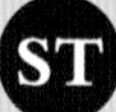

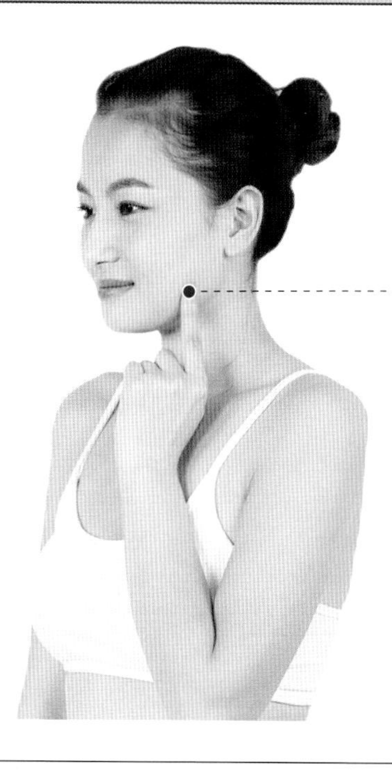

颊车穴 为胃经重要穴位之一。人身之火，唯胃火最旺。胃火牙痛多是胃火通过足阳明胃经转入牙齿，而牙齿又非藏火之地，就会使牙齿疼痛、牙龈红肿，指压此穴对于缓解下齿疼痛非常有效。

01 穴位定位

位于面颊部，下颌角前上方约一横指（中指），当咀嚼时咬肌隆起，按之凹陷处。

02 功效主治

祛风清热，开关通络。主治口眼㖞斜、牙痛颊肿、口噤、流涎、项强、下齿神经痛、三叉神经痛、下颌关节炎、咬肌痉挛、腮腺炎等病症。

03 经穴疗法

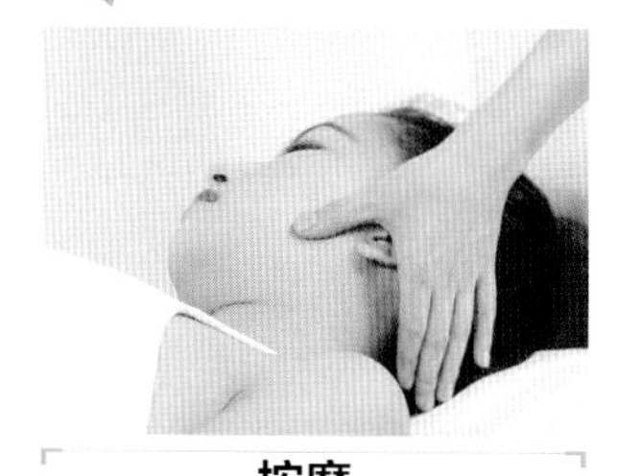

按摩

用拇指指腹揉按颊车穴100～200次，以局部皮肤潮红为度。

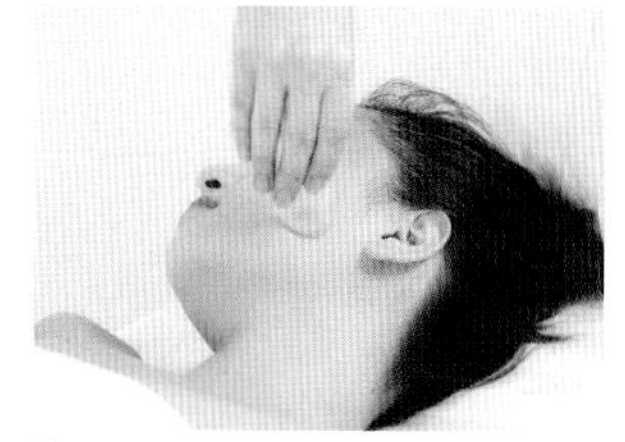

刮痧

用角刮法刮拭颊车穴30次，力度轻柔，可不出痧。

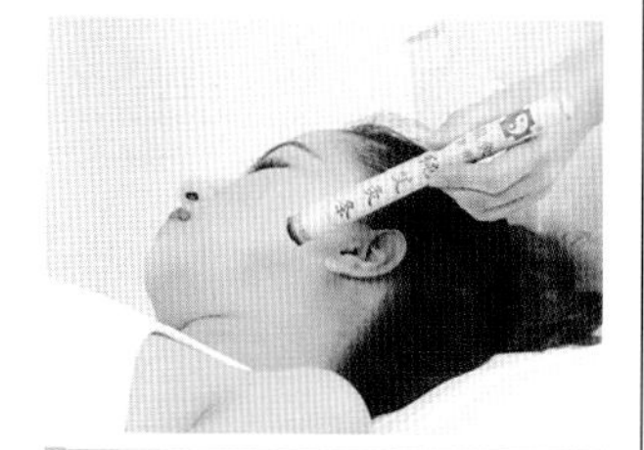

艾灸

用艾条温和灸法灸颊车穴10～15分钟，以患者感觉温热、舒适为度。

04 老中医随症配穴

①**牙髓炎、急性牙周炎：**颊车配大迎、承浆、合谷，适宜用按摩疗法，可消炎止痛。
②**口眼㖞斜、颊肿：**颊车配地仓、合谷、阳白、攒竹，适宜用艾灸疗法，可祛风活血。
③**牙痛、颞颌关节炎：**颊车配合谷，适宜用刮痧疗法，可清热止痛。

下关·治疗面部疾病

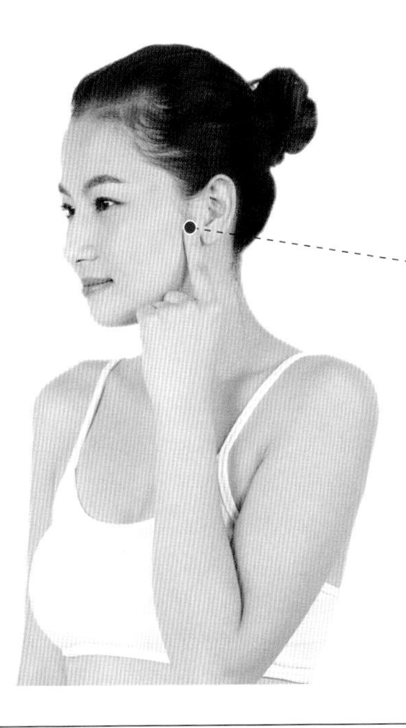

下关穴 为胃经重要穴位之一，牵正之力较强，对面部疾患有很好的疗效，尤善治面瘫之口眼㖞斜。经常刺激下关穴还可促进面部血液循环，加快新陈代谢，起到瘦脸的作用。

01 穴位定位

位于面部耳前方，当颧弓与下颌切迹所形成的凹陷中。

02 功效主治

消肿止痛，聪耳通络。主治口眼㖞斜、牙床脱臼、耳鸣、耳聋、三叉神经痛、颞颌关节炎、咬肌痉挛、齿神经痛等病症。

03 经穴疗法

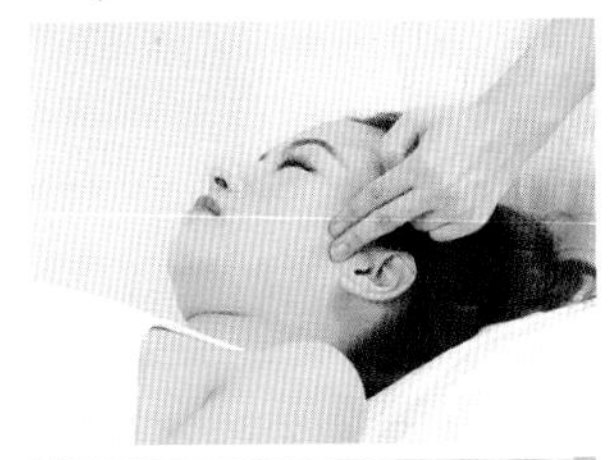

按摩

将食指、中指并拢，用指端揉按下关穴3～5分钟，以局部皮肤潮红为度。

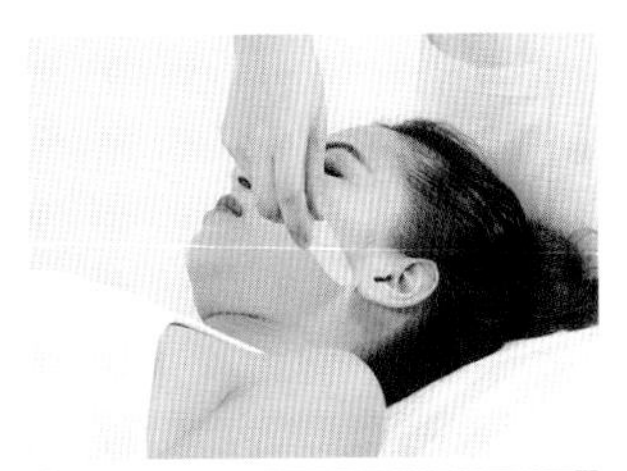

刮痧

用角刮法刮拭下关穴3分钟，力度轻柔，以局部皮肤潮红为度。

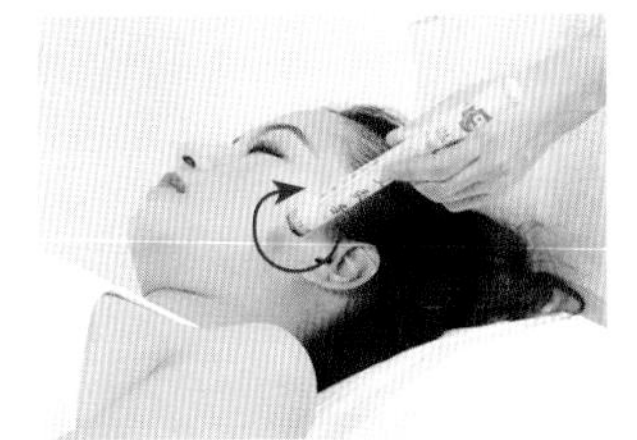

艾灸

用艾条回旋灸法灸下关穴5～20分钟，以患者感觉温热、舒适为度。

04 老中医随症配穴

①**颞颌关节炎：**下关配听宫、翳风、合谷，适宜用按摩或刮痧疗法，可泻热、通络、镇痛。
②**牙关紧闭：**下关配颊车、合谷、外关，适宜用艾灸疗法，可通关活络。
③**耳鸣、耳聋：**下关配阳溪、关冲、液门、阳谷，适宜用刮痧或按摩疗法，可泻火通窍。

←天枢·治疗大肠疾患

足阳明胃经穴 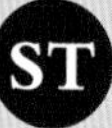

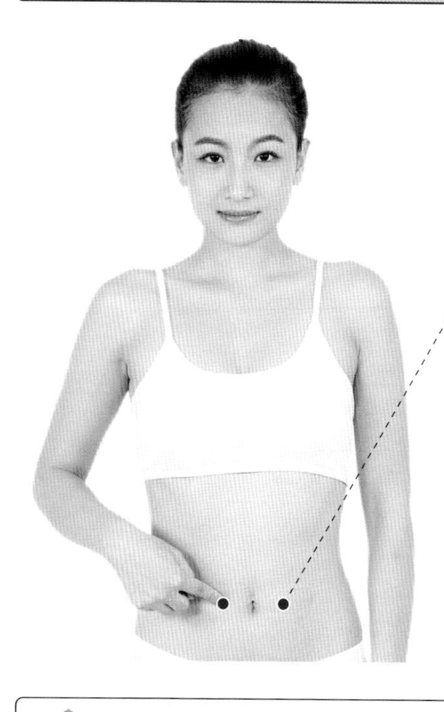

天枢穴 属足阳明胃经，同时是手阳明大肠经募穴，恰为人身之中点，如天地交合之际，升降清浊之枢纽。大肠功能出现问题，天枢穴处会有痛感，刺激本穴可改善肠腑功能。

01 穴位定位

位于腹中部，距脐中 2 寸。

02 功效主治

调中和胃，理气健脾。主治腹胀肠鸣、绕脐切痛、赤白痢疾、便秘、呕吐、食欲不振、水肿、痛经、月经不调、崩漏、白带异常、产后腹痛、疟疾等病症。

03 经穴疗法

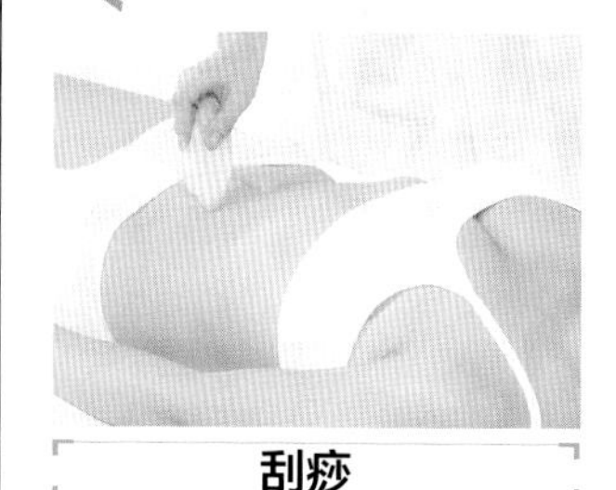

刮痧

用角刮法刮拭天枢穴 100～200 次，力度轻柔，以潮红为度。

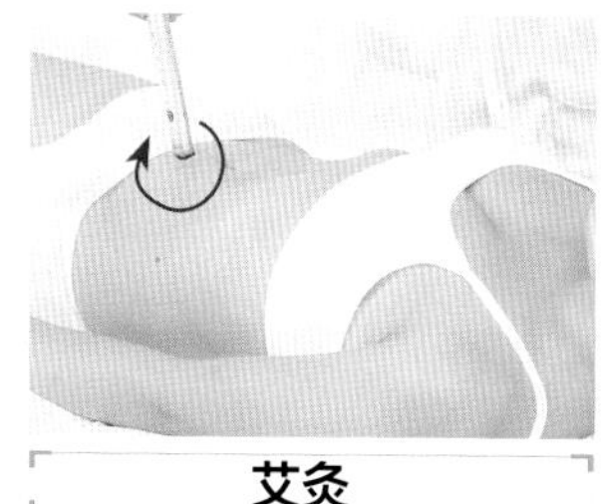

艾灸

用艾灸回旋灸法灸天枢穴 10 分钟，以患者感觉温热、舒适为度。

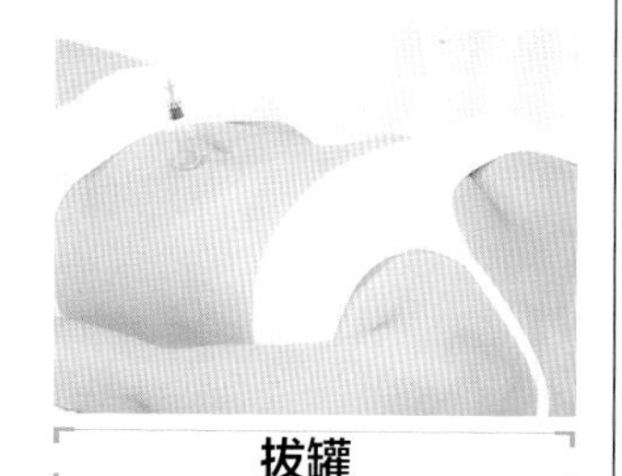

拔罐

将气罐吸附在天枢穴上，留罐 10 分钟，以局部皮肤潮红为度。

04 老中医随症配穴

①**急性细菌性痢疾：**天枢配上巨虚，适宜用拔罐疗法，可解毒、清热化湿。

②**脾虚泄泻：**天枢配足三里，适宜用艾灸疗法，可和中止泻。

③**月经不调、痛经：**天枢配中极、三阴交、太冲，适宜用刮痧疗法，可疏肝理气、调经止痛。

ST 足阳明胃经穴

归来·调经止带

01 穴位定位 位于下腹部，当脐中下4寸，距前正中线2寸。

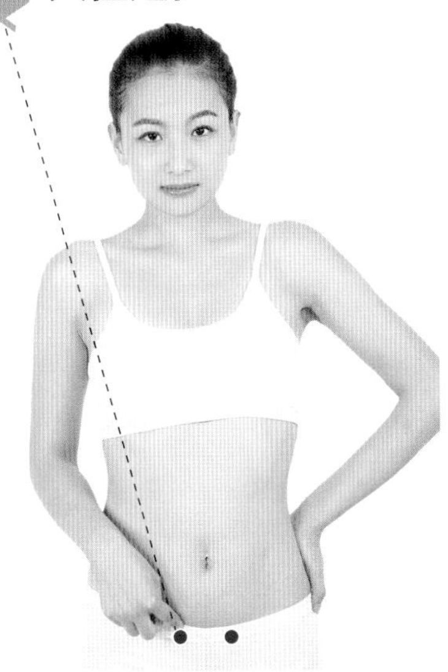

02 功效主治

活血化瘀，调经止痛。主治月经不调、闭经、痛经、阴挺、白带过多、不孕、阳痿、子宫脱垂等病症。

03 经穴疗法

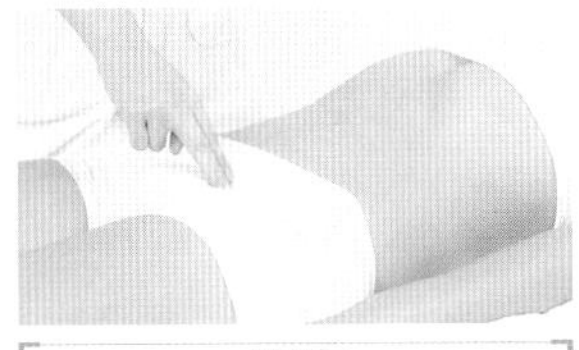

按摩

将食指、中指并拢，用指端揉按归来穴3～5分钟，以局部有酸胀感为度。

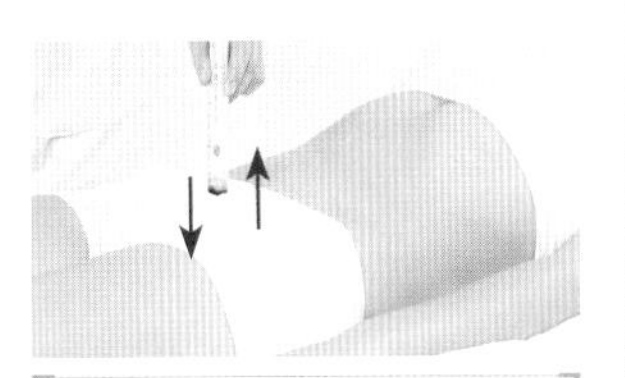

艾灸

用艾条雀啄灸法灸归来穴5～10分钟，以局部温热而不灼烫为度。

ST 足阳明胃经穴

水道·治小便不利

01 穴位定位 位于下腹部，当脐中下3寸，距前正中线2寸。

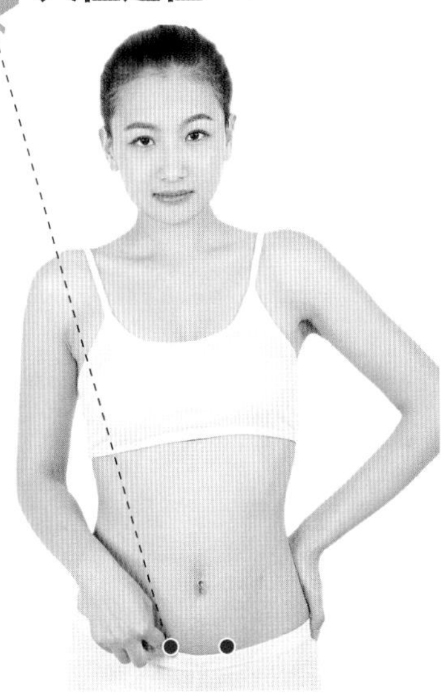

02 功效主治

利水消肿、调经止痛。主治小腹胀满、二便不通、疝气偏坠、腰背强急、痛经等病症。

03 经穴疗法

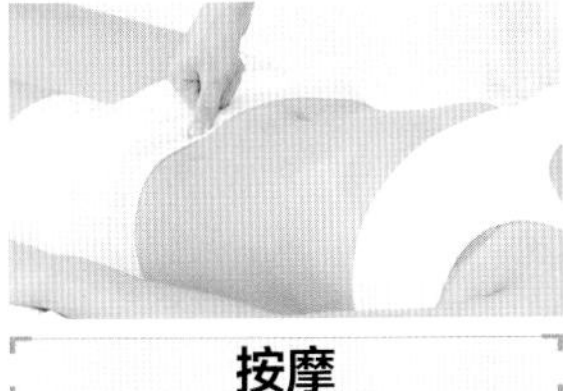

按摩

用拇指指腹点按水道穴1～3分钟，以局部有酸胀感为度。

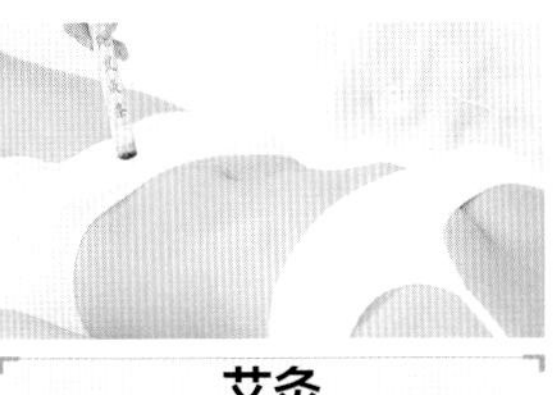

艾灸

用艾条温和灸法灸水道穴10分钟，以患者感觉温热、舒适为度。

梁丘·顽固胃病寻梁丘

足阳明胃经穴 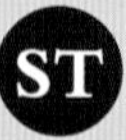

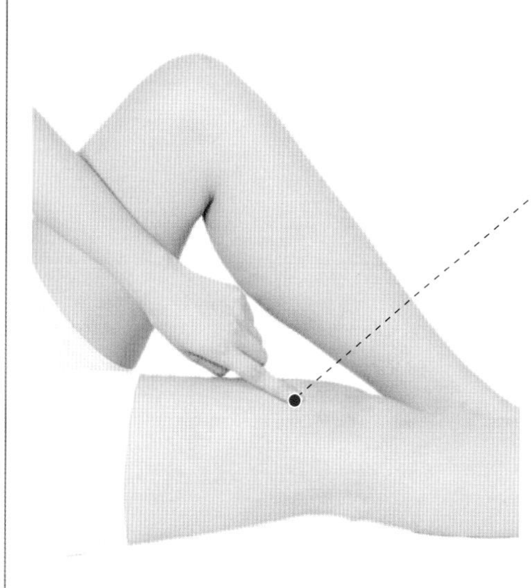

梁丘穴 为胃经之郄穴，刺激该穴可调理胃腑气血，使转输运化正常，是治疗胃病的要穴。又因郄穴有急救作用，故能快速、有效地缓解胃腑的急性病症，还可防治下肢病症。

01 穴位定位

屈膝，位于大腿前面，当髂前上棘与髌底外侧端的连线上，髌底上2寸。

02 功效主治

理气和胃，通经活络。主治胃脘疼痛、肠鸣泄泻、鹤膝风、急性胃炎、乳腺炎、膝关节及其周围软组织炎等病症。

03 经穴疗法

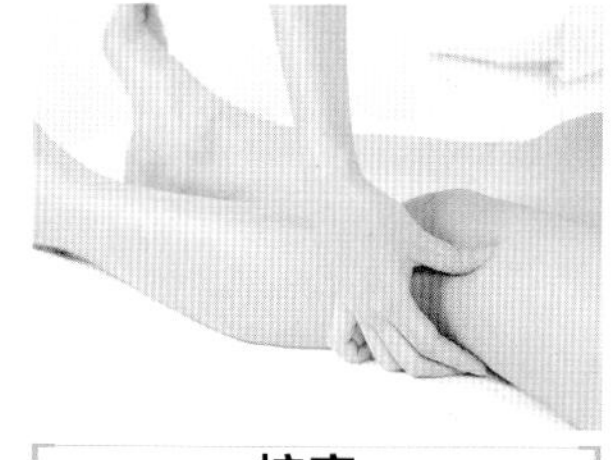

按摩

用拇指指腹推按梁丘穴1～3分钟，以局部有酸胀感为度。

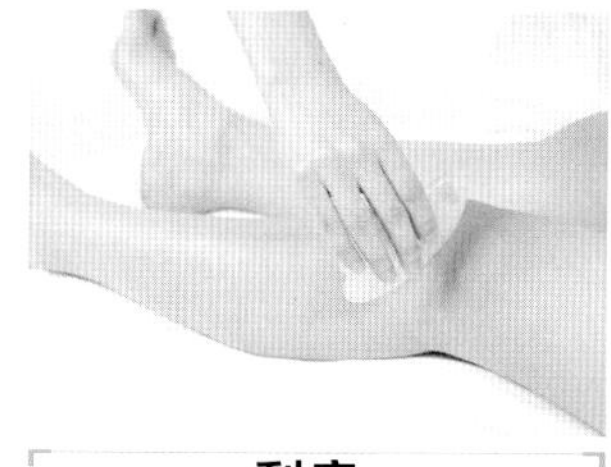

刮痧

用面刮法刮拭梁丘穴30次，以出痧为度。

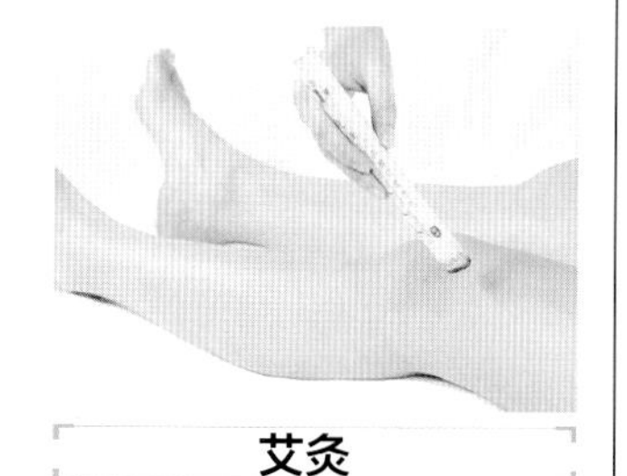

艾灸

用艾条温和灸法灸梁丘穴5～10分钟，以出现循经感传现象为度。

04 老中医随症配穴

①**膝关节屈伸不利：**梁丘配曲泉、膝阳关，适宜用艾灸疗法，可舒筋活络。

②**膝关节肿痛：**梁丘配犊鼻、阳陵泉，适宜用刮痧疗法，可活络、消肿、止痛。

③**腹痛、腹泻：**梁丘配足三里、天枢，适宜用按摩疗法，可和中止泻。

ST 足阳明胃经穴

犊鼻·屈伸不利取犊鼻

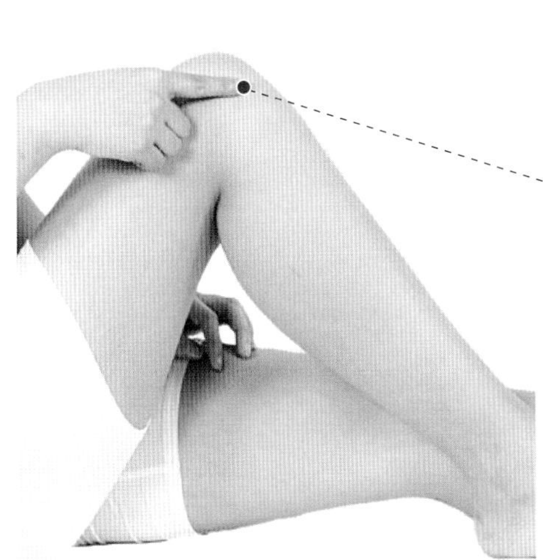

犊鼻穴 属足阳明胃经，位于膝部。膝盖是人体薄弱部位，最容易受风寒侵袭，出现膝腿运动系统病症，影响生活。适当刺激该穴可防治下肢、膝关节病变，还您健康体魄。

01 穴位定位

屈膝，位于膝部，髌骨与髌韧带外侧凹陷中。

02 功效主治

通经活络，消肿止痛。主治膝中疼痛、脚气、下肢痿痹、损伤性膝关节痛、膝关节及其周围软组织炎等病症。

03 经穴疗法

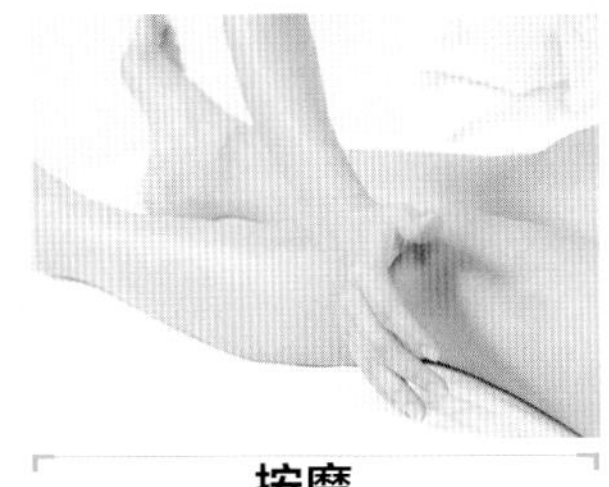

按摩

用手掌小鱼际敲击犊鼻穴2～3分钟，以局部有酸胀感为度。

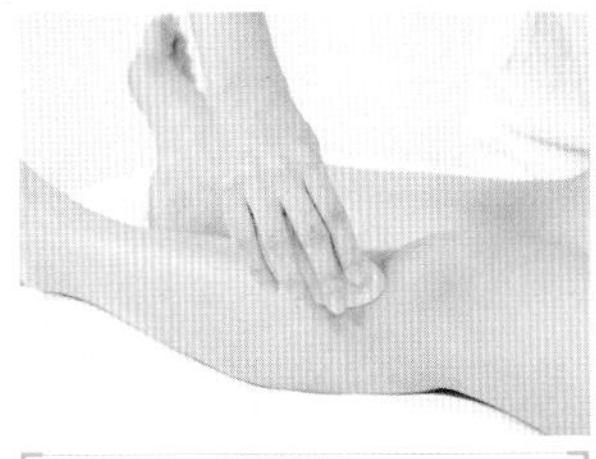

刮痧

用角刮法刮拭犊鼻穴3～5分钟，以出痧为度。

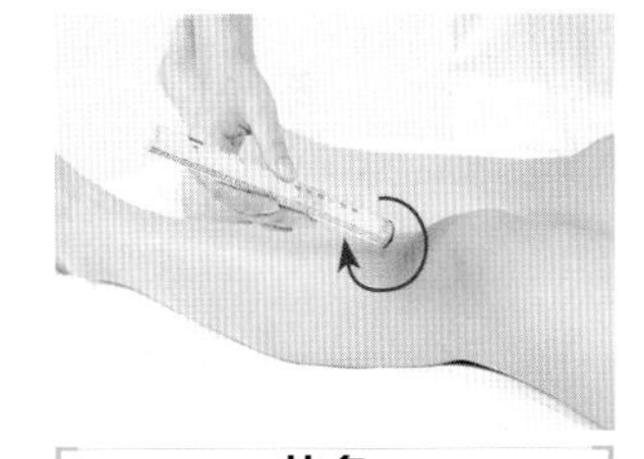

艾灸

用艾条回旋灸法灸犊鼻穴5～10分钟，以出现循经感传现象为度。

04 老中医随症配穴

①**膝关节屈伸不利、冷痛：**犊鼻配膝阳关、足三里、阳陵泉，适宜用艾灸疗法，可温经通络。

②**膝关节炎：**犊鼻配梁丘、阳陵泉，适宜用刮痧疗法，可舒筋活络。

③**髌骨脂肪垫劳损：**犊鼻配阳陵泉、委中、承山，适宜用按摩疗法，可行气活血。

←足三里 · 若要肠胃好，三里经常找

足阳明胃经穴 ST

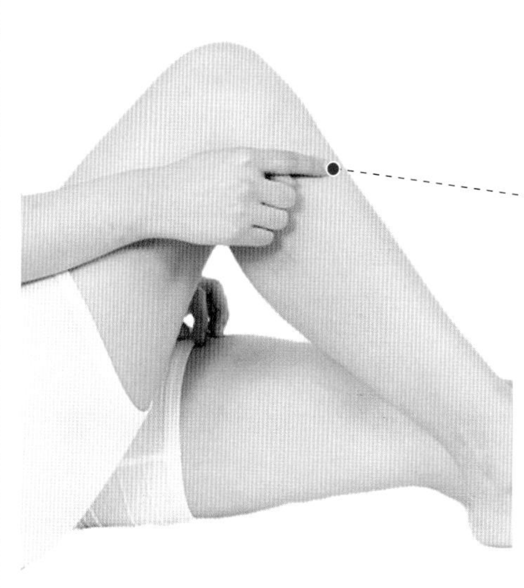

足三里穴 是胃经的主要穴位之一，为胃经之合穴。中医有“合治内腑”之说，凡六腑之病皆可用之。足三里穴是所有穴位中极具养生保健价值的穴位之一，对于抗衰老、延年益寿大有裨益。

01 穴位定位

位于小腿前外侧，当犊鼻下 3 寸，距胫骨前缘一横指（中指）。

02 功效主治

升发胃气，燥化脾湿。主治脘腹胀满、口苦无味、恶心呕吐、胃痛、便秘、头晕、心烦、中风、咳嗽、小便不利、遗尿、痛经、坐骨神经痛、下肢瘫痪等病症。

03 经穴疗法

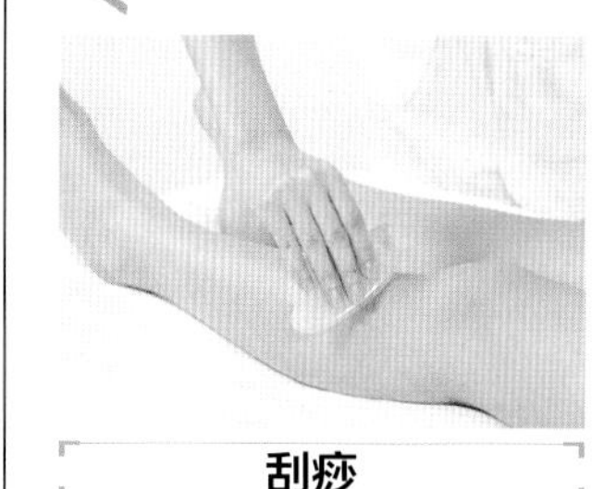

刮痧

用面刮法刮拭足三里穴 30 次，以出痧为度。

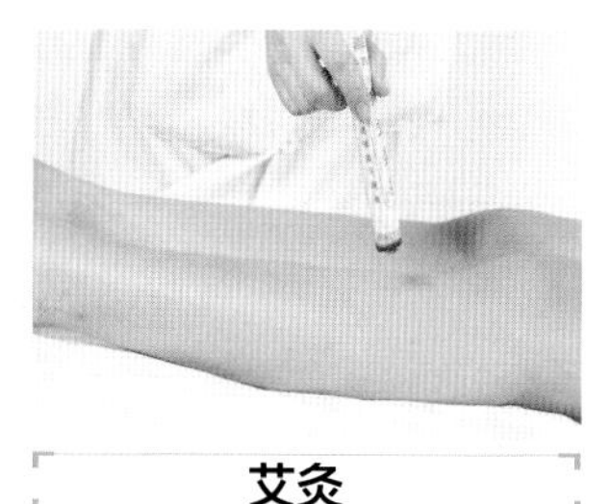

艾灸

用艾条温和灸法灸足三里穴 5 ~ 10 分钟，以出现循经感传现象为度。

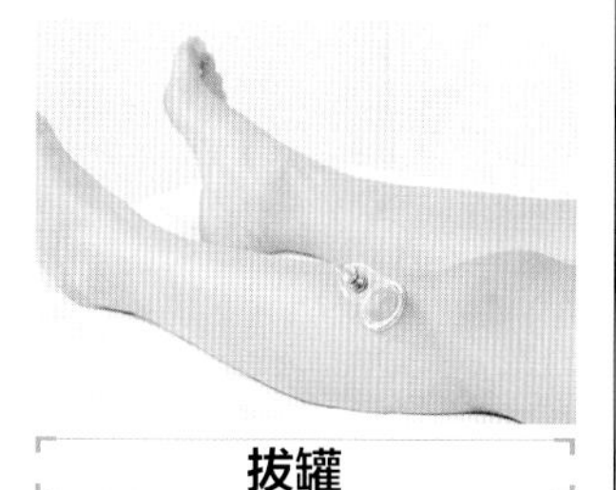

拔罐

将气罐吸附在足三里穴上，留罐 10 ~ 15 分钟，以局部皮肤泛红、充血为度。

04 老中医随症配穴

①**月经过多、心悸：**足三里配天枢、三阴交、肾俞、行间，适宜用艾灸疗法，可调理肝脾、补益气血。

②**头晕、目眩：**足三里配曲池、丰隆、三阴交，适宜用拔罐疗法，可健脾化痰。

③**乳痈：**足三里配期门、内关、肩井，适宜用刮痧疗法，可清泻血热、疏肝理气、宽胸理气。

ST 足阳明胃经穴

上巨虚·主治大肠疾患

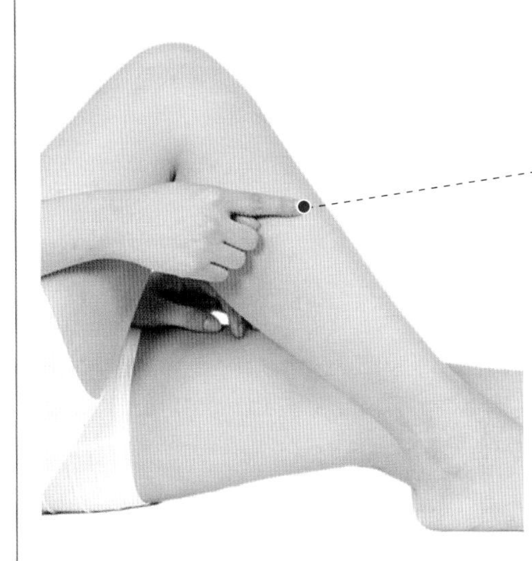

上巨虚穴 属足阳明胃经，为大肠经之下合穴。中医有“合治内腑”之说，故本穴可以调和肠胃，治疗胃肠病症。肠胃健康则人不容易生病。

01 穴位定位

位于小腿前外侧，当犊鼻下6寸，距胫骨前缘一横指（中指）。

02 功效主治

通肠化滞，理脾和胃，疏经调气。主治腹痛、泄泻、便秘、肠痈、脚气、膝胫酸痛、下肢痿痹、脐腹疼痛、饮食不化、气喘、小便黄赤等病症。

03 经穴疗法

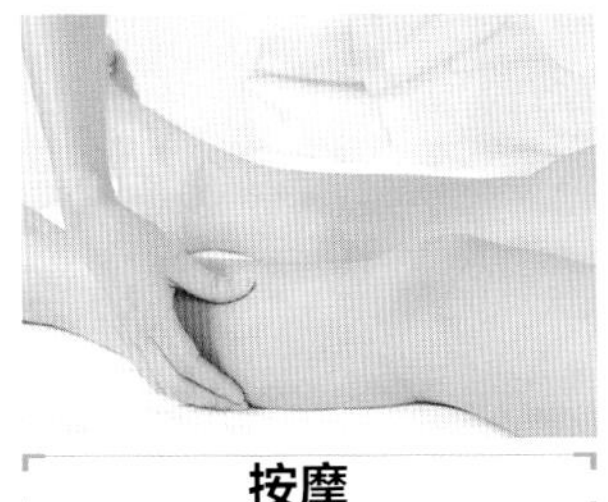

按摩

用拇指指腹推按上巨虚穴1～3分钟，以局部有酸胀感为度。

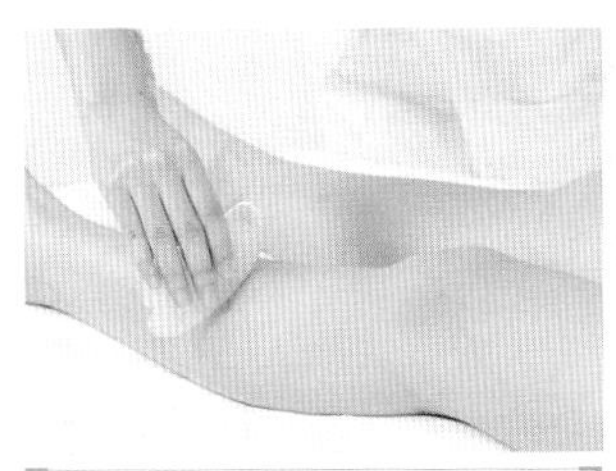

刮痧

用面刮法刮拭上巨虚穴30次，以出痧为度。

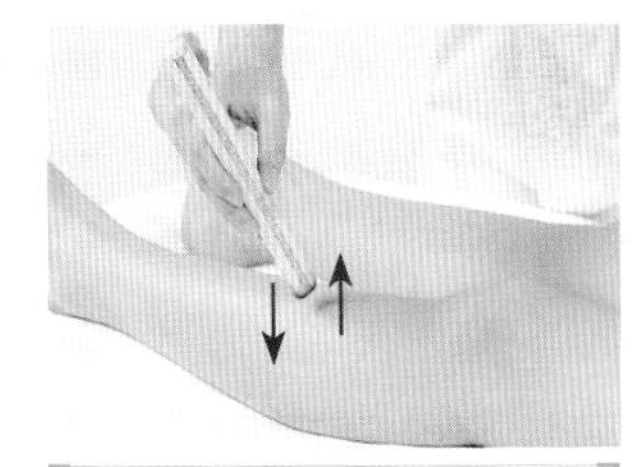

艾灸

用艾条雀啄灸法灸上巨虚穴5～10分钟，以出现循经感传现象为度。

04 老中医随症配穴

①**便秘、肠痈：**上巨虚配天枢、脾俞、大肠俞，适宜用刮痧疗法，可通调肠腑。

②**胃腹胀痛、呃逆、热吐：**上巨虚配足三里、脾俞、胃俞，适宜用按摩或刮痧疗法，可健脾和胃、清热降逆。

③**水谷不化、脾虚泄痢：**上巨虚配脾俞、天枢、气海，适宜用艾灸疗法，可温阳健脾。

丰隆·祛痰化湿

足阳明胃经穴 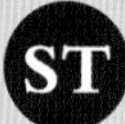

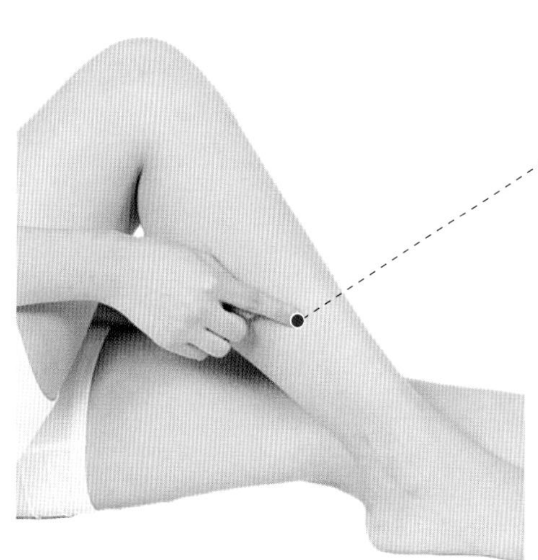

丰隆穴 属足阳明胃经，为胃经之络穴，络于脾脏。高脂血症是由脂肪代谢或运转失常所致，刺激该穴能改善脾脏功能，调理人体的津液输布，使水有所化、痰无所聚，达到降脂的目的。

01 穴位定位

位于小腿前外侧，当外踝尖上 8 寸，条口外，距胫骨前缘二横指（中指）。

02 功效主治

和胃气，化痰湿，清神志。主治胸腹痛、四肢肿、咳吐痰涎、大小便难、痰饮、头痛、眩晕、面目浮肿、哮喘、癫狂痫、脚气等病症。

03 经穴疗法

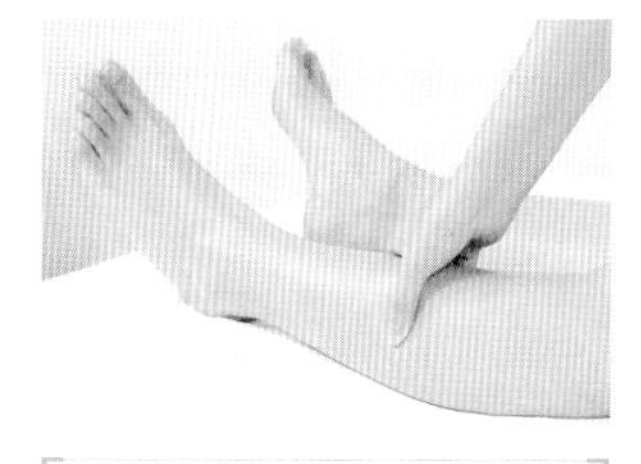

按摩

用拇指指腹点按丰隆穴 3 ~ 5 分钟，以局部有酸胀感为度。

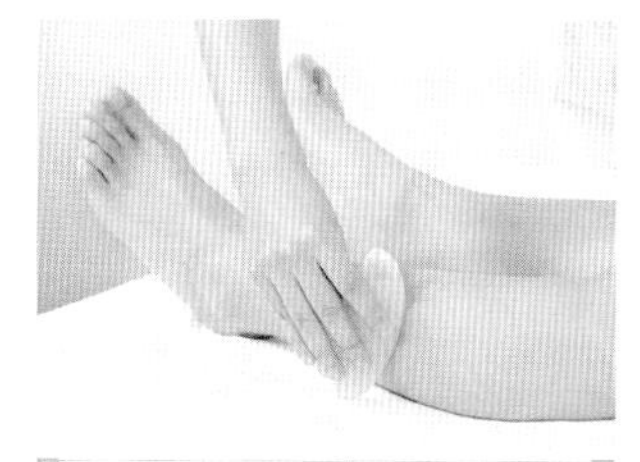

刮痧

用面刮法刮拭丰隆穴 30 次，以出痧为度。

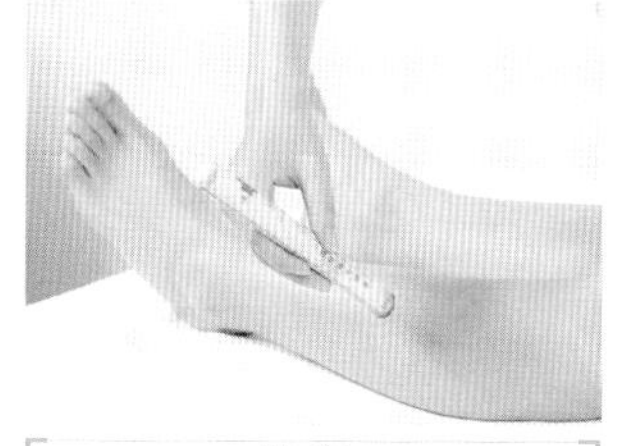

艾灸

用艾条温和灸法灸丰隆穴 5 ~ 10 分钟，以患者感觉温热、舒适为度。

04 老中医随症配穴

①**癫狂：**丰隆配冲阳，适宜用刮痧疗法，可豁痰宁神。

②**哮喘：**丰隆配肺俞，适宜用艾灸疗法，可补肺平喘。

③**癫痫：**丰隆配照海、陶道，适宜用按摩疗法，可涤痰醒神。

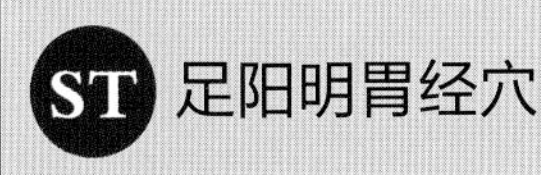

内庭·胃热上冲取内庭

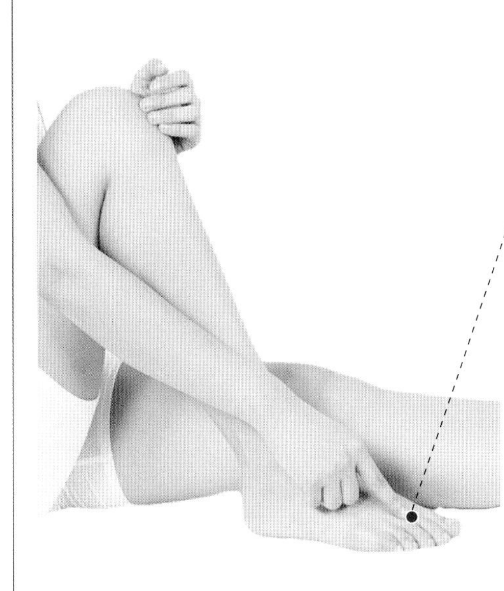

内庭穴 属足阳明胃经，为胃经之荥穴，具有清胃泻火、理气止痛的作用，是热证、上火的克星，对胃火引起的牙痛、咽喉肿痛、口臭等热症有良好的疗效。

01 穴位定位

位于足背，当第二、第三趾间，趾蹼缘后方赤白肉际处。

02 功效主治

清胃泻火，理气止痛。主治目痛、齿痛、鼻衄、喉痹、耳鸣、腹痛、腹胀、吞酸、纳呆、泄泻、痢疾、肠痈、便血、大小便不利、胫骨痛、脚气、足趾肿痛等病症。

03 经穴疗法

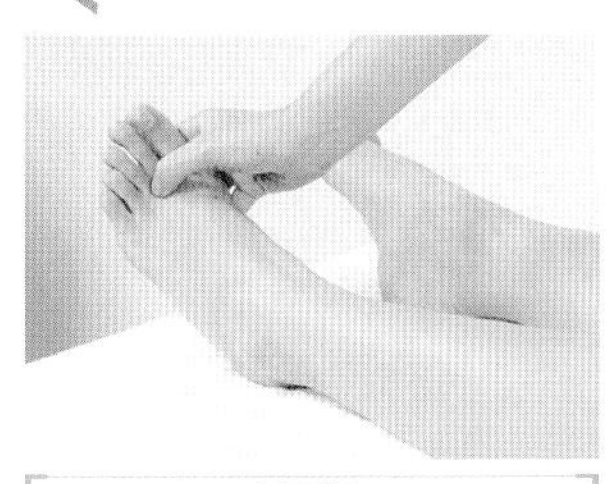

按摩

用拇指指腹点按内庭穴2～3分钟，以局部有酸痛感为度。

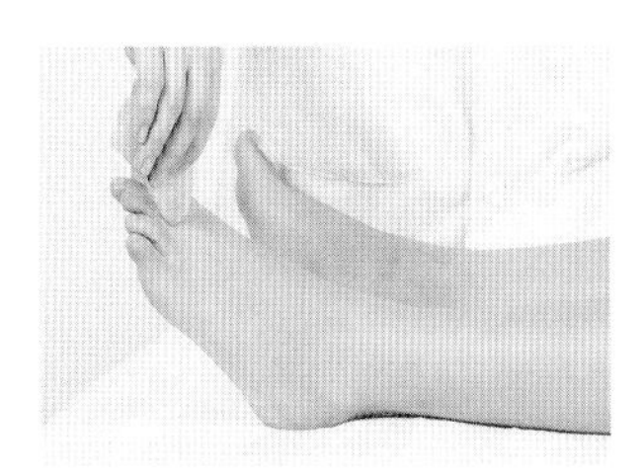

刮痧

用角刮法刮拭内庭穴30次，以出痧为度。

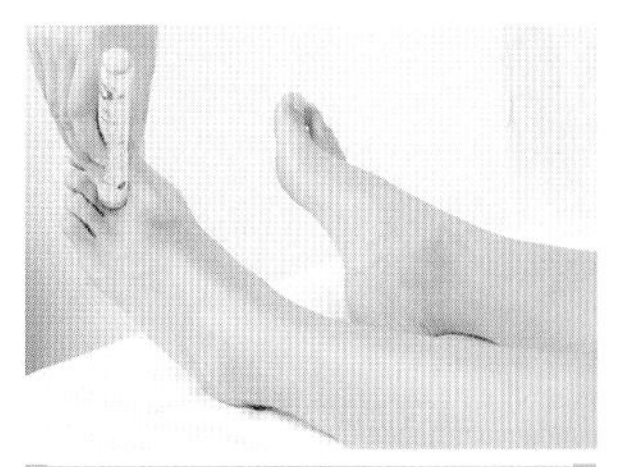

艾灸

用艾条温和灸法灸内庭穴5～10分钟，以患者感觉温热、舒适为度。

04 老中医随症配穴

①**牙龈肿痛：**内庭配合谷，适宜用刮痧疗法，可清泻邪热。

②**头痛、头晕：**内庭配上星、太阳、头维，适宜用艾灸疗法，可清利头目。

③**足背疼痛：**内庭配昆仑、太溪、解溪，适宜用按摩疗法，可通经活络。

隐白·健脾止血

足太阴脾经穴 

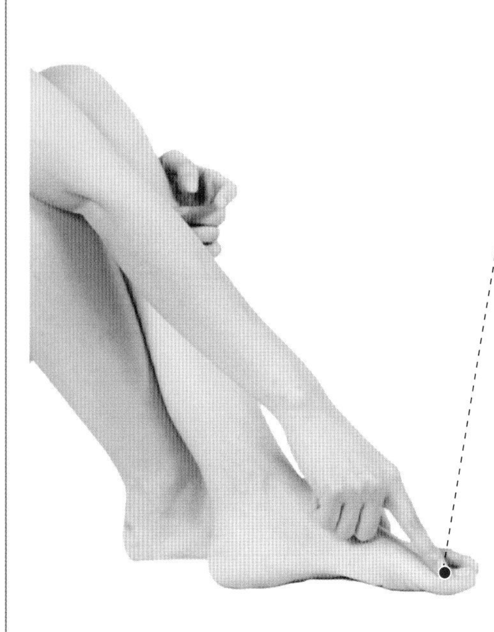

隐白穴 属足太阴脾经，是脾经之井穴，为治疗月经过多、崩漏的要穴。脾主统血，脾阳虚弱，则统血无力，易导致各类出血疾患，尤以妇科病症多见，刺激本穴可健脾回阳、止血。

01 穴位定位

位于足大趾末节内侧，距趾甲角 0.1 寸（指寸）。

02 功效主治

调经统血，健脾回阳，清心宁志。主治鼻出血、吐血、崩漏、呃逆、纳呆、腹胀、腹痛、暴泄、休克、癫狂、烦心、失眠、急慢惊风等病症。

03 经穴疗法

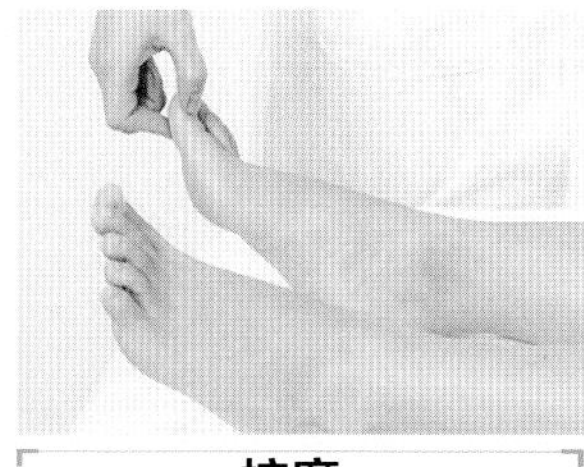

按摩

用拇指指尖掐按隐白穴 100 ~ 200 次，以局部有酸痛感为度。

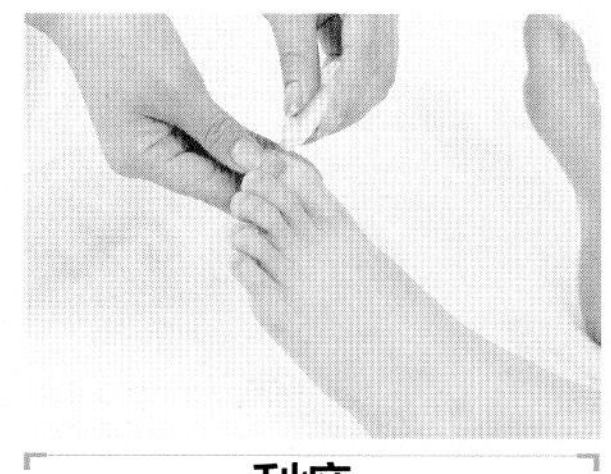

刮痧

用角刮法刮拭隐白穴 30 次，以局部皮肤潮红为度。

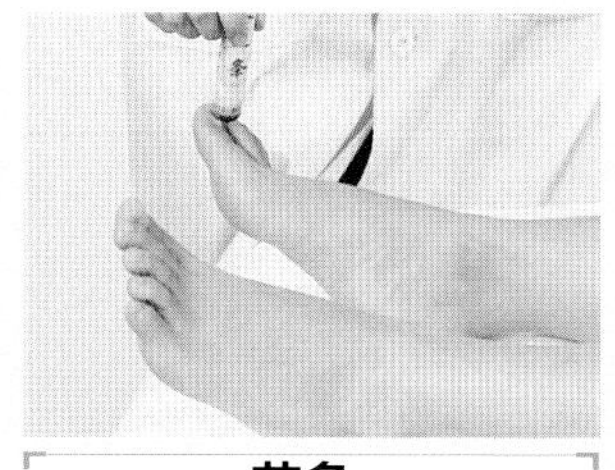

艾灸

用艾条温和灸法灸隐白穴 5 ~ 20 分钟，以患者感觉温热、舒适为度。

04 老中医随症配穴

①**月经过多：**隐白配气海、血海、三阴交，适宜用按摩疗法，可益气活血、止血。

②**昏厥、中风昏迷：**隐白配大敦，适宜用刮痧疗法，可醒脑开窍。

③**多梦：**隐白配厉兑，适宜用艾灸疗法，可健脾宁神。

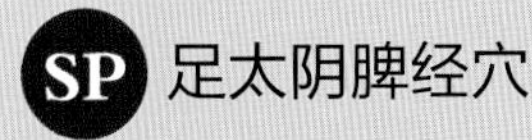

商丘·健脾消食

商丘穴 属足太阴脾经，为脾经之经穴。脾主精微、水湿的运化，刺激本穴可以健脾化湿，让肠胃更通畅，促进体内毒素更快排出。因其位于足踝部，取近治作用，还可治疗足踝痛。

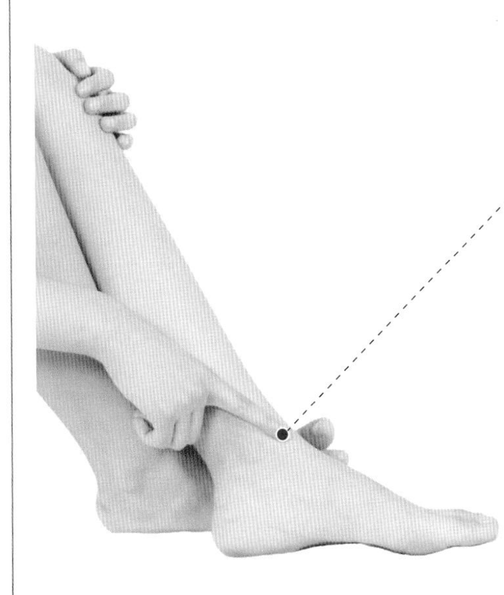

01 穴位定位

位于足内踝前下方凹陷中，当舟骨结节与内踝尖连线的中点处。

02 功效主治

健脾化湿、清心宁神。主治呕吐、吞酸、胃痛、腹胀、黄疸、食欲不化、肠鸣、泄泻、痢疾、嗜卧、目昏、舌本强痛、小儿惊风、癫狂、痫证、疟疾等病症。

03 经穴疗法

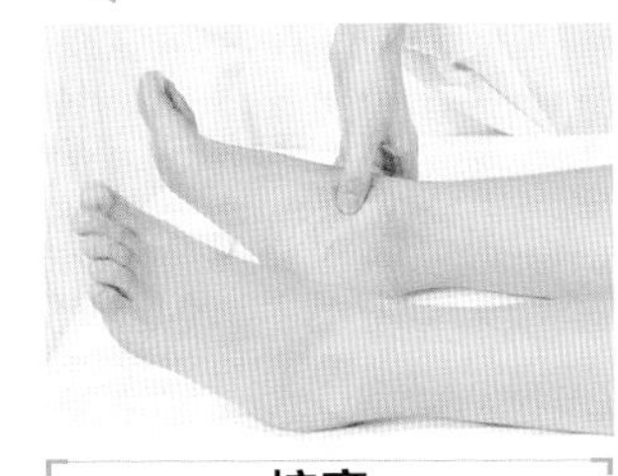

按摩

用拇指指尖掐揉商丘穴100 ~ 200次，以局部有酸胀感为度。

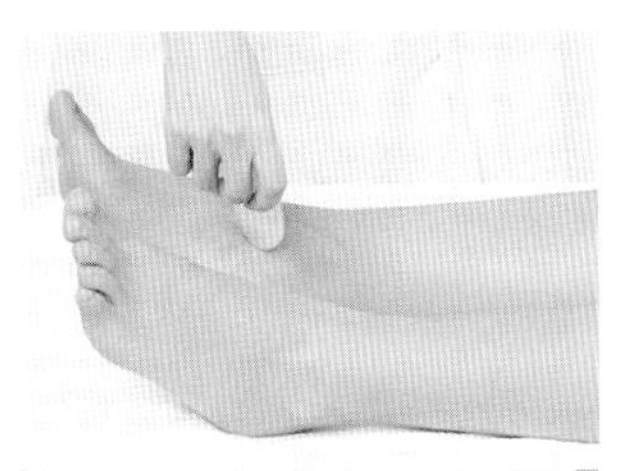

刮痧

用点刮法轻轻刮拭商丘穴15 ~ 30次，以出痧为度。

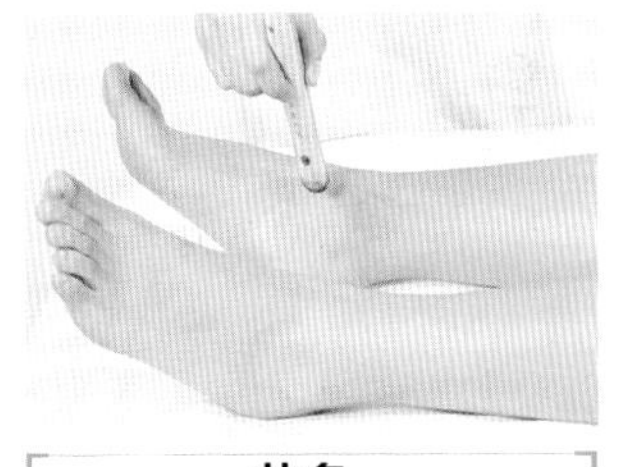

艾灸

用艾条温和灸法灸商丘穴5 ~ 20分钟，以出现循经感传现象为度。

04 老中医随症配穴

①**胃脘痛、腹胀：**商丘配阴陵泉、曲泉、阴谷，适宜用按摩疗法，可和胃、疏肝、理气。

②**腹泻、腹胀：**商丘配天枢、阴陵泉，适宜用刮痧疗法，可健脾化湿。

③**脾虚便秘：**商丘配三阴交，适宜用艾灸疗法，可补脾益气。

三阴交·健脾利肝肾

足太阴脾经穴 

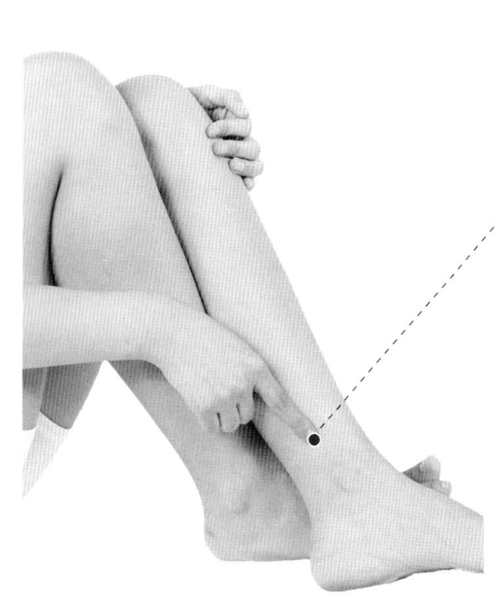

三阴交穴 属足太阴脾经，十总穴之一。平时常按三阴交穴，可以治疗全身多种不适与病症，尤其对妇科病症有缓解效果，亦有安神之效，可帮助睡眠，是让女性青春永驻的首选穴位。

01 穴位定位

位于小腿内侧，当足内踝尖上3寸，胫骨内侧缘后方。

02 功效主治

健脾理血，益肾平肝。主治呃逆、呕吐、胸腹胀满、腹痛、痢疾、泄泻、黄疸、水肿、月经不调、经闭、带下、血崩、死胎、恶露不止、小便不利、遗精、下肢神经痛等病症。

03 经穴疗法

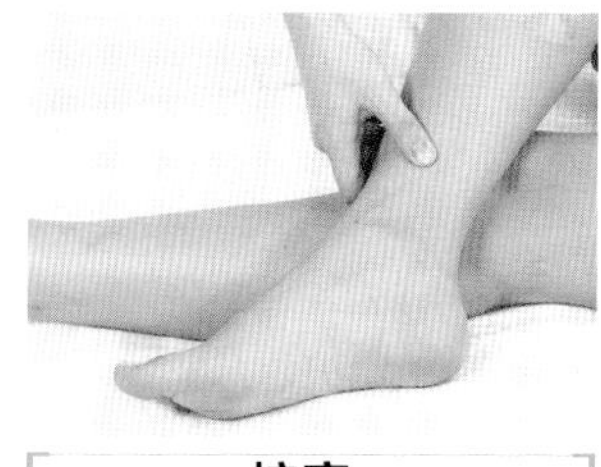

按摩

用拇指指腹揉按三阴交穴100～200次，以局部有酸胀感为度。

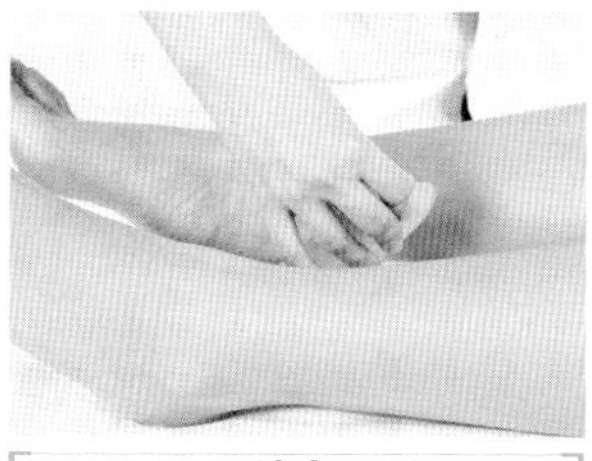

刮痧

用角刮法刮拭三阴交穴3～5分钟，以出痧为度。

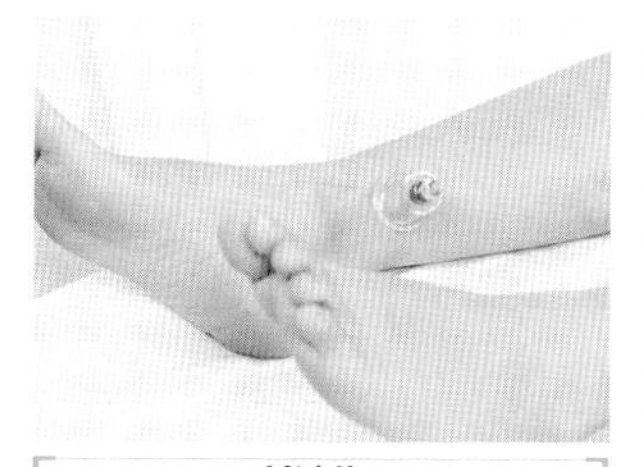

拔罐

将气罐吸附在三阴交穴上，留罐5～10分钟，以局部皮肤泛红、充血为度。

04 老中医随症配穴

①**小便不利：**三阴交配阴陵泉、膀胱俞、中极，适宜用按摩疗法，可利尿消肿。

②**急性肠炎：**三阴交配天枢、合谷，适宜用刮痧疗法，可清热除湿、健脾和中。

③**月经不调、痛经：**三阴交配中极、天枢，适宜用拔罐或刮痧疗法，可疏肝理气、活血化瘀。

地机·保养生殖系统

地机穴 属足太阴脾经，本穴出现压痛多提示有胰腺疾患。不良饮食习惯、缺乏锻炼、精神紧张等是导致血糖升高的常见因素，刺激地机穴能促进胰岛素分泌，控制血糖平衡，改善糖尿病。

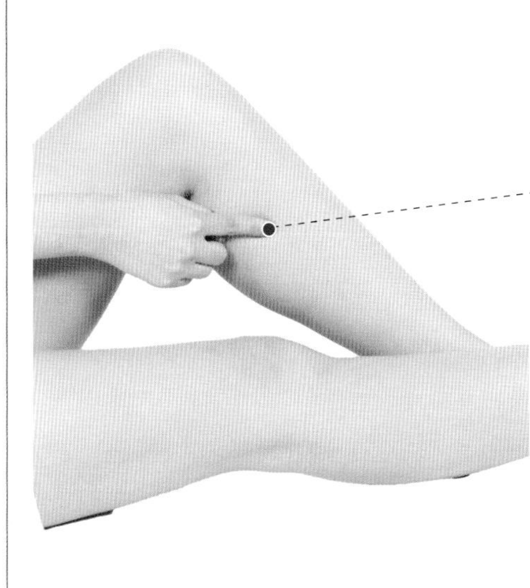

01 穴位定位

位于小腿内侧，当内踝尖与阴陵泉的连线上，阴陵泉下3寸。

02 功效主治

健脾渗湿，调经止带。主治食欲不振、腹胀、腹痛、小便不利、水肿、大便溏泄、月经不调、痛经、白带过多、遗精、疝气、痔疮等病症。

03 经穴疗法

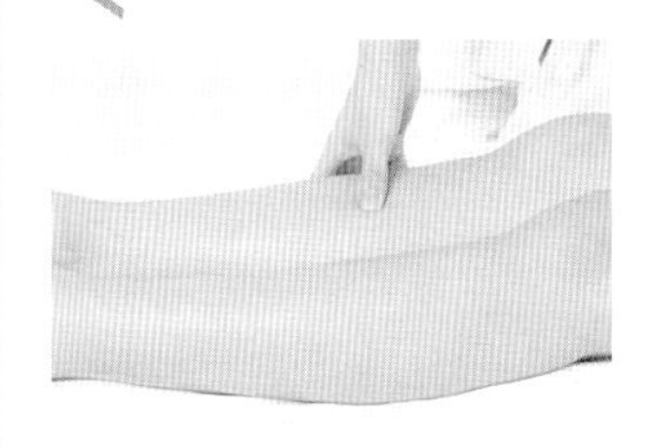

按摩

用拇指指腹揉按地机穴100～200次，以局部有酸胀感为度。

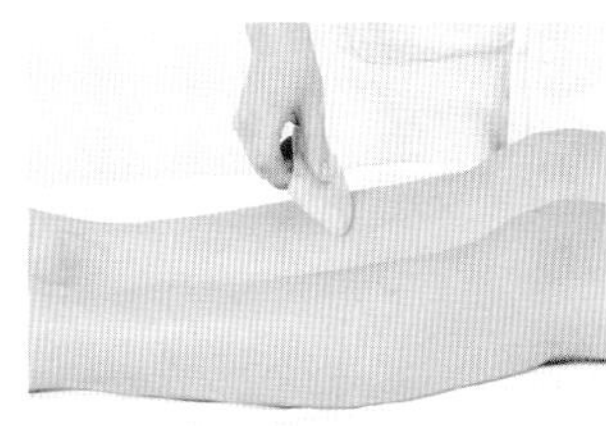

刮痧

用面刮法刮拭地机穴3～5分钟，以出痧为度。

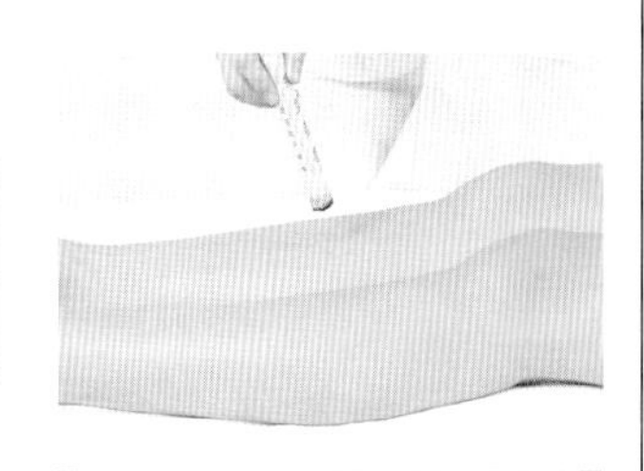

艾灸

用艾条温和灸法灸地机穴5～20分钟，以出现循经感传现象为度。

04 老中医随症配穴

①**月经不调：**地机配血海，适宜用按摩疗法，可调经固经。
②**腹痛、纳差：**地机配脾俞、胃俞、中脘，适宜用刮痧疗法，可健脾益胃、和中止痛。
③**痛经：**地机配肾俞、中极、三阴交，适宜用艾灸疗法，可补益气血、活血化瘀。

←阴陵泉・清脾理热，宣泄水液

足太阴脾经穴 

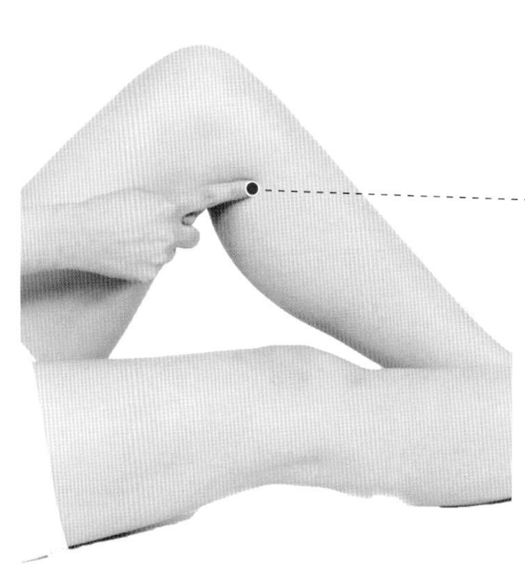

阴陵泉穴 属足太阴脾经，为脾经之合穴，善于调节脾肾功能。脾主运化水湿，肾为水脏，主津液。脾肾虚弱，则水液疏泄无力，滞留体内，易发水肿。刺激本穴可健脾益肾、利水祛湿。

01 穴位定位

位于小腿内侧，当胫骨内侧髁后下方凹陷处。

02 功效主治

清利湿热，健脾理气，益肾调经，通经活络。主治腹痛、腹胀、食欲不振、水肿、黄疸、吐泻、小便不利、遗尿、月经不调、痛经、遗精、阳痿、膝痛、脚气等病症。

03 经穴疗法

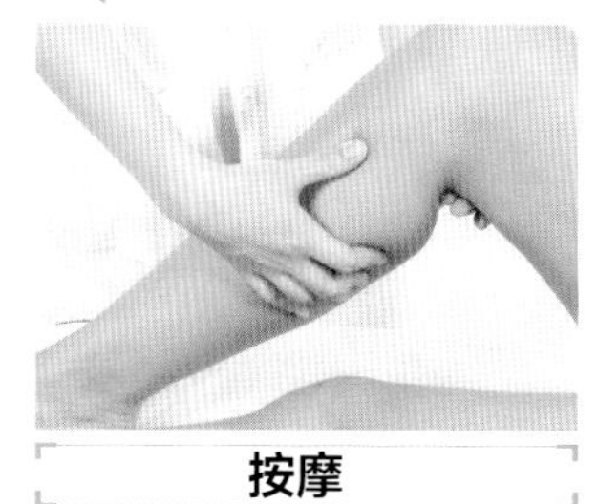

按摩

用拇指指腹揉按阴陵泉穴 100 ~ 200 次，以局部有酸胀感为度。

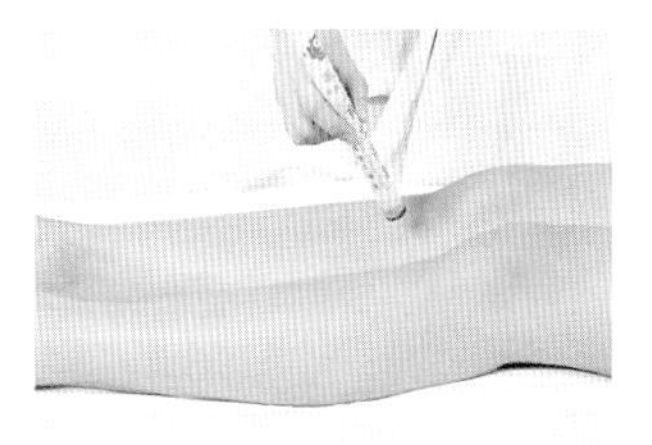

艾灸

用艾条温和灸法灸阴陵泉穴 5 ~ 20 分钟，以局部皮肤潮红为度。

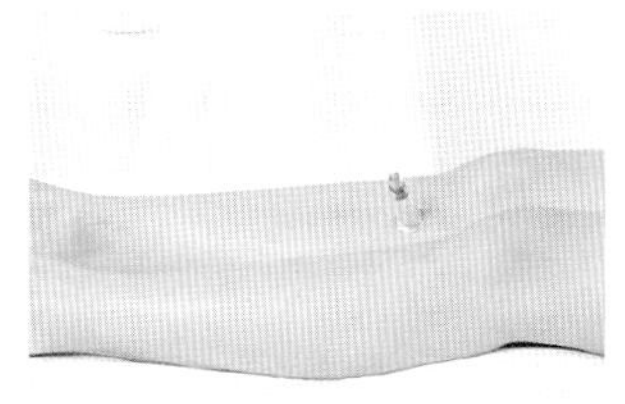

拔罐

将气罐吸附在阴陵泉穴上，留罐 5 ~ 10 分钟，以局部皮肤泛红、充血为度。

04 老中医随症配穴

①**水肿：**阴陵泉配水分，适宜用按摩疗法，可利尿消肿。

②**腹寒、腹痛：**阴陵泉配三阴交，适宜用艾灸疗法，可温中运脾。

③**黄疸：**阴陵泉配三阴交、日月、至阳、胆俞、阳纲，适宜用拔罐疗法，可清热利湿。

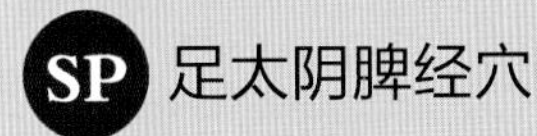

血海·生血养颜

血海穴 是脾经的主要穴位之一，脾经所生之血在此聚集。经常刺激血海穴有化血为气，运化脾血的作用，临床上主要用于配合治疗妇科病，血热性皮肤病等病症。

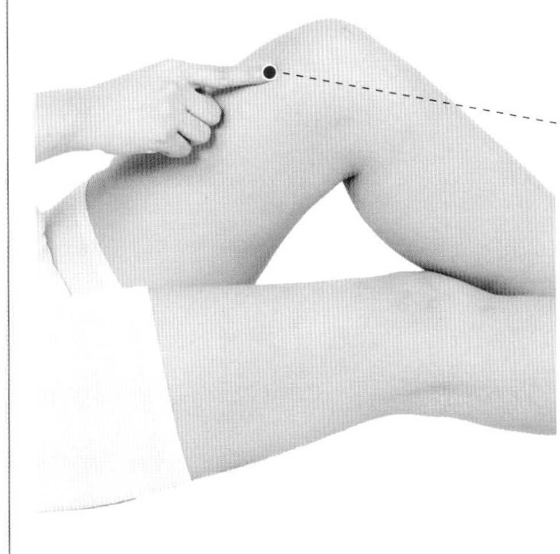

01 穴位定位

屈膝，位于大腿内侧，髌底内侧端上 2 寸，当股四头肌内侧头的隆起处。

02 功效主治

调经统血，健脾化湿。主治月经不调、崩漏、白带异常、痛经、经闭、阴部瘙痒、疖疮、疮疡、丹毒、淋病、荨麻疹、湿疹、皮肤瘙痒症、神经性皮炎、贫血、膝关节及其周围软组织炎等病症。

03 经穴疗法

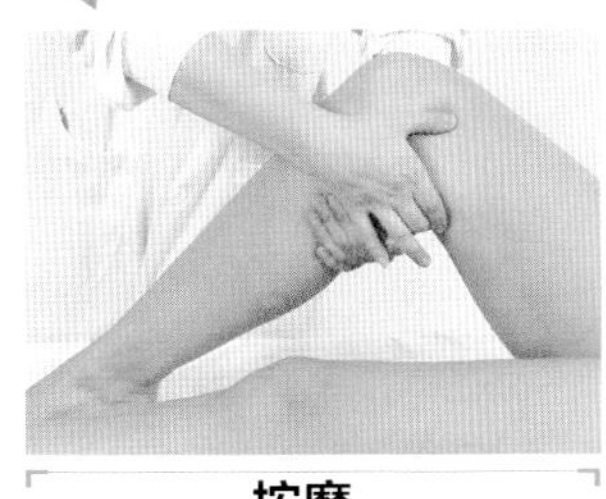

按摩

用拇指指腹揉按血海穴 100 ~ 200 次，以局部有酸胀感为度。

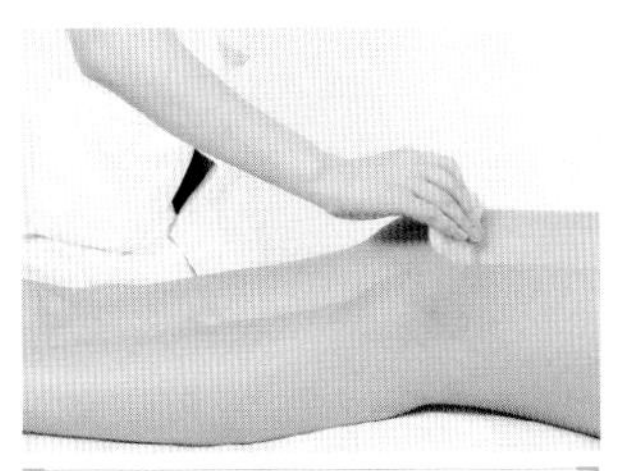

刮痧

用面刮法刮拭血海穴 3 ~ 5 分钟，以出痧为度。

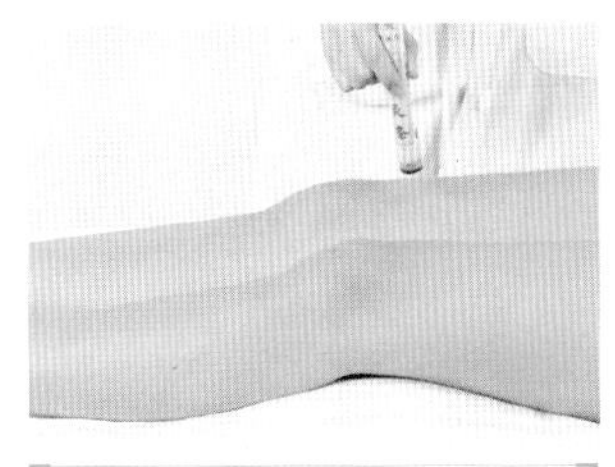

艾灸

用艾条温和灸法灸血海穴 5 ~ 20 分钟，以局部皮肤潮红为度。

04 老中医随症配穴

①**月经不调：**血海配带脉，适宜用按摩疗法，可调经统血。

②**膝关节疼痛：**血海配犊鼻、阴陵泉、阳陵泉，适宜用刮痧疗法，可舒筋活络、利关节。

③**面色苍白：**血海配足三里、脾俞、三阴交，适宜用艾灸疗法，可补益气血。

←公孙·健脾胃、助消化

足太阴脾经穴 

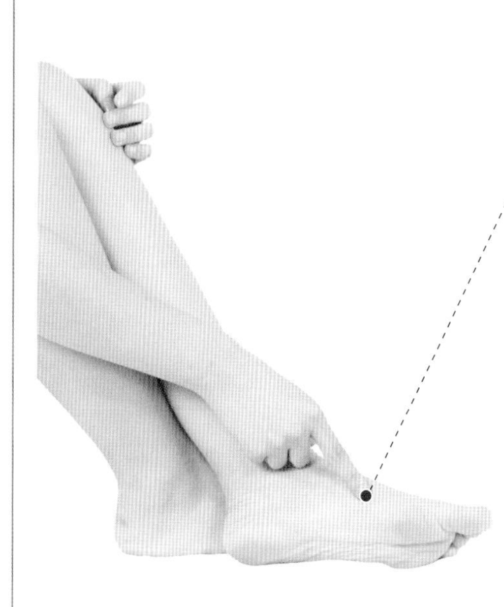

公孙穴 属足太阴脾经，为脾经之络穴，肝木为公，脾土为孙。肝脾不调，则易出现胸胁胀满窜痛、情志抑郁、急躁易怒、腹痛欲泻等症状。刺激该穴可以兼治脾胃和胸腹部疾病。

01 穴位定位

位于足内侧缘，当第一跖骨基底的前下方。

02 功效主治

理脾胃，调冲脉，清神志。主治呃逆、呕吐、腹痛、胃痛、肠鸣、泄泻、痢疾、黄疸、水肿、眩晕、癫痫、疟疾、胁痛、疝气、脱肛等病症。

03 经穴疗法

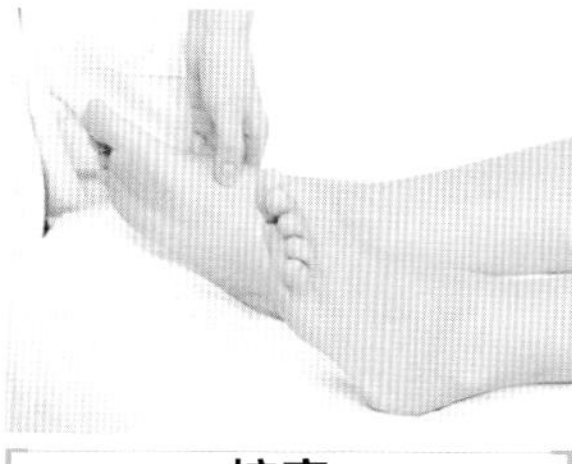

按摩

用拇指指尖用力掐揉公孙穴 100 ~ 200 次，以局部有酸胀感为度。

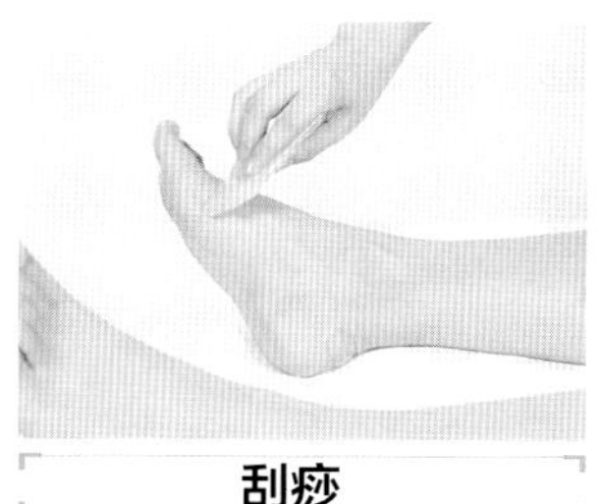

刮痧

用角刮法刮拭公孙穴 30 次，以出痧为度。

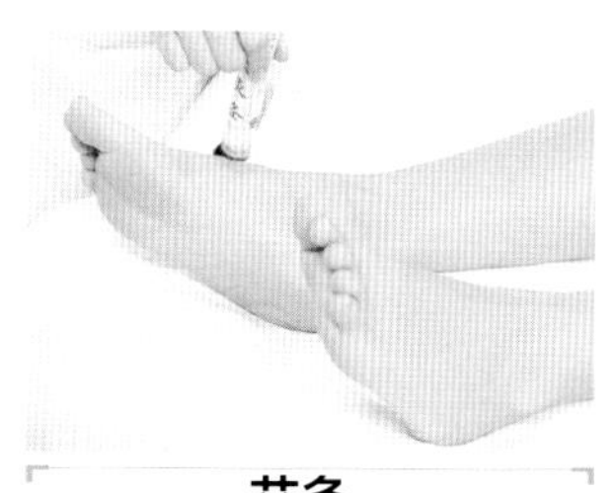

艾灸

用艾条温和灸法灸公孙穴 5 ~ 20 分钟，以患者感觉温热、舒适为度。

04 老中医随症配穴

①**呕吐痰涎、眩晕：** 公孙配丰隆、中魁、膻中，适宜用按摩疗法，可健脾化痰。
②**饮食停滞、胃脘疼痛：** 公孙配中脘、足三里，适宜用刮痧疗法，可健脾化食、和中消积。
③**足趾麻痛：** 公孙配束骨、八风，适宜用艾灸疗法，可通经活络。

大包·止痛安神

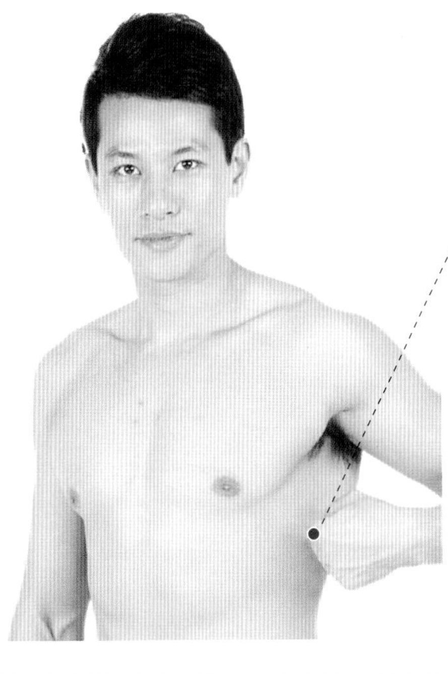

大横穴 为脾经的主要穴位之一，是脾之大络，总统阴阳诸经。五脏六腑、四肢皆由脾灌溉，若脾虚，则神疲体倦、四肢无力。刺激该穴可以调节脾的气血，旺盛脾的运化，有效缓解疲劳。

01 穴位定位

位于侧胸部，腋中线上，当第六肋间隙处。

02 功效主治

调经络，束筋骨，利胸胁。主治胁痛、气喘、全身疼痛、四肢无力、肺炎、胸膜炎、肋间神经痛等病症。

03 经穴疗法

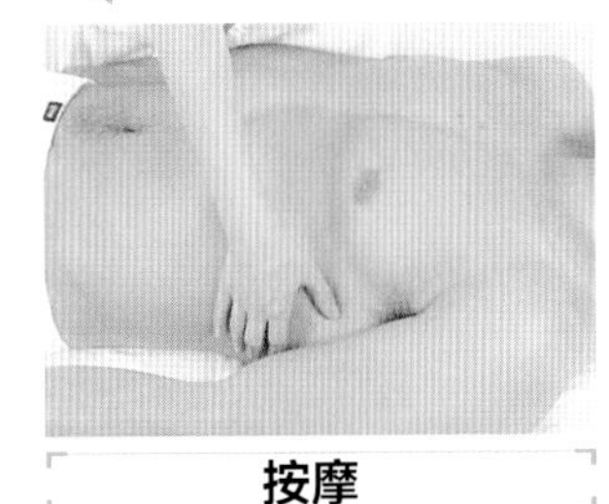

按摩

用拇指适当用力揉按大包穴 100 ~ 200 次，以局部皮肤潮红为度。

刮痧

用角刮法刮拭大包穴 30 次，以局部皮肤潮红为度。

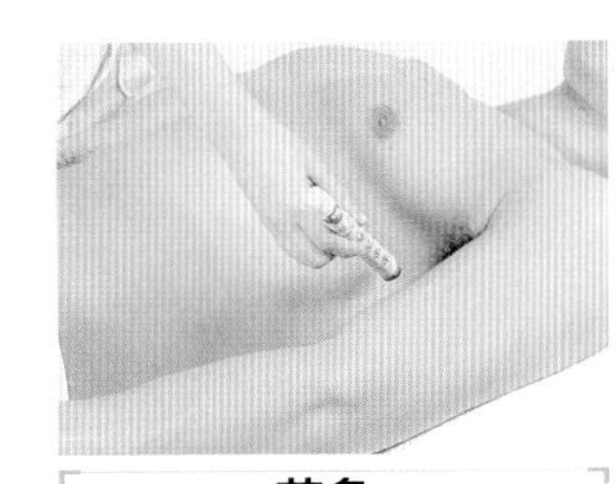

艾灸

用艾条温和灸法灸大包穴 5 ~ 20 分钟，以患者感觉温热、舒适为度。

04 老中医随症配穴

①**胸胁胀痛：**大包配三阳络、阳辅、足临泣，适宜用按摩疗法，可理气止痛。

②**咳喘、心悸：**大包配肺俞、心俞、太渊，适宜用刮痧疗法，可宁心安神、止咳平喘。

③**四肢乏力：**大包配足三里、三阴交，适宜用艾灸疗法，可温中补虚、强身健体。

←极泉·健脑强心

手少阴心经穴 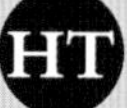

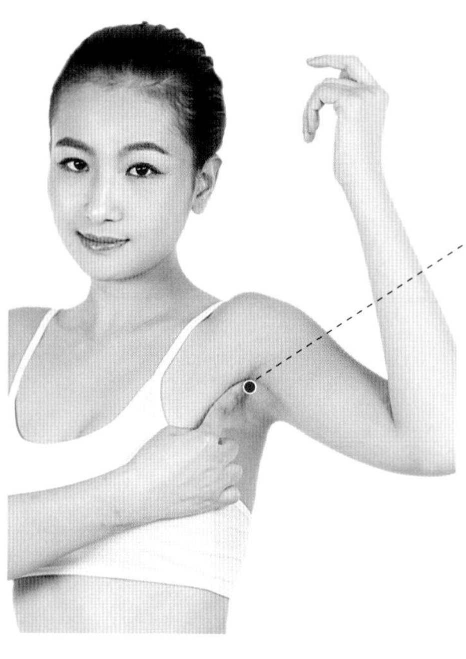

极泉穴 为手少阴心经第一穴，穴在腋下，心经经穴中，位置较高。人在遇突发事件或劳累时会出现心跳加速、胸闷等不适，弹拨腋下极泉穴能宽胸理气、畅通气血，使不适很快缓解。

01 穴位定位

位于腋窝顶点，腋动脉搏动处。

02 功效主治

理气活血，疏通经络。主治胁肋痛、胸闷、干呕、咽干烦渴、心悸、肘臂厥冷、肩痛不举、冠心病、心包炎、胸膜炎、肋间神经痛、颈淋巴结结核、半身不遂等病症。

03 经穴疗法

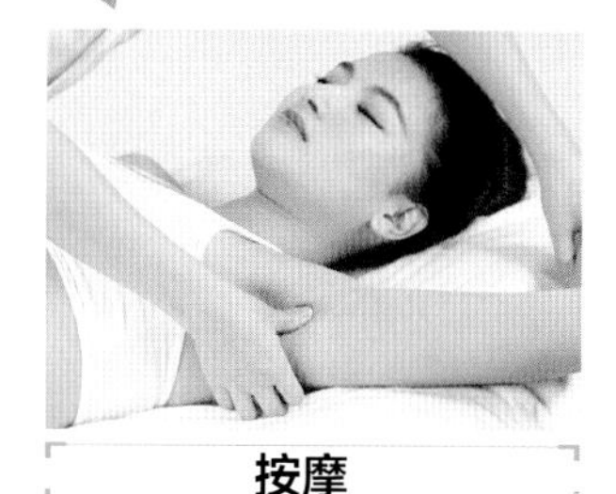

按摩

用拇指按压极泉穴片刻，然后松开,反复10～15次，以局部有酸胀感为度。

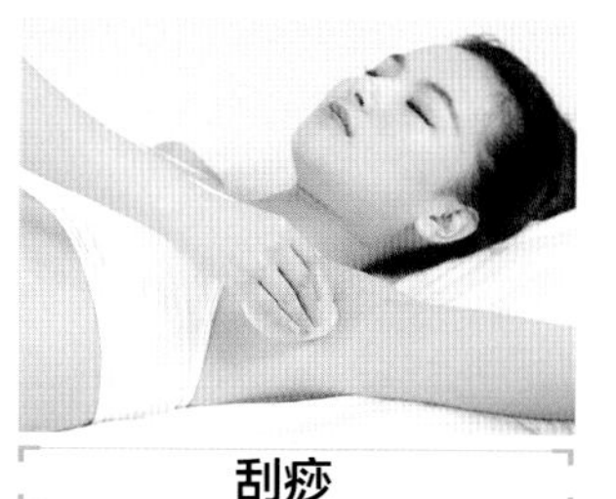

刮痧

用角刮法刮拭极泉穴3～5分钟，以局部皮肤潮红为度，可不出痧。

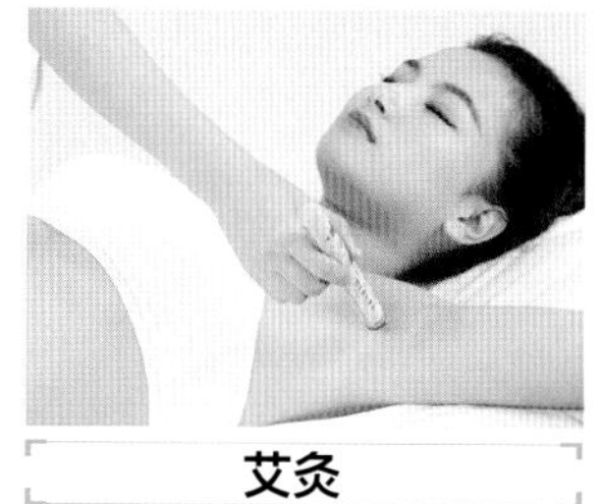

艾灸

用艾条温和灸法灸极泉穴5～20分钟，以出现循经感传现象为度。

04 老中医随症配穴

①**心痛、心悸、冠心病：**极泉配神门、内关、心俞，适宜用按摩疗法，可宁心安神。
②**咽干、咽喉肿痛：**极泉配太渊、天突，适宜用刮痧疗法，可滋阴、清肺利咽。
③**肘臂冷痛：**极泉配侠白，适宜用艾灸疗法，可通经活络。

少海·健齿减痛，胃口好 →

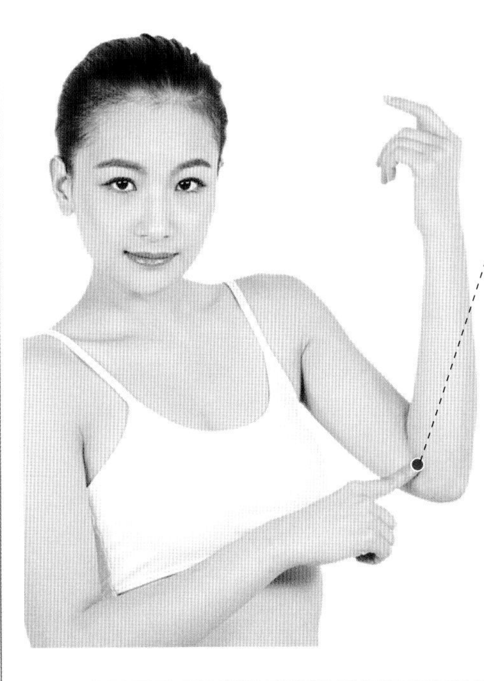

少海穴 属手少阴心经，心主血脉，似水之流，该穴为心经合穴，是脉气汇聚之处。刺激本穴能祛除心火，平复了心火，睡眠恢复正常，人的精力才会旺盛。

01 穴位定位

屈肘，位于肘横纹内侧端与肱骨内上髁连线的中点处。

02 功效主治

理气通络，益心安神。主治头痛、目眩、健忘、心痛、癫狂、胁痛、胸膜炎、肋间神经痛、项强、臂麻、肘挛、手颤、腋下肿痛、瘰疬等病症。

03 经穴疗法

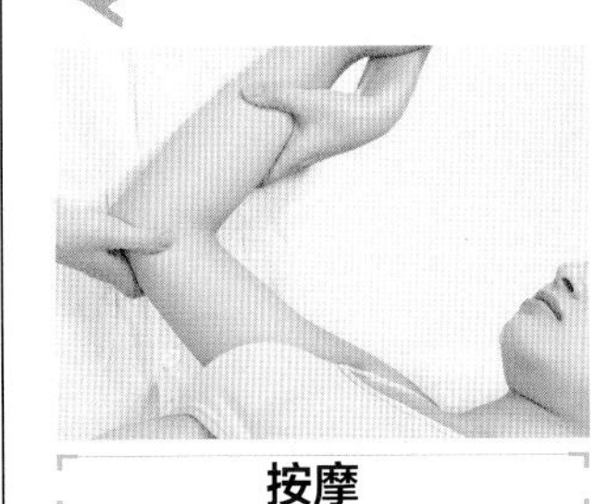

按摩

用拇指弹拨少海穴片刻，然后松开,反复10～15次，以局部有酸痛感为度。

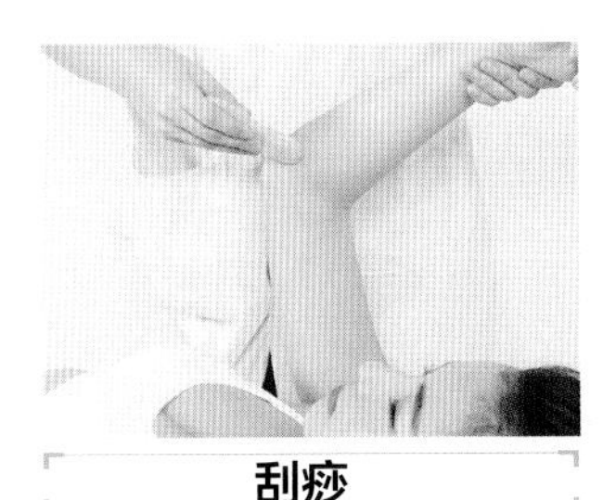

刮痧

用角刮法刮拭少海穴3～5分钟，以出痧为度。

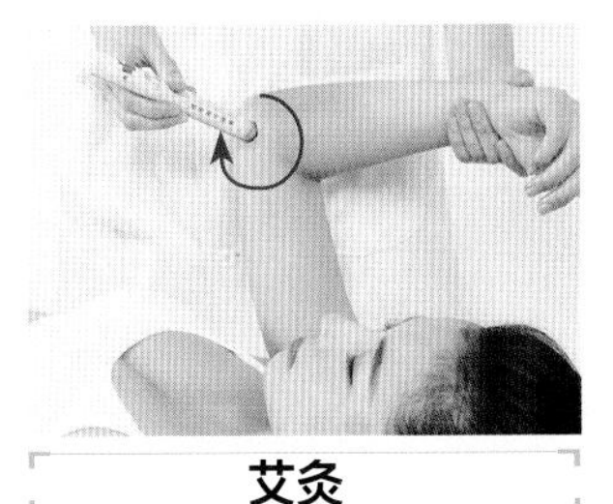

艾灸

用艾条回旋灸法灸少海穴5～20分钟，以出现循经感传现象为度。

04 老中医随症配穴

①**瘰疬：**少海配天井，适宜用按摩疗法，可活血散瘀。

②**牙痛、牙龈肿痛：**少海配合谷、内庭，适宜用刮痧疗法，可清泻阳明热邪。

③**手颤、肘臂疼痛：**少海配后溪，适宜用艾灸或按摩疗法，可舒筋通络、活血。

← 通里 · 清心安神，通经活络

手少阴心经穴 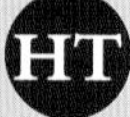

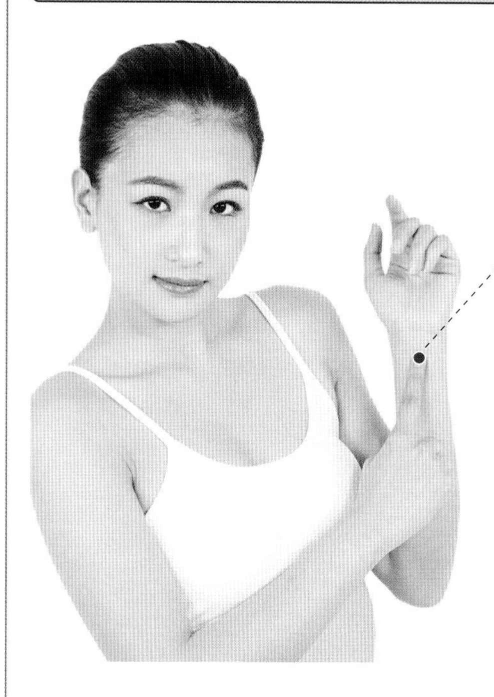

通里穴 属手少阴心经，是心经之络穴，与小肠相络。心主神，通里穴能宁心醒神，通经化瘀，平时受到惊吓或情绪不宁、突然生气，掐按该穴就能安心舒缓。

01 穴位定位

位于前臂掌侧，当尺侧腕屈肌腱的桡侧缘，腕横纹上 1 寸。

02 功效主治

清热安神，通经活络。主治热病、头痛、心悸、心绞痛、心动过缓、心律不齐、神经衰弱、癔病、咽喉肿痛、舌强不语、肘臂痛等病症。

03 经穴疗法

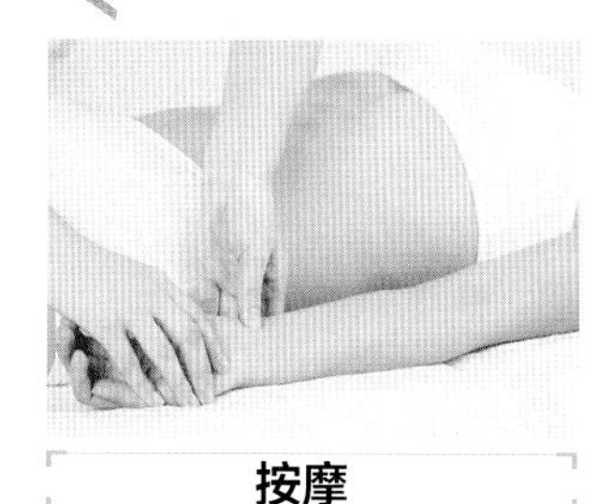

按摩

用拇指弹拨通里穴片刻，然后松开，反复 10 ~ 15 次，以局部有酸胀感为度。

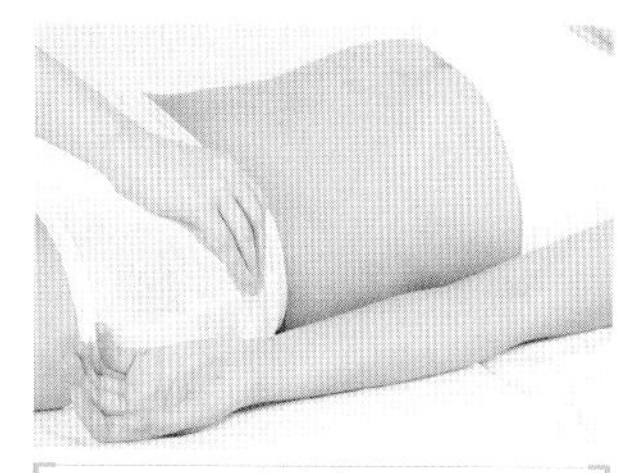

刮痧

用角刮法刮拭通里穴 3 ~ 5 分钟，以局部皮肤潮红为度，可不出痧。

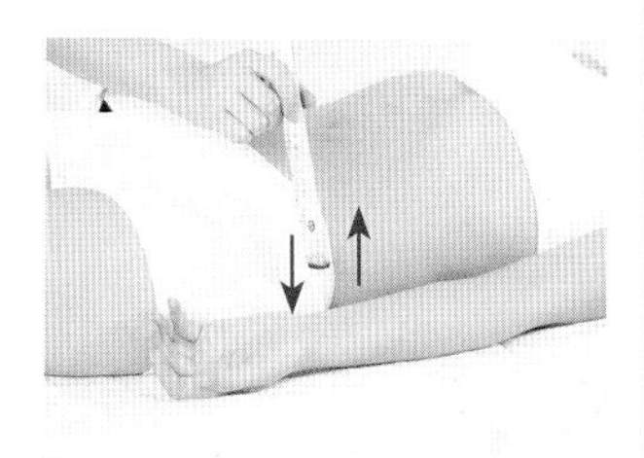

艾灸

用艾条雀啄灸法灸通里穴 5 ~ 20 分钟，以患者感觉温热、舒适为度。

04 老中医随症配穴

①**头痛目眩、眼花：** 通里配太阳、风池，适宜用按摩疗法，可清利头目。

②**狂证、精神分裂症：** 通里配腕骨，适宜用刮痧疗法，可安神定志。

③**心悸、怔忡、悲恐畏人：** 通里配内关、心俞，适宜用艾灸疗法，可宁神志、调心气。

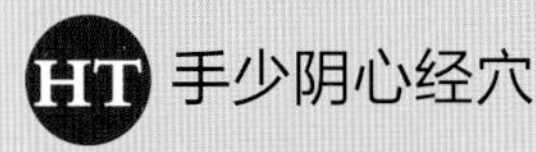

阴郄·清心安神

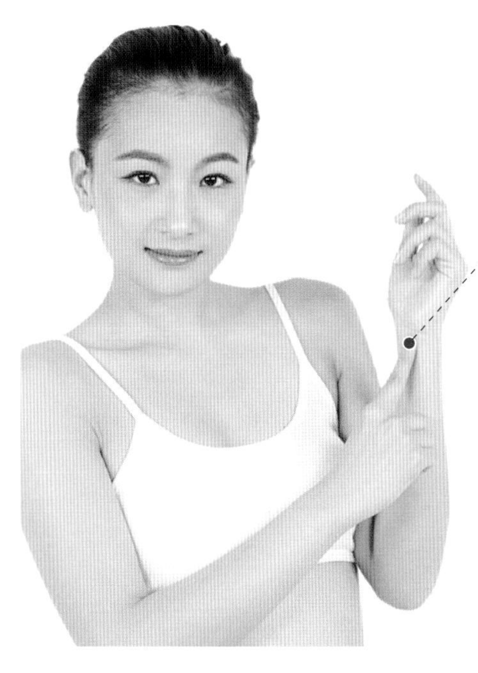

阴郄穴 是手少阴心经的常用腧穴之一，善于沟通心肾。心火必须下降到肾，使肾水不寒，肾水必须上炎于心，使心火不亢。如果心火盛，就会向下损耗肾水。经常刺激本穴，可调和心肾。

01 穴位定位

位于前臂掌侧，当尺侧腕屈肌腱的桡侧缘，腕横纹上 0.5 寸。

02 功效主治

清心滋阴、安神固表。主治头痛、眩晕、心痛、惊悸怔忡、咳嗽、吐血、失眠、健忘、小儿骨蒸、盗汗、失音、胃脘痛等病症。

03 经穴疗法

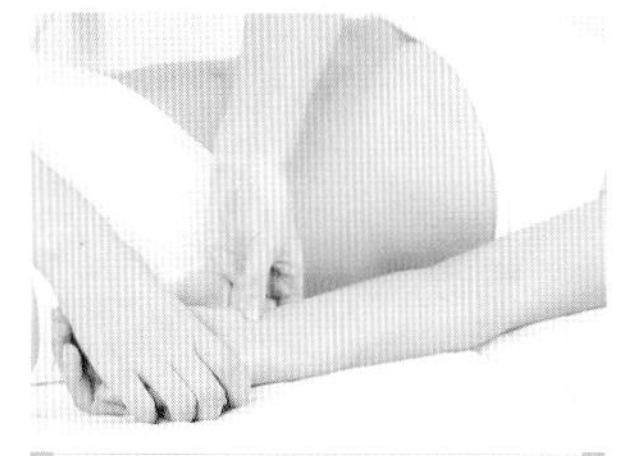

按摩

用拇指弹拨阴郄穴片刻，然后松开,反复 10 ~ 15次，以局部有酸胀感为度。

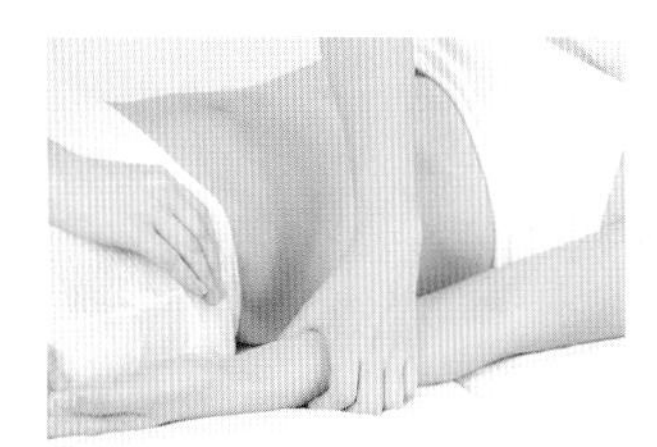

刮痧

用角刮法刮拭阴郄穴 3 ~ 5 分钟，以出痧为度。

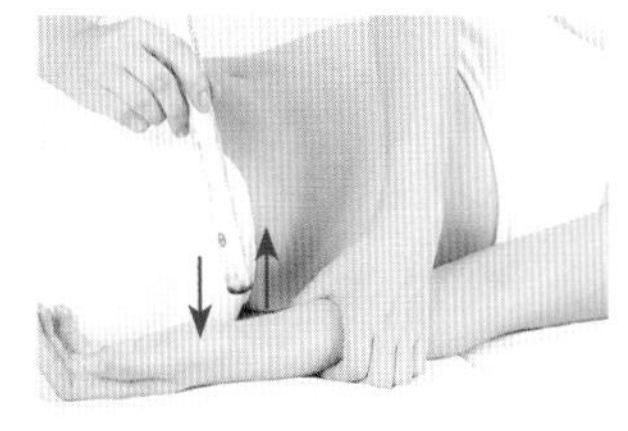

艾灸

用艾条雀啄灸法灸阴郄穴 5 ~ 20 分钟，以出现循经感传现象为度。

04 老中医随症配穴

①**阴虚盗汗、骨蒸劳热：**阴郄配后溪、三阴交，适宜用按摩疗法，可清虚热、敛阴液。
②**衄血、吐血：**阴郄配尺泽、鱼际，适宜用刮痧疗法，可清热、凉血、止血。
③**心痛、心悸、神经衰弱：**阴郄配心俞、神道，适宜用艾灸疗法，可通阳行气、宁心定悸。

神门·宁心安神

手少阴心经穴 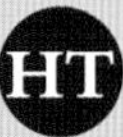

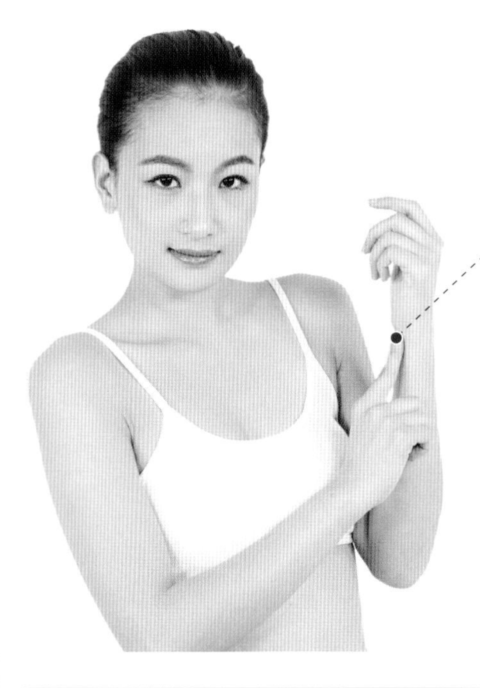

神门穴 属手少阴心经，心藏神、主神明，该穴是心经的输穴，亦是原穴，是神气出入的门户，具有宁心安神、清心调气的作用。刺激神门穴不久便会有困倦感，对治疗失眠有良好效果。

01 穴位定位

位于腕部，腕掌侧横纹尺侧端，尺侧腕屈肌腱的桡侧凹陷处。

02 功效主治

益心安神，通经活络。主治心痛、心烦、心绞痛、心律不齐、高血压、惊悸、失眠、健忘、痴呆、癫痫、神经衰弱、癔病、精神病、头痛、眩晕、胁痛、腕关节痛等病症。

03 经穴疗法

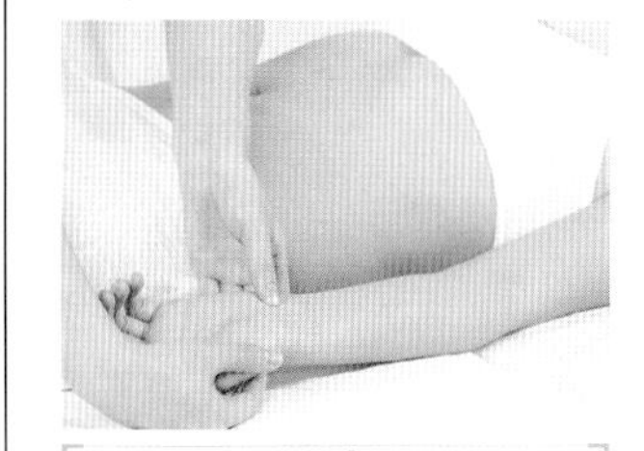

按摩

用拇指弹拨神门穴片刻，然后松开，反复10～15次，以局部有酸胀感为度。

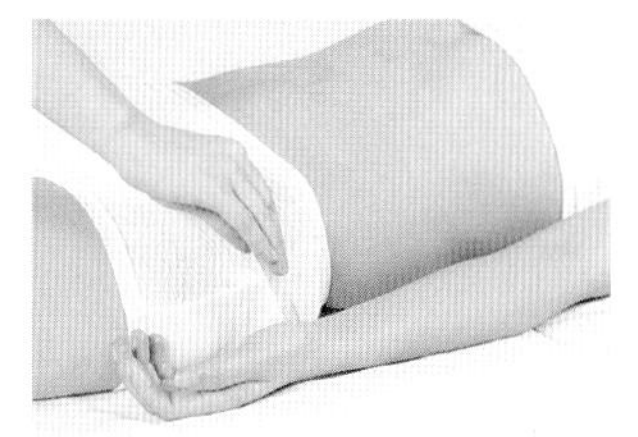

刮痧

用角刮法刮拭神门穴3～5分钟，以局部皮肤潮红为度，可不出痧。

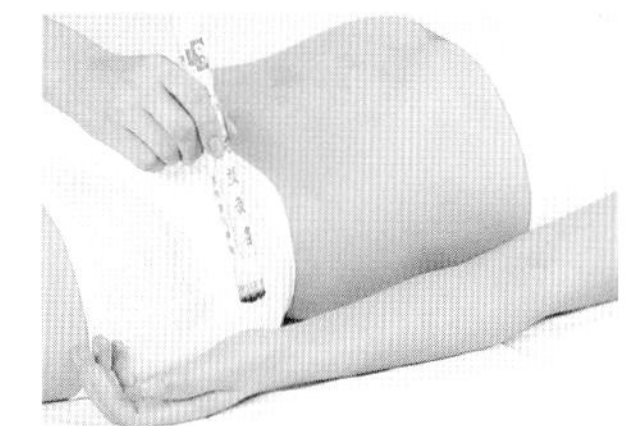

艾灸

用艾条温和灸法灸神门穴5～20分钟，以患者感觉温热、舒适为度。

04 老中医随症配穴

①**呕血、吐血、便血：**神门配膈俞、血海，适宜用按摩疗法，可活血止血。
②**癫狂、痫证：**神门配大椎、丰隆，适宜用刮痧疗法，可醒脑安神、豁痰开窍。
③**心神失养、健忘失眠、无脉症：**神门配支正，适宜用艾灸疗法，可益气、养心安神。

HT 手少阴心经穴

少冲·清热熄风，醒神开窍

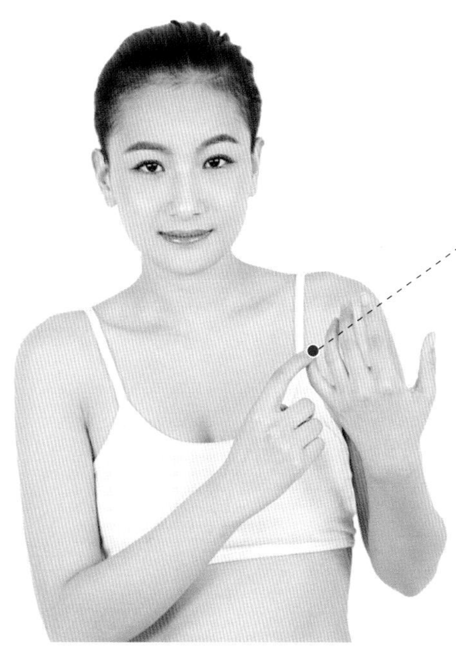

少冲穴 属手少阴心经，为心经之井穴，有泄热苏厥、化痰开窍的作用，常用于治疗脏腑疾患，以及热病癫狂、昏迷等心神发生混乱的急性病。经常按摩此穴，还能减轻疲劳引起的头痛不适。

01 穴位定位

位于手小指末节桡侧，距指甲角0.1寸（指寸）。

02 功效主治

清热熄风，醒神开窍。主治心痛、心悸、胸胁痛、心肌炎、肋间神经痛、热病烦心、目赤、咽痛、口中热、中风昏迷、悲恐善惊、喜怒无常、癔病、精神分裂症等病症。

03 经穴疗法

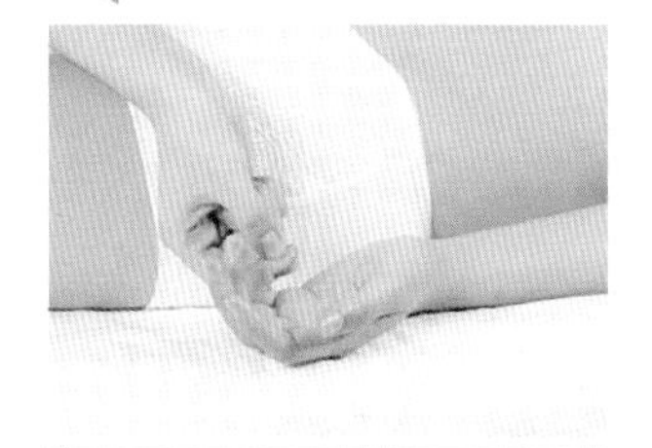

按摩

用拇指指尖掐揉少冲穴15～20次，以局部有酸痛感为度。

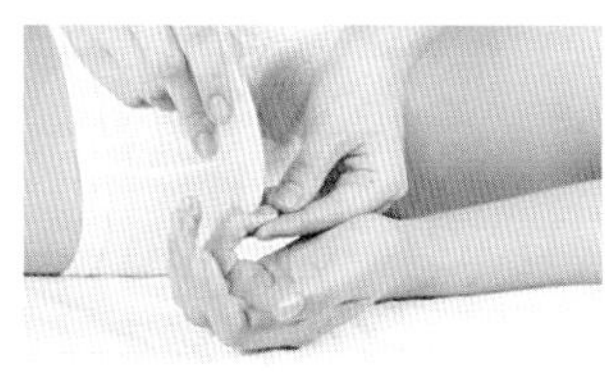

刮痧

用角刮法刮拭少冲穴3～5分钟，以局部皮肤潮红为度，可不出痧。

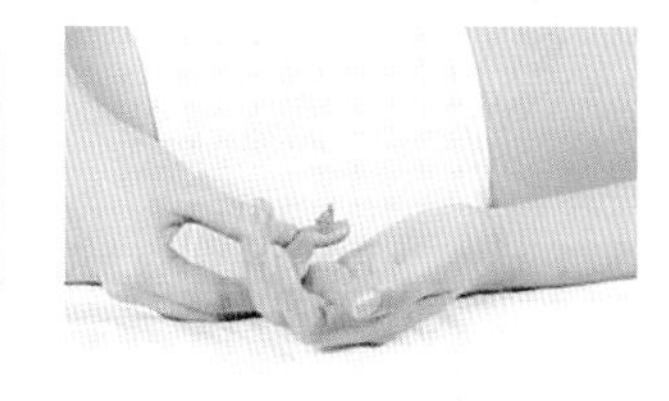

艾灸

用艾炷直接灸法灸少冲穴10分钟，当患者有灼热感时，更换新艾炷施灸。

04 老中医随症配穴

①**中风昏迷：**少冲配百会、十宣，适宜用按摩疗法，可醒脑开窍。

②**心痛、心悸、癫狂：**少冲配心俞、内关，适宜用刮痧疗法，可清心定志。

③**心悸、胸满：**少冲配大陵，适宜用艾灸疗法，可宁心安神。

第六节 手太阳小肠经穴

←少泽·立消喉痛、急救中风

手太阳小肠经穴 SI

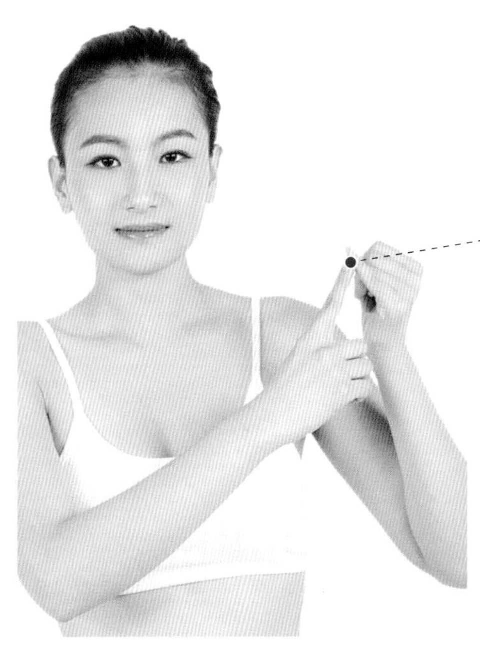

少泽穴 属手太阳小肠经，为小肠经之井穴。善治热症，通常刺血方法比较好。咽喉痛、发烧点刺，滴一滴血就可缓解。另外，适当刺激本穴能使垂体后叶催产素分泌增加，改善产后缺乳。

01 穴位定位

位于手小指末节尺侧，距指甲角 0.1 寸（指寸）。

02 功效主治

清心泻热，开窍通络。主治寒热疟疾、头痛、项强、目翳、角膜炎、喉痹、舌卷、乳痛、乳少、臂麻、手颤、小指不用、昏迷等病症。

03 经穴疗法

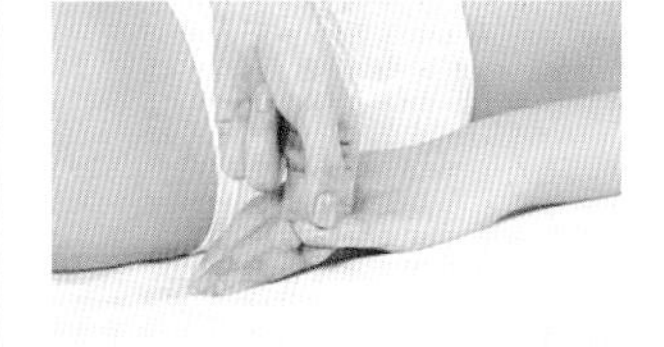

按摩

用拇指指尖掐按少泽穴 2 ~ 3分钟，以局部有酸痛感为度。

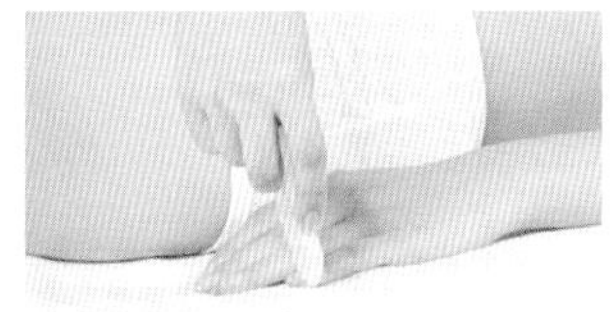

刮痧

用角刮法刮拭少泽穴 3 ~ 5 分钟，以局部皮肤潮红为度，可不出痧。

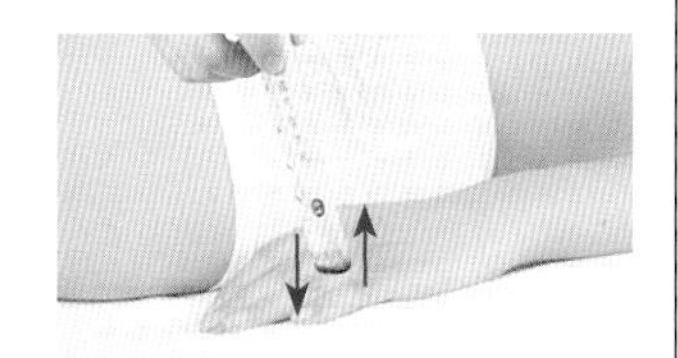

艾灸

用艾条雀啄灸法灸少泽穴 5 ~ 20 分钟，以患者感觉温热、舒适为度。

04 老中医随症配穴

①**热病昏迷、休克：**少泽配人中，适宜用按摩或刮痧疗法，可醒神开窍。
②**咽喉肿痛、扁桃体发炎：**少泽配天容，适宜用刮痧疗法，可清热利咽。
③**前臂神经痛：**少泽配液门、手三里、手五里，适宜用艾灸疗法，可通络止痛。

后溪·舒筋活络

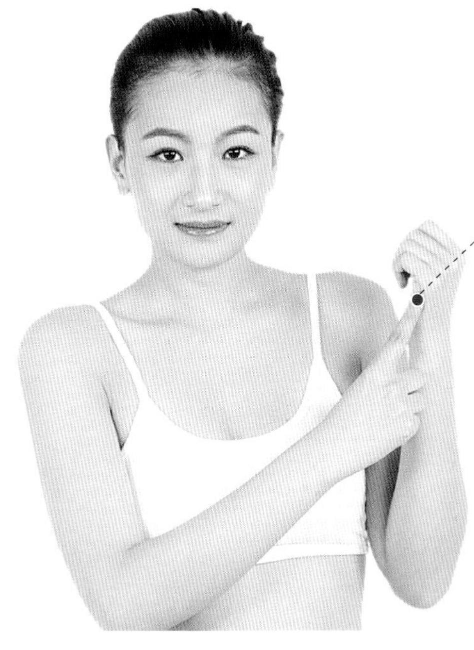

后溪穴 为小肠经之输穴，又是八脉交会穴，能通经络、正脊柱，经常刺激后溪穴，能有效防治颈椎、腰椎疾病。对于长期在电脑前工作的朋友，将本穴放在桌沿上来回滚动可以缓解劳累不适。

01 穴位定位

位于手掌尺侧，微握拳，当小指本节（第五掌指关节）后的远侧掌横纹头赤白肉际处。

02 功效主治

清心安神，通经活络。主治头项强痛、角弓反张、头晕目眩、头痛身热、目赤肿痛、耳鸣、耳聋、癫狂、癫痫、心胸烦闷、手肘五指尽痛等病症。

03 经穴疗法

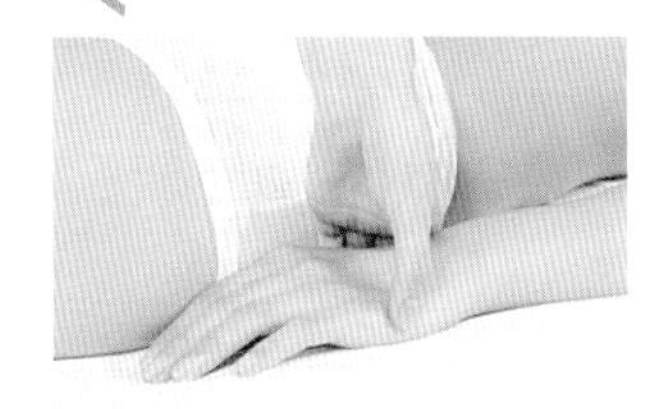

按摩

用拇指指尖掐按后溪穴2～3分钟，以局部有酸胀感为度。

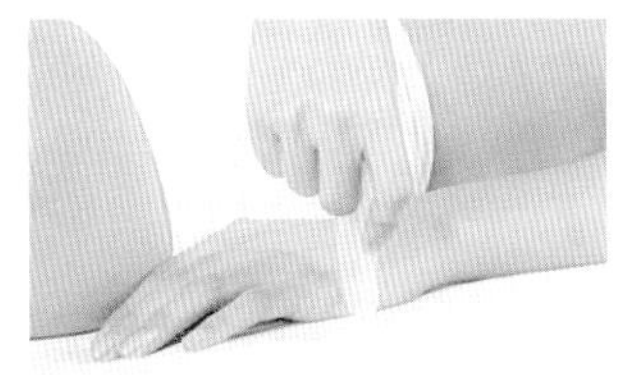

刮痧

用角刮法刮拭后溪穴3～5分钟，以局部皮肤潮红为度，可不出痧。

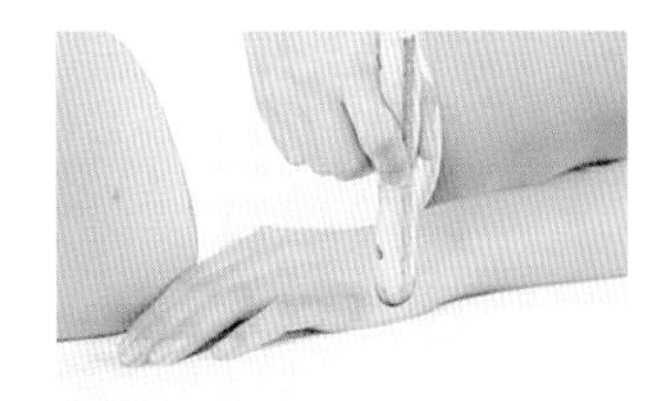

艾灸

用艾条温和灸法灸后溪穴5～20分钟，以出现循经感传现象为度。

04 老中医随症配穴

①**颈项强痛、落枕：**后溪配天柱，适宜用按摩或刮痧疗法，可通经活络、舒筋止痛。

②**耳鸣、耳聋：**后溪配翳风、听宫，适宜用刮痧疗法，可聪耳开窍。

③**腰部酸痛：**后溪配肾俞、腰阳关，适宜用艾灸疗法，可益肾强腰。

←小海·清热、止头痛

手太阳小肠经穴 SI

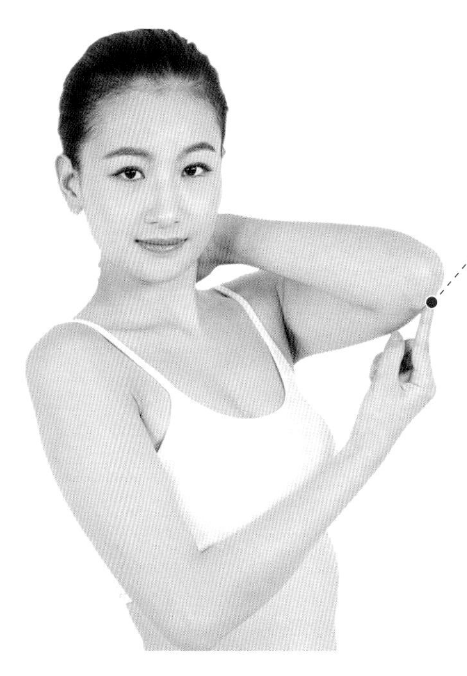

小海穴 是手太阳小肠经上的常用腧穴之一，为小肠经合穴，应用范围比较广泛，可用于治疗牙龈肿痛、牙龈出血等病症。平时适当刺激小海穴，对牙龈有很好的保健作用。

01 穴位定位

位于肘内侧，尺骨鹰嘴与肱骨内上髁之间凹陷处。

02 功效主治

散风邪，通经络，定神志。主治头痛、耳鸣、肘臂痛、风眩头痛、耳聋、目黄、项痛颊肿、齿龈疼痛、瘰疬、上肢不举、尺神经痛、肘关节炎、癫痫、精神分裂症等病症。

03 经穴疗法

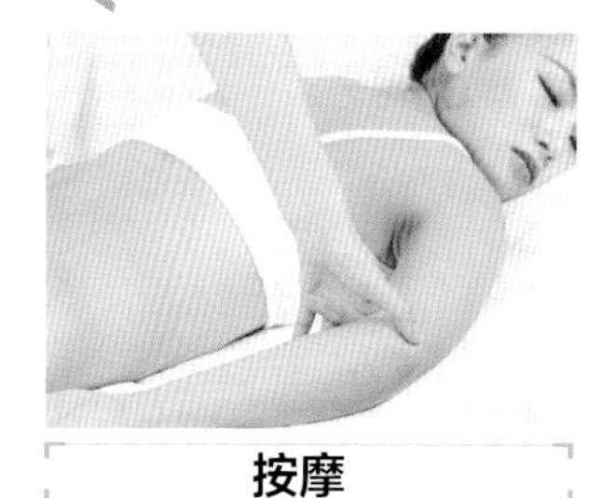

按摩

用拇指指尖掐按小海穴100～200次，以局部有酸胀感为度。

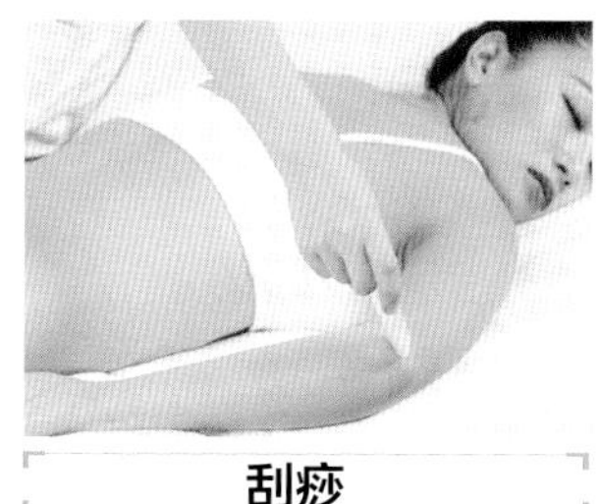

刮痧

用角刮法刮拭小海穴3～5分钟，以出痧为度。

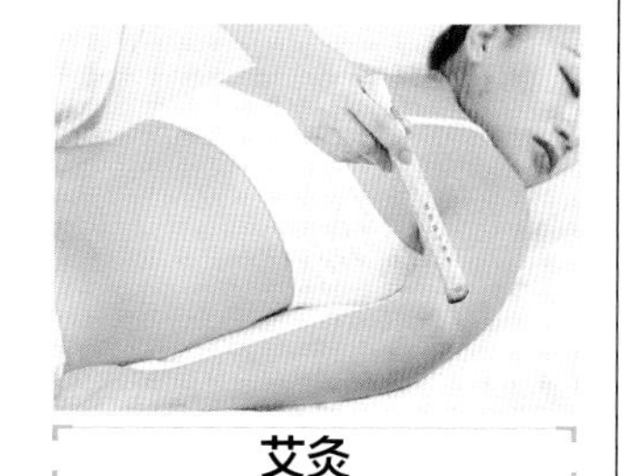

艾灸

用艾条温和灸法灸小海穴5～20分钟，以出现循经感传现象为度。

04 老中医随症配穴

①**癫狂、痫证：**小海配风池、大椎，适宜用按摩或刮痧疗法，可安神定志。

②**颊肿、牙龈炎、咽喉炎：**小海配合谷、颊车，适宜用刮痧疗法，可清热消炎。

③**肘臂疼痛：**小海配曲池、臂臑，适宜用艾灸疗法，可活血通络。

天宗 · 活血通络，消炎止痛➡

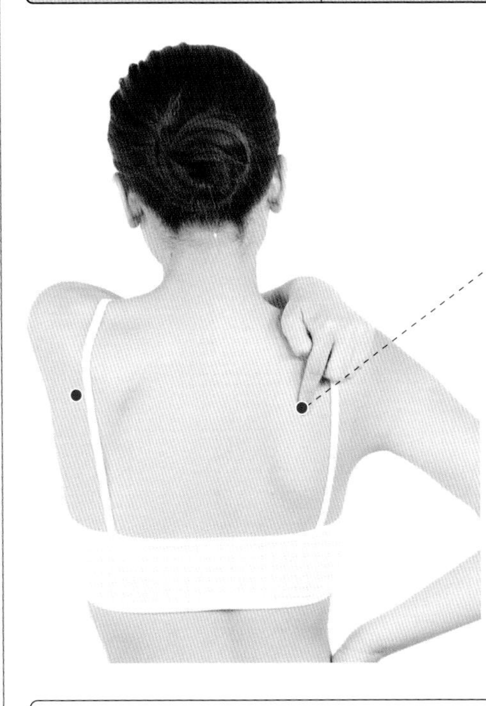

天宗穴 属手太阳小肠经，位于肩胛区。颈肩综合征这一职业病主要表现为颈肩部僵硬、发紧，甚至出现五十肩、颈椎病等。刺激此穴会产生强烈的酸胀感，可以放松整个颈肩部的肌肉。

01 穴位定位

位于肩胛部，当冈下窝中央凹陷处，与第四胸椎相平。

02 功效主治

行气宽胸，舒筋活络。主治胸胁支满、咳嗽、气喘、肋间神经痛、颊颌肿痛、咳逆抱心、乳腺炎、肩胛疼痛、落枕、肩周炎等病症。

03 经穴疗法

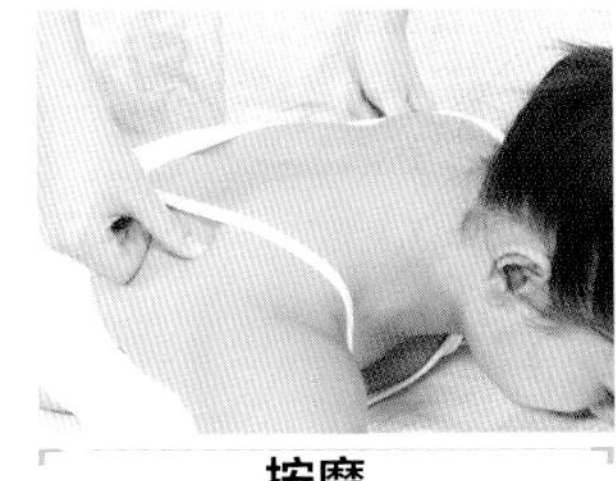

按摩

用拇指指腹揉按天宗穴100 ~ 200次，以局部有酸胀感为度。

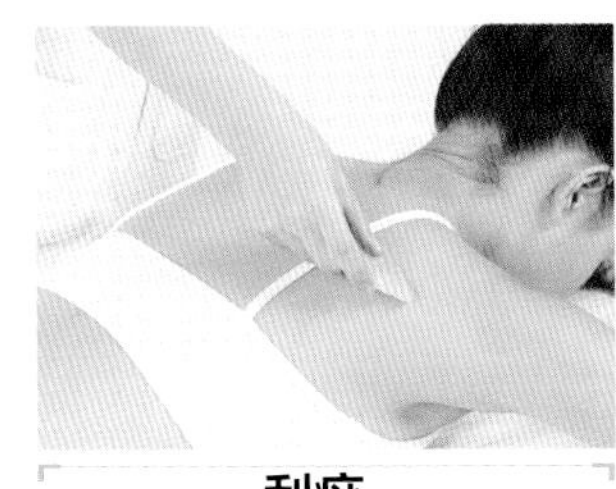

刮痧

用面刮法刮拭天宗穴3 ~ 5分钟，以出痧为度。

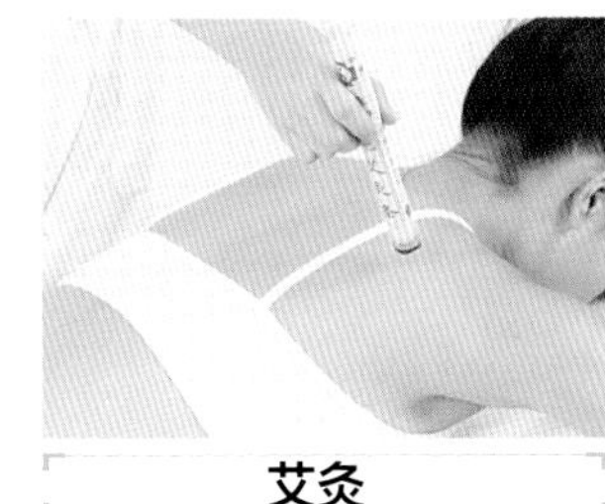

艾灸

用艾条温和灸法灸天宗穴5 ~ 20分钟，以患者感觉温热、舒适为度。

04 老中医随症配穴

①**肩臂肘痛、肩关节周围炎：**天宗配臑会，适宜用按摩或刮痧疗法，可舒筋通络、止痛。
②**乳痛、乳腺增生：**天宗配膻中，适宜用刮痧或按摩疗法，可理气散结、消肿。
③**肺虚咳喘：**天宗配肺俞，适宜用艾灸疗法，可补肺平喘。

←肩中俞 ·解表宣肺，养肝明目

手太阳小肠经穴 SI

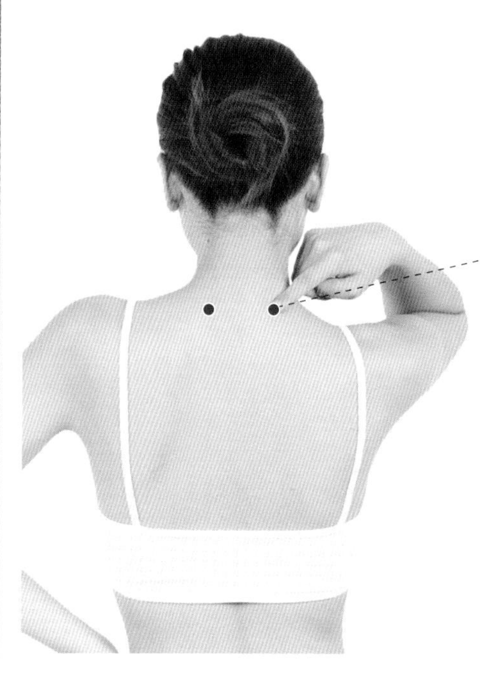

肩中俞穴 属手太阳小肠经，位处肩脊中部，内部为胸腔，故能缓解各种原因引起的胸部不适。同时，对于长期劳累、姿势不当等引起的颈肩运动系统疾患亦有较好的防治作用。

01 穴位定位

位于背部，当第七颈椎棘突下，旁开 2 寸。

02 功效主治

清上焦，宣肺气，疏经络。主治咳嗽、气喘、唾血、支气管炎及喘息、支气管扩张、肺结核、肩背痛、肩胛神经痛及目视不明、瘰疬等病症。

03 经穴疗法

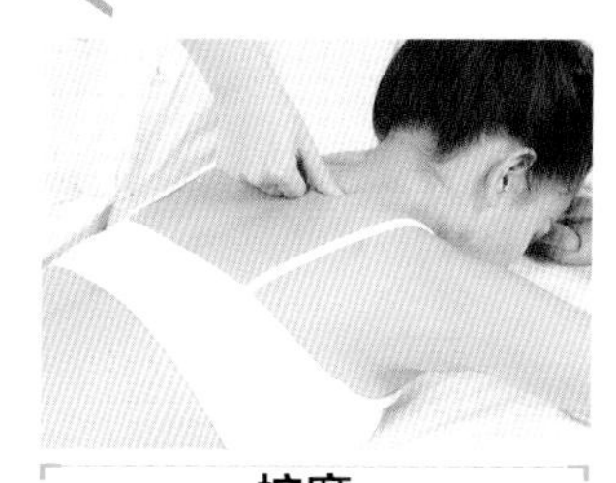

按摩

用拇指指腹揉按肩中俞穴 100 ~ 200 次，以局部有酸胀感为度。

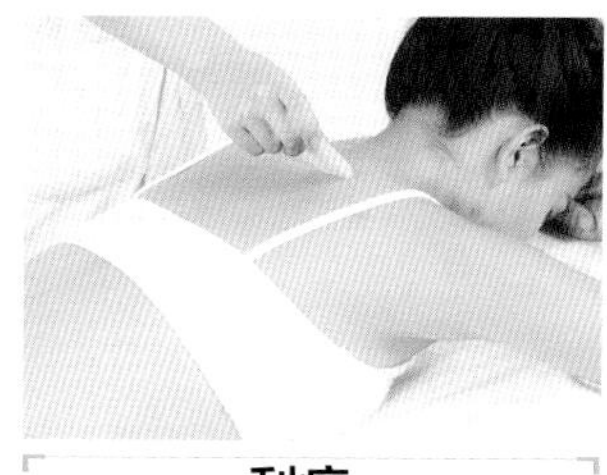

刮痧

用面刮法刮拭肩中俞穴 3 ~ 5 分钟，以出痧为度。

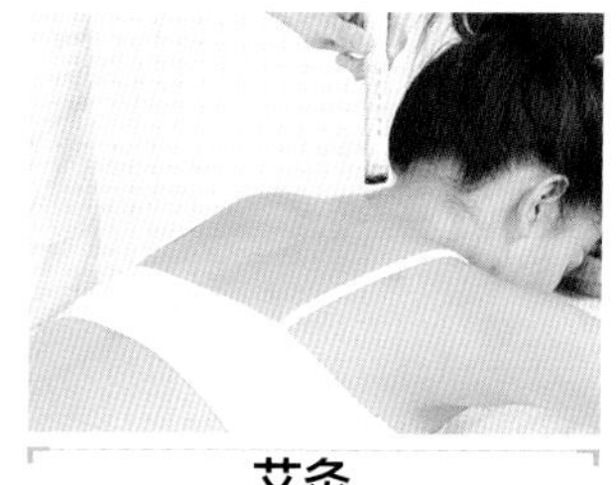

艾灸

用艾条温和灸法灸肩中俞穴 5 ~ 20 分钟，以患者感觉温热、舒适为度。

04 老中医随症配穴

①**肩周炎：**肩中俞配肩髎、外关，适宜用按摩或刮痧疗法，可通络、消肿止痛。
②**肩背酸痛：**肩中俞配大椎、后溪、委中，适宜用刮痧或按摩疗法，可舒筋活络。
③**支气管哮喘：**肩中俞配肺俞、内关、足三里，适宜用艾灸或按摩疗法，可补虚平喘。

SI 手太阳小肠经穴

颧髎 · 缓解面部麻痹、治眼疾 ➡

01 穴位定位

位于面部，当目外眦直下，颧骨下缘凹陷处。

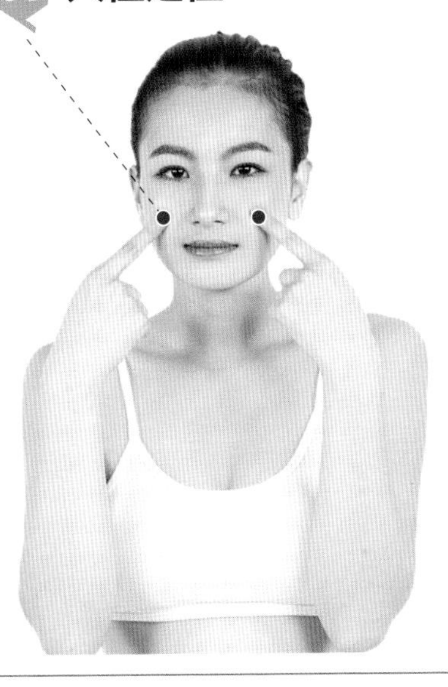

02 功效主治

祛风镇痉，清热消肿。主治面神经痉挛、面瘫、面赤、目黄、齿痛、眼睑跳动等病症。

03 经穴疗法

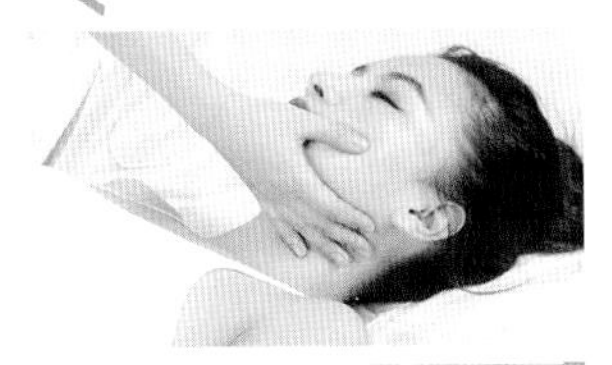

按摩

用拇指指腹揉按颧髎穴100～200次，以局部皮肤潮红为度。

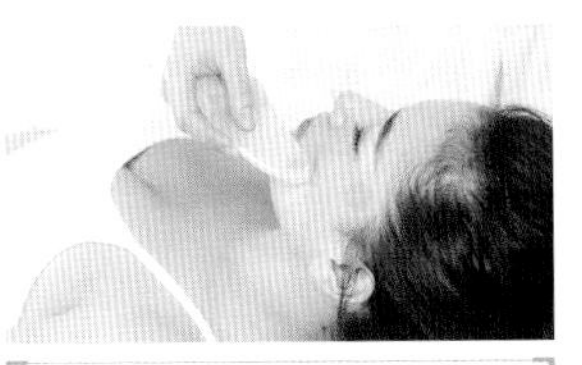

刮痧

用角刮法刮拭颧髎穴3～5分钟，以局部皮肤潮红为度。

SI 手太阳小肠经穴

听宫 · 聪耳开窍 ➡

01 穴位定位

位于面部，耳屏前，下颌骨髁状突的后方，张口时呈凹陷处。

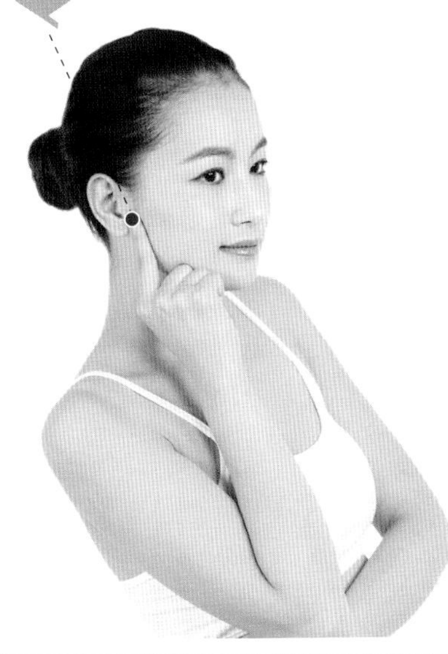

02 功效主治

宣耳窍，宁神志。主治耳聋、耳鸣、齿痛、音哑、癫狂、下颌关节炎、面神经麻痹、耳源性眩晕等病症。

03 经穴疗法

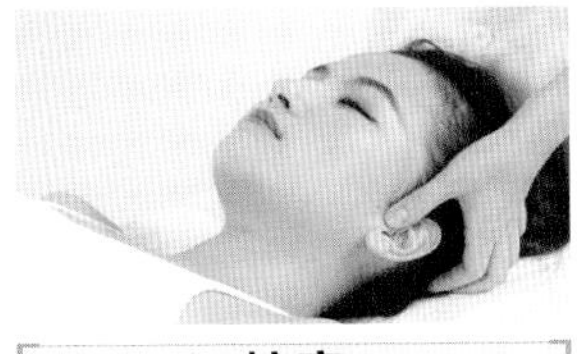

按摩

用拇指指腹揉按听宫穴100～200次，以局部皮肤潮红为度。

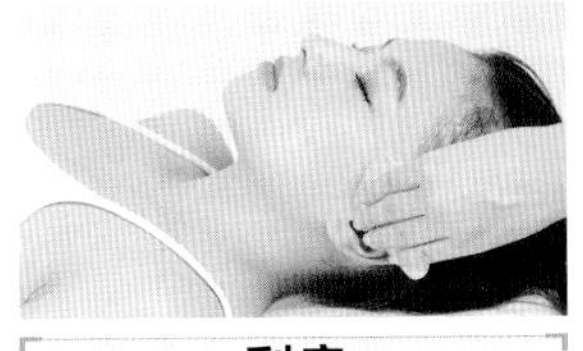

刮痧

用角刮法刮拭听宫穴3～5分钟，以局部皮肤潮红为度。

睛明·通络明目、治眼疾

足太阳膀胱经穴 BL

01 穴位定位 位于面部，目内眦角稍上方凹陷处。

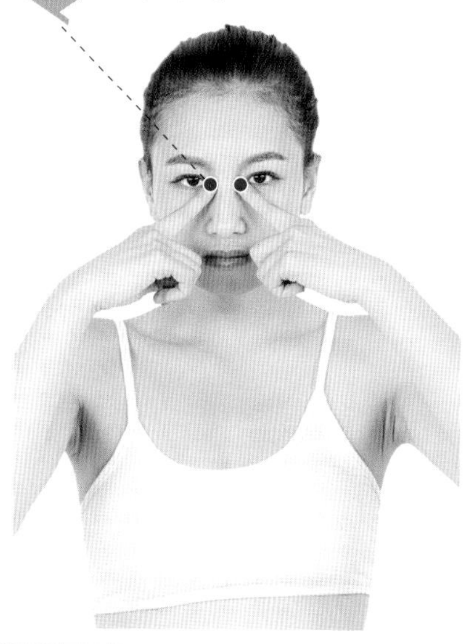

02 功效主治

泄热明目，祛风通络。主治目赤肿痛、雀目、视物不明、呃逆、视神经萎缩、角膜炎、面神经麻痹等病症。

03 经穴疗法

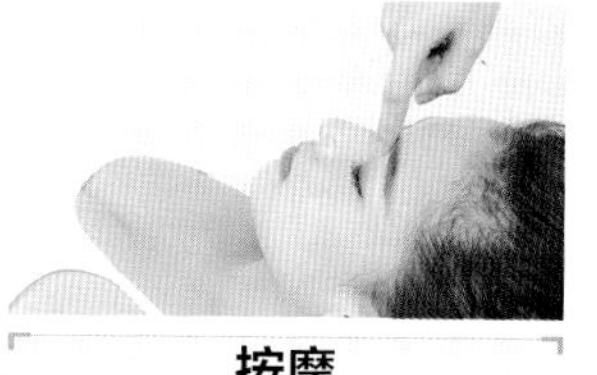

按摩

用食指指尖揉按睛明穴100～200次，以局部皮肤潮红为度。

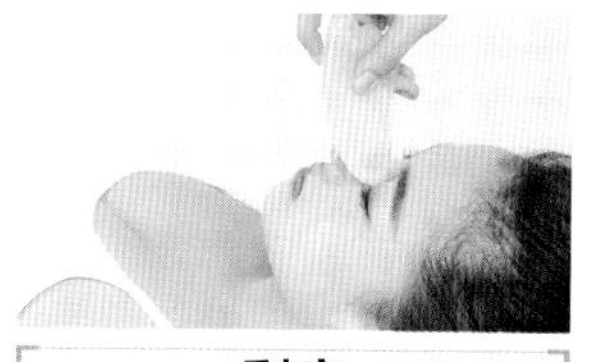

刮痧

用角刮法刮拭睛明穴3～5分钟，以局部皮肤潮红为度。

攒竹·缓解头痛、流泪

足太阳膀胱经穴 BL

01 穴位定位 位于面部，当眉头凹陷中，眶上切迹处。

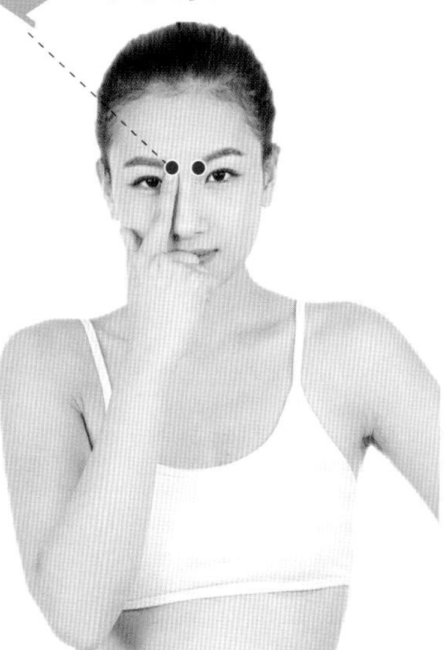

02 功效主治

清热明目，祛风通络。主治头痛目眩、目赤肿痛、迎风流泪、目翳、颊痛、癫痫、狂证、小儿惊风等病症。

03 经穴疗法

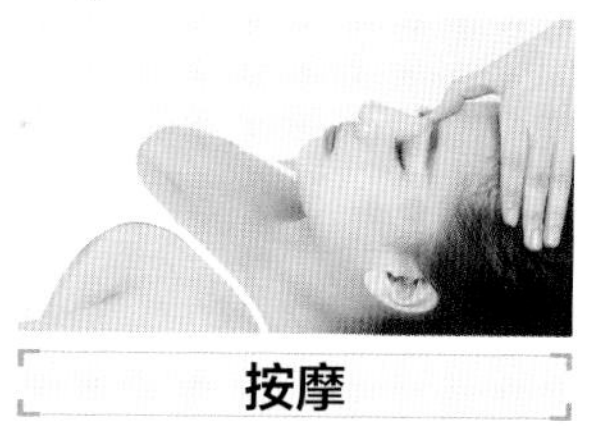

按摩

用拇指指腹揉按攒竹穴1～2分钟，以局部有酸胀感为度。

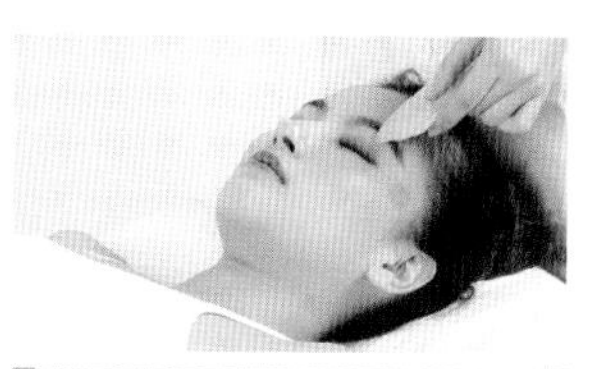

刮痧

用面刮法沿眉毛刮拭攒竹穴3～5分钟，以局部皮肤潮红为度。

大杼·清热祛痛

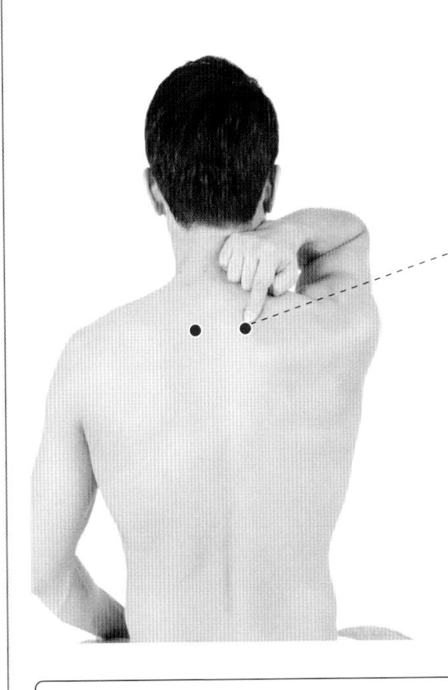

大杼穴 属足太阳膀胱经，为足太阳、手太阳之会，八会穴之骨会。不当的姿势以及长时间久坐和疏于保暖，很容易导致颈椎病。适当刺激大杼穴，使颈肩部气血流通，可以防治颈椎病。

01 穴位定位

位于背部，当第一胸椎棘突下，旁开 1.5 寸。

02 功效主治

祛风解表，宣肃肺气，强筋骨，清邪热。主治伤风头痛、咳嗽气急、喘息喉痹、颈项强、肩背痛、热病、胸胁气满、腰脊强痛、癫痫、厥逆、眩晕、虚劳、肢体麻木等病症。

03 经穴疗法

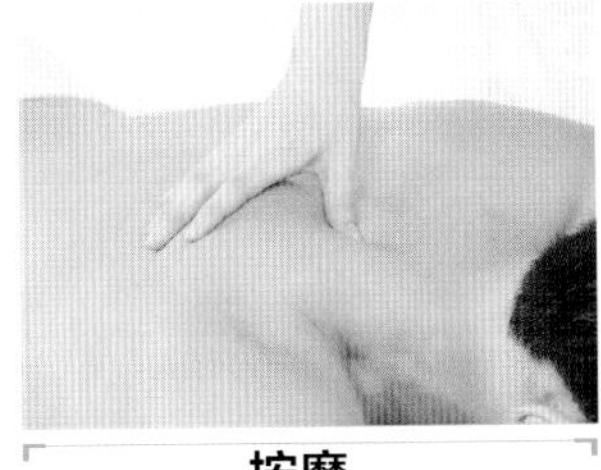

按摩

用拇指指腹揉按大杼穴 100 ~ 200 次，以局部有酸胀感为度。

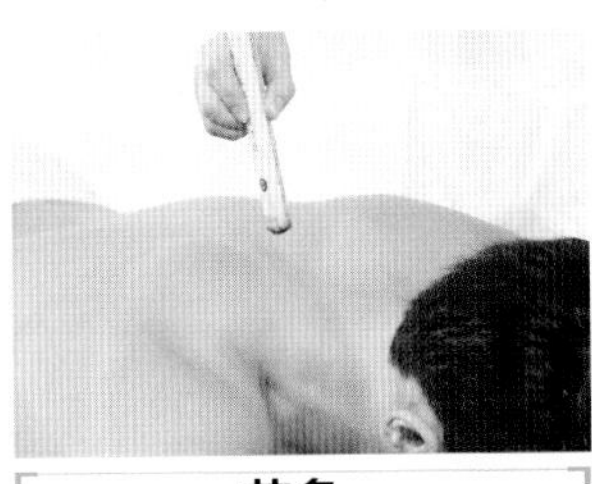

艾灸

用艾条温和灸法灸大杼穴 5 ~ 20 分钟，以局部皮肤潮红为度。

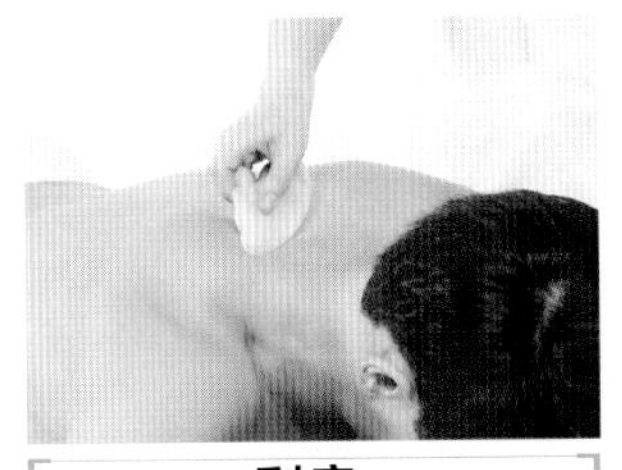

刮痧

用点刮法刮拭大杼穴 3 ~ 5 分钟，以出痧为度。

04 老中医随症配穴

①**颈椎病：**大杼配夹脊、绝骨，适宜用刮痧疗法，可强筋骨、通经络、调气血。

②**咳嗽、气喘：**大杼配列缺、尺泽，适宜用艾灸疗法，可理肺、止咳平喘。

③**肩背酸痛：**大杼配肩外俞，适宜用按摩疗法，可舒筋活络。

←肺俞·治疗项背疼痛、咳嗽喘逆

足太阳膀胱经穴 BL

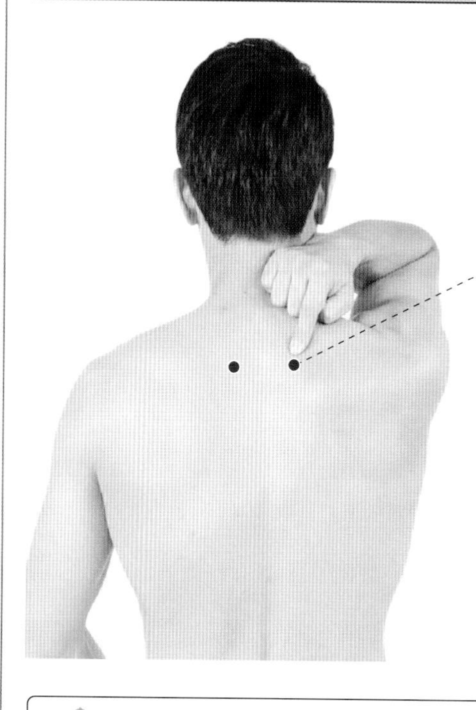

肺俞穴 是足太阳膀胱经常用的腧穴之一，因其内应肺脏，是肺气转输、输注之处。经常刺激肺俞穴，可调理肺气，防治肺功能失调所引起的病症，是肺的常用保健穴。

01 穴位定位

位于背部，当第三胸椎棘突下，旁开 1.5 寸。

02 功效主治

解表宣肺，清热理气。主治咳嗽、胸满喘逆、头项强痛、自汗、盗汗、肺痿、骨蒸潮热、吐血、腰脊疼痛、喉痹、眩晕、黄疸、呕吐、癫狂等病症。

03 经穴疗法

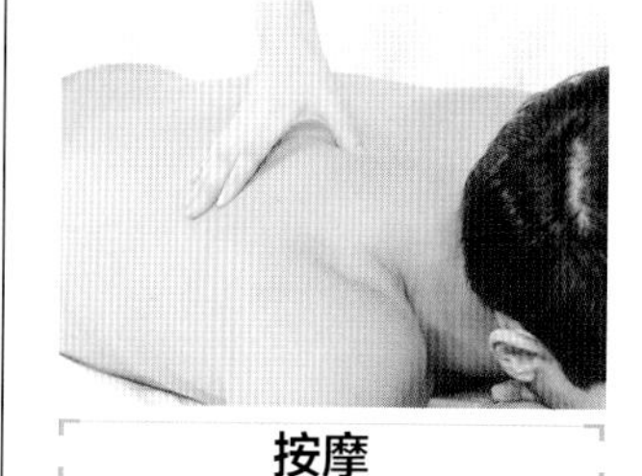

按摩

用拇指指腹揉按肺俞穴 100 ~ 200 次，以局部有酸胀感为度。

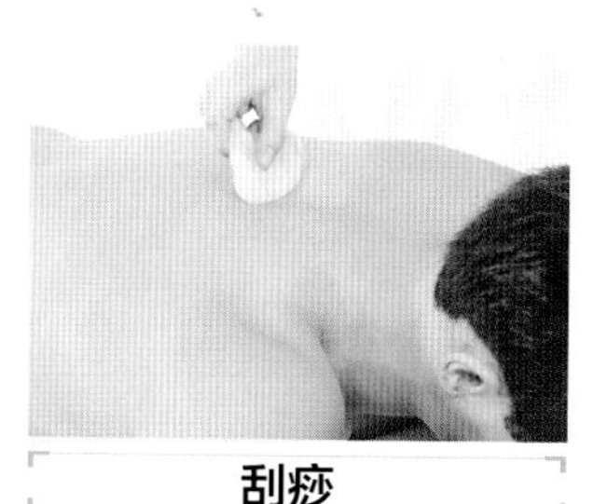

刮痧

用面刮法刮拭肺俞穴 3 ~ 5 分钟，以出痧为度。

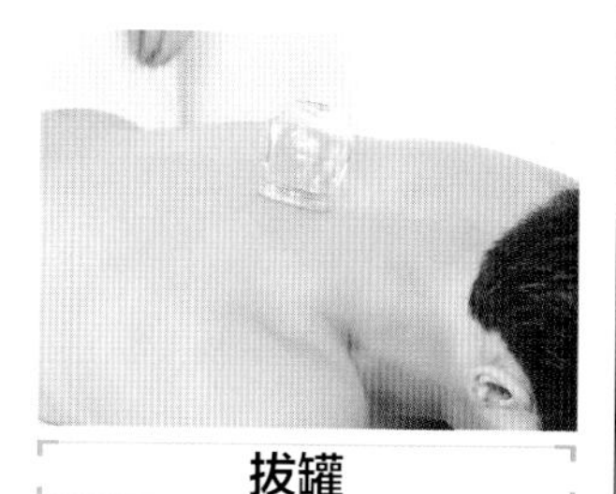

拔罐

将火罐扣在肺俞穴上，留罐 5 ~ 10 分钟，以局部皮肤泛红、充血为度。

04 老中医随症配穴

①**咳嗽：**肺俞配中府，适宜用按摩疗法，可疏风解表、宣肺止咳。
②**骨蒸、潮热、盗汗：**肺俞配膏肓、三阴交，适宜用刮痧疗法，可补虚清热。
③**皮肤瘙痒、荨麻疹：**肺俞配曲池、血海，适宜用拔罐疗法，可祛风邪、和营血、化瘀滞。

BL 足太阳膀胱经穴

心俞 · 治心胸、神志、胃肠疾患 →

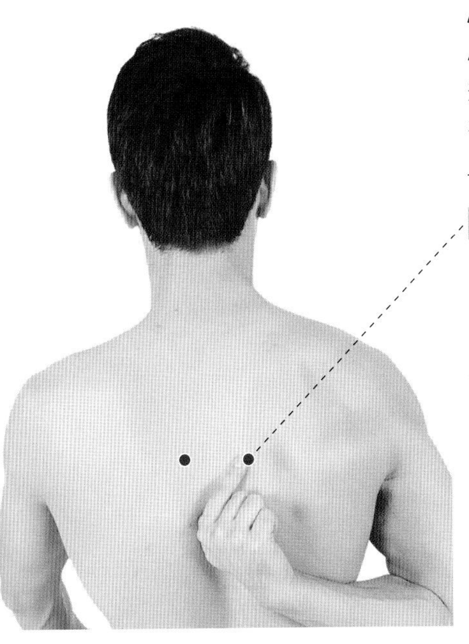

心俞穴 属足太阳膀胱经，为心的背俞穴，与心脏联系密切。心脏功能的强弱和血液循环的盛衰，直接影响全身的营养状况。适当刺激本穴能有效调节心脏功能，补充心之气血。

01 穴位定位

位于背部，当第五胸椎棘突下，旁开 1.5 寸。

02 功效主治

宁心安神，理气调血。主治心痛、胸闷、惊悸、癫狂痫、卧不得安、失音不语、咳嗽、咯血、便血、肩背痛、痈疽、手足心热、遗精等病症。

03 经穴疗法

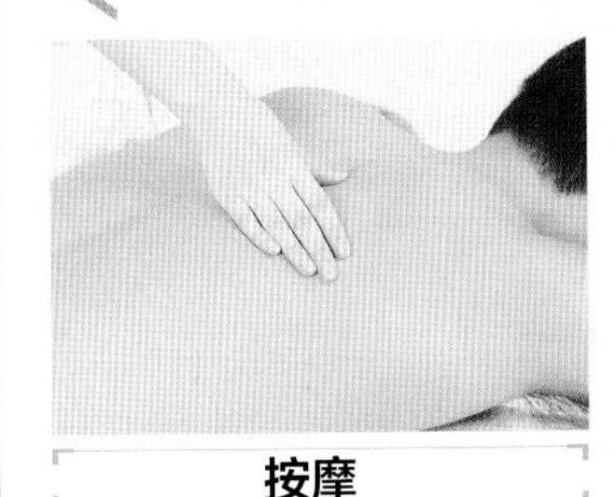

按摩

用拇指指腹揉按心俞穴 100 ~ 200 次，以局部有酸胀感为度。

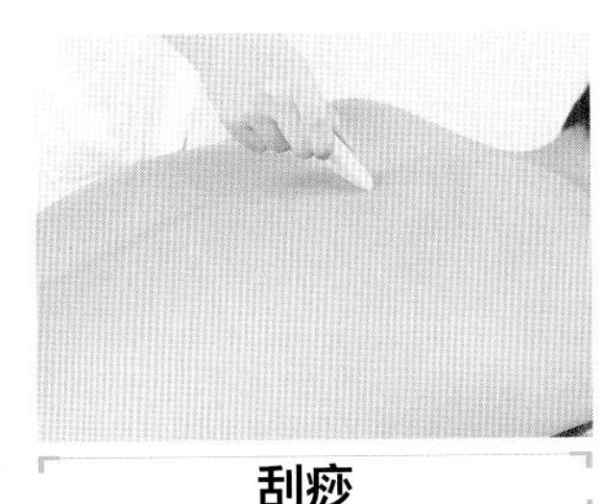

刮痧

用面刮法刮拭心俞穴 3 ~ 5 分钟，以出痧为度。

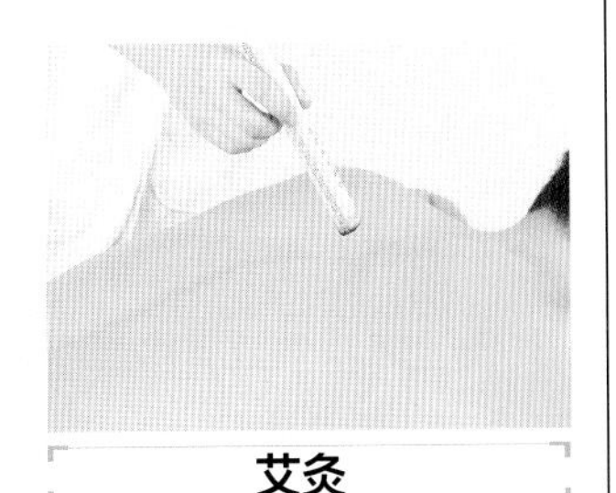

艾灸

用艾条温和灸法灸心俞穴 5 ~ 20 分钟，以患者感觉温热舒适为度。

04 老中医随症配穴

①**心痛引背、冠心病、心绞痛：** 心俞配巨阙，适宜用按摩疗法，可行气活血。

②**咳嗽、咯血：** 心俞配太渊、孔最，适宜用刮痧疗法，可清肺热、理肺气。

③**健忘、失眠、惊悸、梦遗：** 心俞配神门、三阴交，适宜用艾灸疗法，可调心脾、宁心神。

膈俞·散热化血

足太阳膀胱经穴 BL

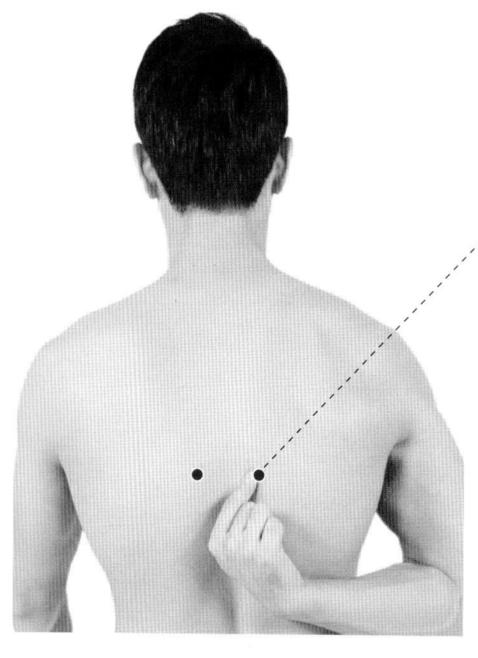

膈俞穴 是足太阳膀胱经的常用腧穴之一，又是八会穴之血会。经常刺激本穴不仅具有活血化瘀的作用，还兼具养血生血、健脾补心之力。临床上常与血海相配伍治疗多种血瘀病症。

01 穴位定位

位于背部，当第七胸椎棘突下，旁开 1.5 寸。

02 功效主治

理气宽胸，活血通脉。主治心痛、心悸、胸痛、胸闷、吐血、衄血、呕血、便血、呕吐、呃逆、黄疸、朝食暮吐、肩背疼痛、骨蒸潮热、咳逆气喘、自汗盗汗等病症。

03 经穴疗法

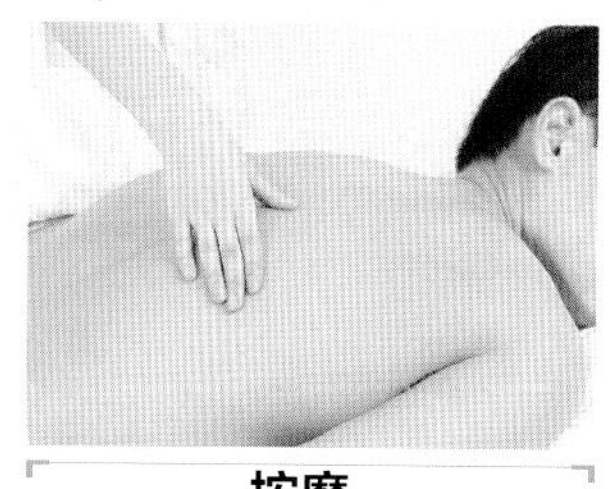

按摩

用拇指指腹揉按膈俞穴 100 ~ 200 次，以局部有酸胀感为度。

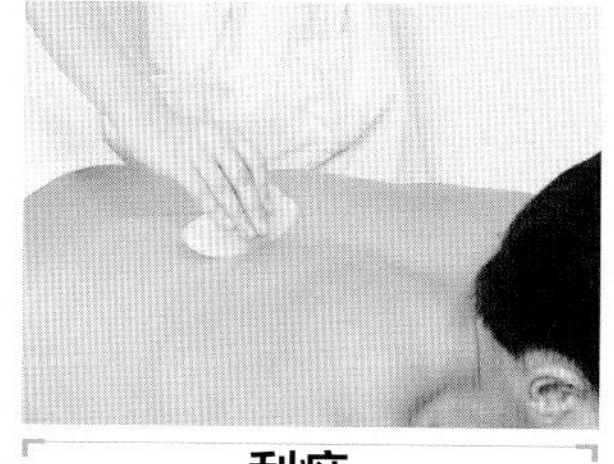

刮痧

用面刮法从上向下刮拭膈俞穴 3 ~ 5 分钟，以出痧为度。

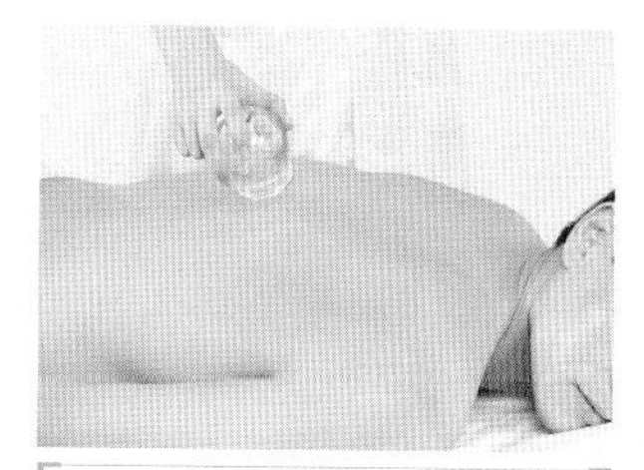

拔罐

将火罐扣在膈俞穴上，闪罐 5 分钟，以局部皮肤泛红、充血为度。

04 老中医随症配穴

①**胃痛、呕吐、肠炎：**膈俞配中脘、内关，适宜用按摩疗法，可宽胸利气。

②**胸痛彻背：**膈俞配心俞、膻中，适宜用刮痧疗法，可活血化瘀、理气止痛。

③**荨麻疹、皮肤瘙痒：**膈俞配曲池、三阴交，适宜用拔罐疗法，可祛风清热、活血止痒。

BL 足太阳膀胱经穴

肝俞·疏肝利胆，降火止痉

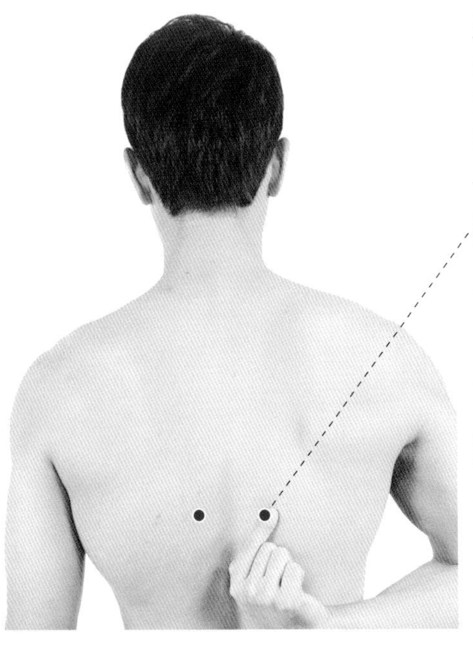

肝俞穴 属足太阳膀胱经，为肝之背俞穴。肾藏精、肝藏血，精血是生命的根本，肝俞穴历来被视为肝脏的保健要穴，经常刺激肝俞穴可起到调肝护肝的作用。

01 穴位定位

位于背部，当第九胸椎棘突下，旁开 1.5 寸。

02 功效主治

清利肝胆，宁神明目，补血消瘀。主治脘腹胀痛、胸胁支满、黄疸结胸、吞酸吐食、饮食不化、目赤痒痛、目生白翳、雀目、青盲、癫狂等病症。

03 经穴疗法

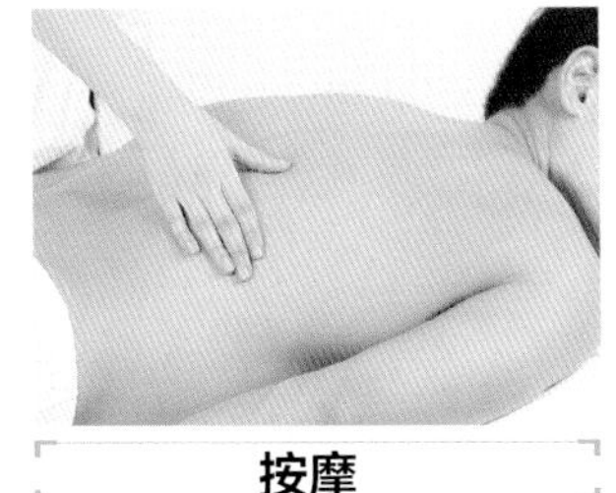

按摩

用拇指指腹揉按肝俞穴100 ~ 200 次，以局部有酸胀感为度。

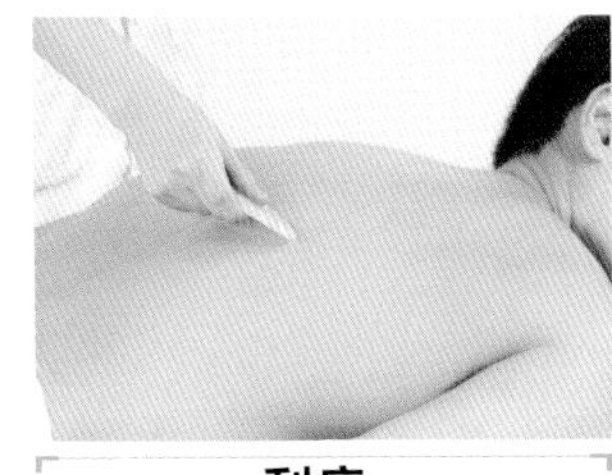

刮痧

用面刮法刮拭肝俞穴 3 ~ 5 分钟，以出痧为度。

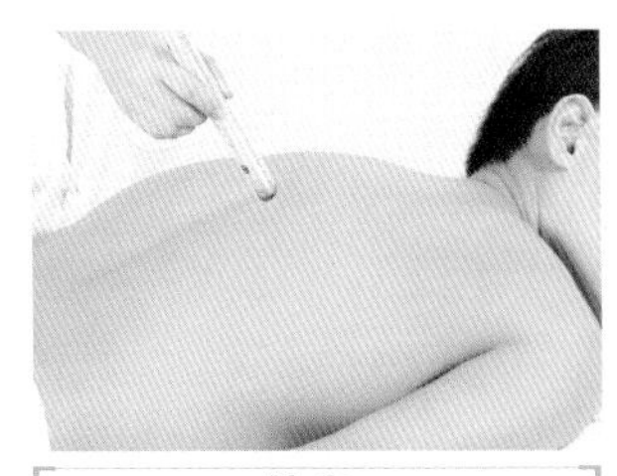

艾灸

用艾条温和灸法灸心俞穴 5 ~ 20 分钟，以患者感觉温热舒适为度。

04 老中医随症配穴

①**头痛、眩晕：**肝俞配百会、太冲，适宜用按摩疗法，可平肝潜阳、清利头目。

②**肝炎、胆囊炎、胁痛：**肝俞配期门，适宜用刮痧疗法，可清利肝胆湿热。

③**健忘、失眠：**肝俞配肾俞、太溪，适宜用艾灸疗法，可滋阴养血、补肾。

←胆俞·治疗胆疾

足太阳膀胱经穴 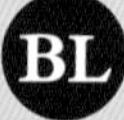

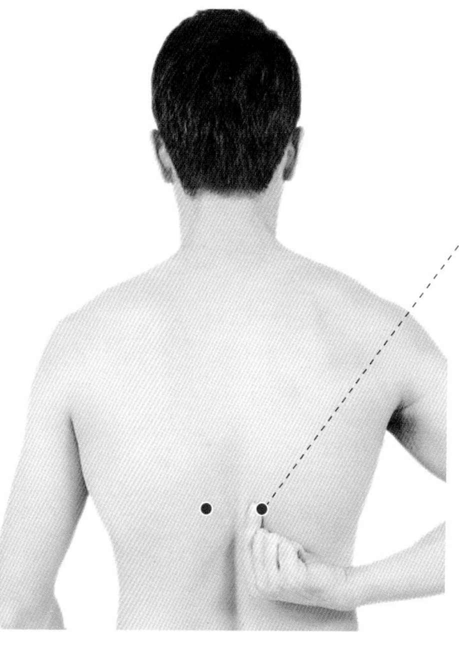

胆俞穴 属足太阳膀胱经，为胆之背俞穴，内应胆腑，善于外散胆腑之热，是胆经经气传输之处，具有疏肝解郁、理气止痛的作用，是治疗胆囊炎、胆结石等胆病的重要腧穴。

01 穴位定位

位于背部，当第十胸椎棘突下，旁开 1.5 寸。

02 功效主治

疏肝利胆，清热化湿。主治胸胁疼痛、脘腹胀满、饮食不下、呕吐胆汁、口苦舌干、咽痛、目黄、黄疸、头痛振寒、骨蒸潮热、惊悸不寐、虚劳失精等病症。

03 经穴疗法

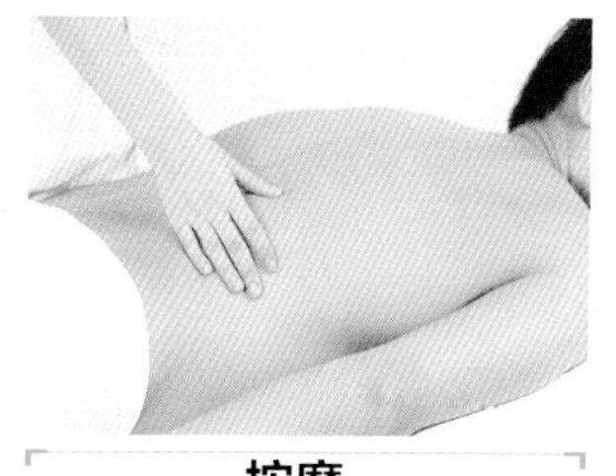

按摩

用拇指指腹揉按胆俞穴 100 ~ 200 次，以局部有酸胀感为度。

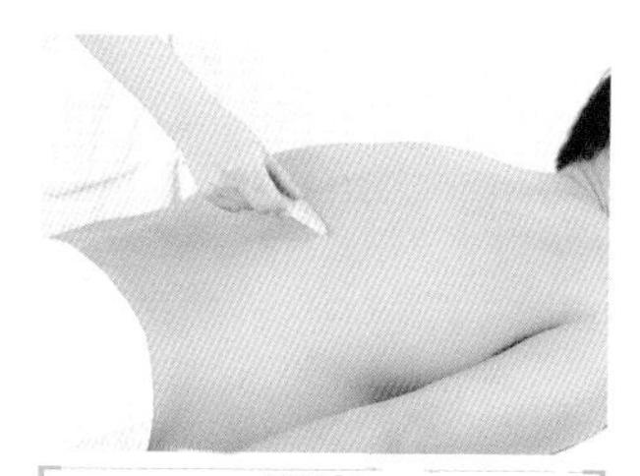

刮痧

用面刮法刮拭胆俞穴 3 ~ 5 分钟，以出痧为度。

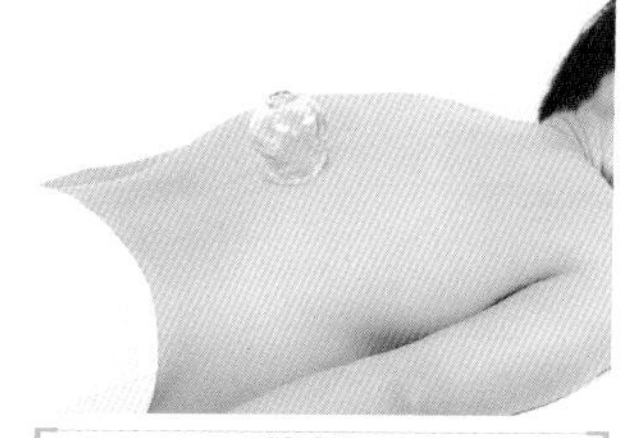

拔罐

将火罐扣在胆俞穴上，留罐 5 ~ 10 分钟，以局部皮肤泛红、充血为度。

04 老中医随症配穴

①**呕吐、胃炎、胆道蛔虫：**胆俞配阳陵泉、太冲，适宜用按摩疗法，可舒肝、理气、和胃。

②**黄疸、胆囊炎：**胆俞配日月，适宜用刮痧疗法，可疏肝利胆、清热除湿。

③**咽痛、肺结核、潮热：**胆俞配膏肓、三阴交，适宜用拔罐疗法，可养阴、清热、健脾。

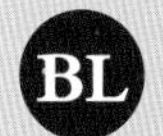

足太阳膀胱经穴

脾俞·健脾和胃

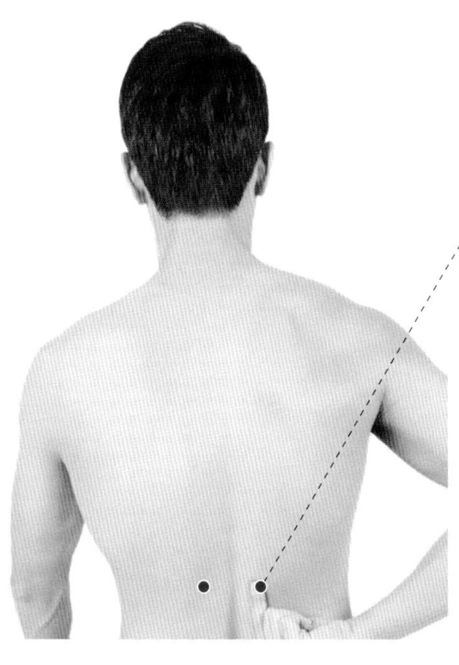

脾俞穴 属足太阳膀胱经，为脾之背俞穴，内应脾脏，为脾经经气转输之处，善利脾脏水湿。刺激该穴可增强脾脏的运化功能，促进消化吸收，并可以主治脾的病症。

01 穴位定位

位于背部，当第十一胸椎棘突下，旁开 1.5 寸。

02 功效主治

健脾和胃，利湿升清。主治呕吐、胃痛、胸胁胀痛、黄疸水肿、不欲饮食、食不生肌、泄泻、痢疾、痰疟寒热、四肢不收、虚劳、尿血、遗精、白浊、吐血、便血等病症。

03 经穴疗法

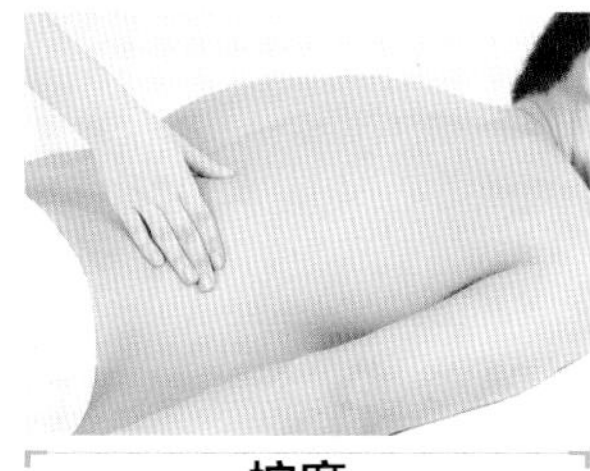

按摩

用拇指指腹揉按脾俞穴 100 ~ 200 次，以局部有酸胀感为度。

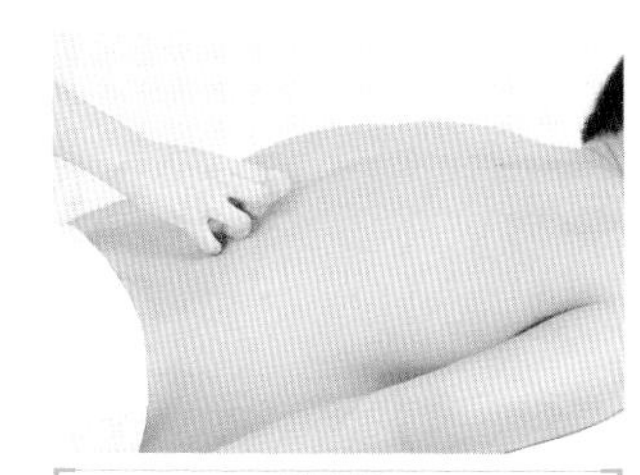

刮痧

用面刮法刮拭脾俞穴 3 ~ 5 分钟，以出痧为度。

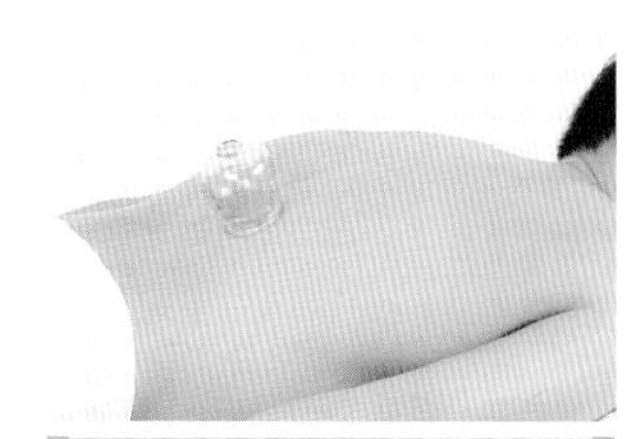

拔罐

将火罐扣在脾俞穴上，留罐 5 ~ 10 分钟，以局部皮肤泛红、充血为度。

04 老中医随症配穴

①**胃痛、腹胀：**脾俞配章门，适宜用按摩疗法，可健脾和胃。
②**吐血、便血：**脾俞配膈俞、大椎，适宜用刮痧疗法，可扶脾统血、清热止血。
③**黄疸、肝炎：**脾俞配足三里、三阴交，适宜用拔罐疗法，可清热利湿、健脾养肝。

←胃俞·治胃痛胃胀

足太阳膀胱经穴 

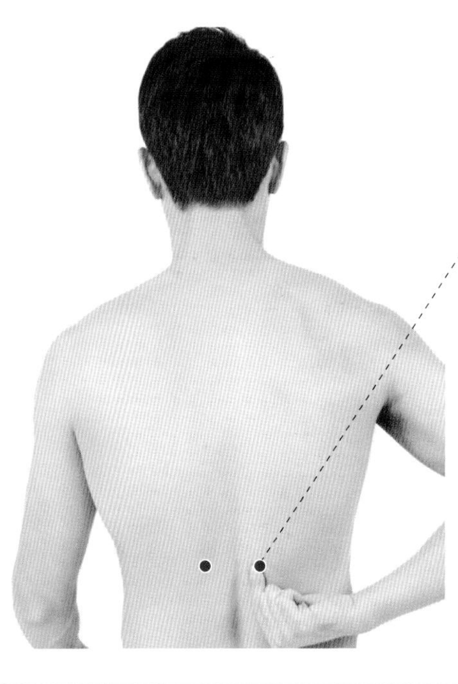

胃俞穴 属足太阳膀胱经，为胃之背俞穴，内应胃腑，是胃气的保健穴，可增强人体后天之本。胃是人体重要的消化器官，刺激胃俞穴可增强胃的功能，对肠胃疾患有特效。

01 穴位定位

位于背部，当第十二胸椎棘突下，旁开 1.5 寸。

02 功效主治

和胃调中，祛湿消积。主治脾胃虚弱、脘腹胀痛、霍乱吐泻、翻胃吐食、饮食不下、食多身瘦、肠鸣腹痛、黄疸水肿、小儿疳积、胸胁支满、腰脊挛痛等病症。

03 经穴疗法

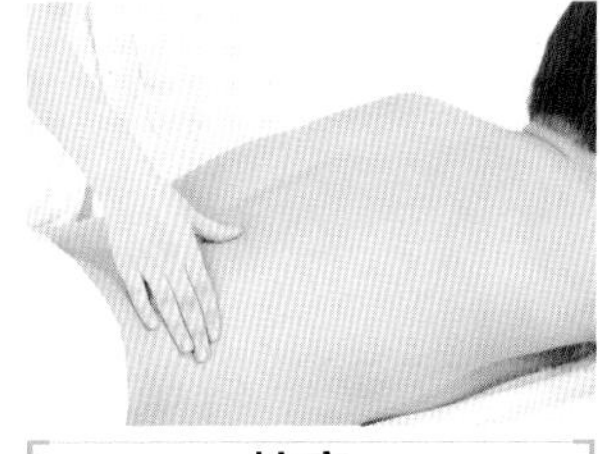

按摩

用拇指指腹揉按胃俞穴 100 ~ 200 次，以局部有酸胀感为度。

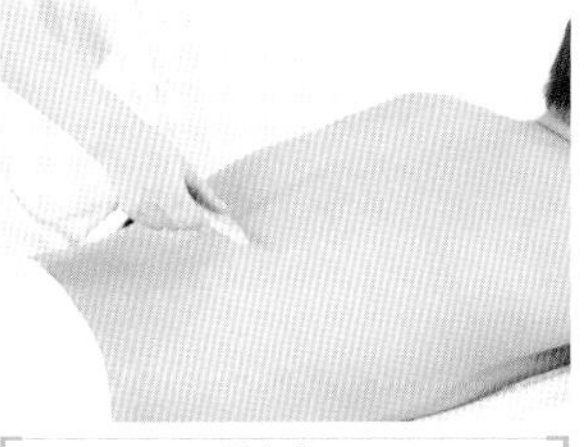

刮痧

用面刮法刮拭胃俞穴 30 次，以出痧为度。

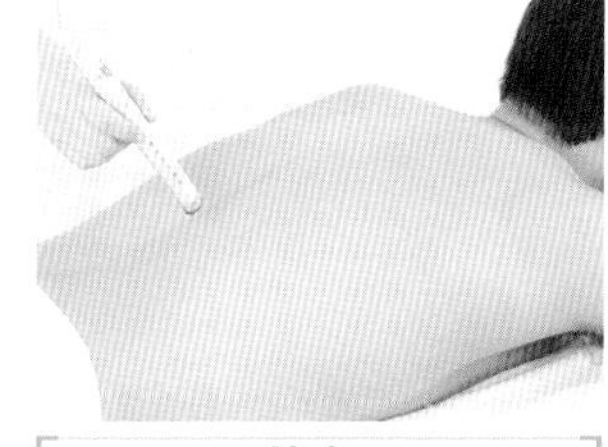

艾灸

用艾条温和灸法灸胃俞穴 5 ~ 20 分钟，以患者感觉温热、舒适为度。

04 老中医随症配穴

①**胃痛、呕吐：** 胃俞配中脘，适宜用按摩疗法，可理气和胃。

②**泄泻、痢疾：** 胃俞配上巨虚、三阴交，适宜用刮痧疗法，可健脾利湿。

③**胃痉挛、胰腺炎：** 胃俞配内关、梁丘，适宜用艾灸疗法，可宽中和胃、止痛。

足太阳膀胱经穴

三焦俞·治三焦失调➡

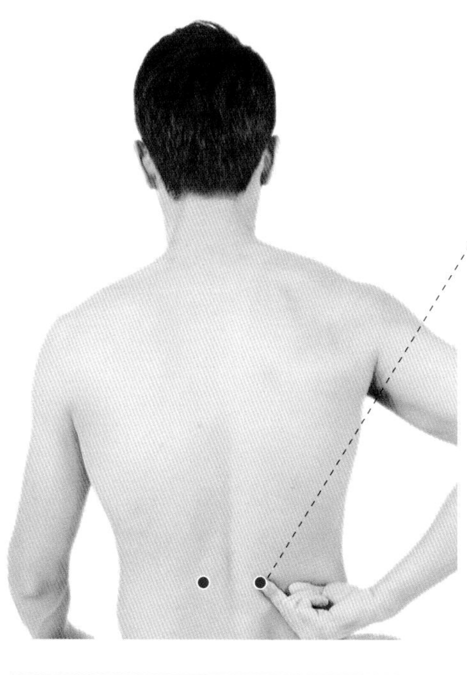

三焦俞穴 属足太阳膀胱经，为三焦背俞穴，善于外散三焦腑之热。人体水液代谢的升降出入，周身环流，必须以三焦为通道才能实现。适当刺激本穴，可有效防治水肿、痰饮等病症。

01 穴位定位

位于腰部，当第一腰椎棘突下，旁开 1.5 寸。

02 功效主治

调理三焦，利水强腰。主治腹胀、肠鸣、呕吐、泄痢、水肿、臌胀、黄疸、遗尿、癃闭、腰脊强痛等病症。

03 经穴疗法

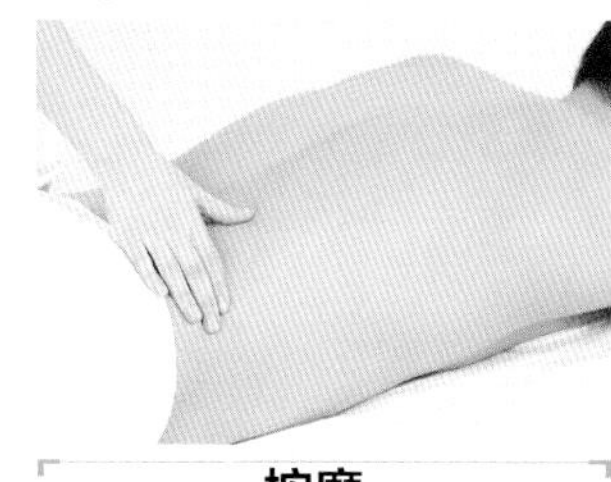

按摩

用拇指指腹揉按三焦俞穴 100 ~ 200 次，以局部有酸胀感为度。

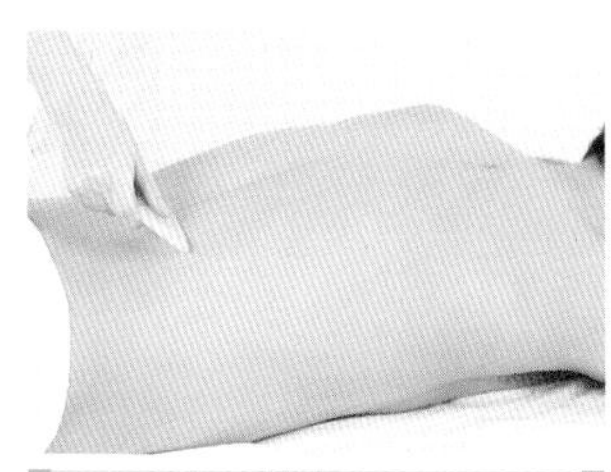

刮痧

用面刮法刮拭三焦俞穴 3 ~ 5 分钟，以出痧为度。

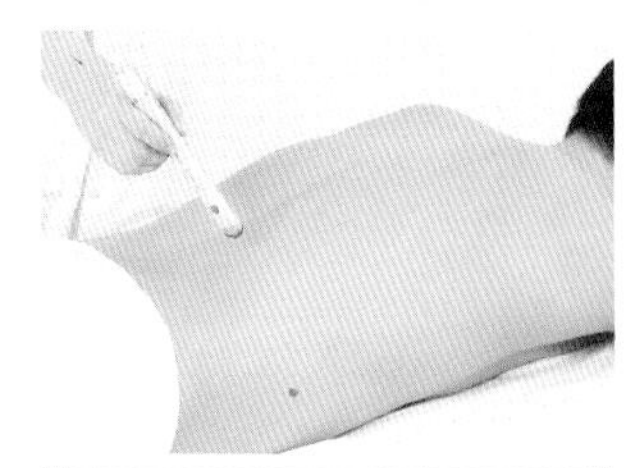

艾灸

用艾条温和灸法灸三焦俞穴 5 ~ 20 分钟，以患者感觉温热、舒适为度。

04 老中医随症配穴

①**肠鸣、腹胀：** 三焦俞配气海、大肠俞，适宜用按摩疗法，可理气通腑。
②**水肿、小便不利：** 三焦俞配石门，适宜用刮痧疗法，可利尿消肿。
③**腰脊强痛、脊柱炎：** 三焦俞配身柱、命门，适宜用艾灸疗法，可温补肾阳、强壮腰膝。

肾俞·治腰酸腰痛

足太阳膀胱经穴 

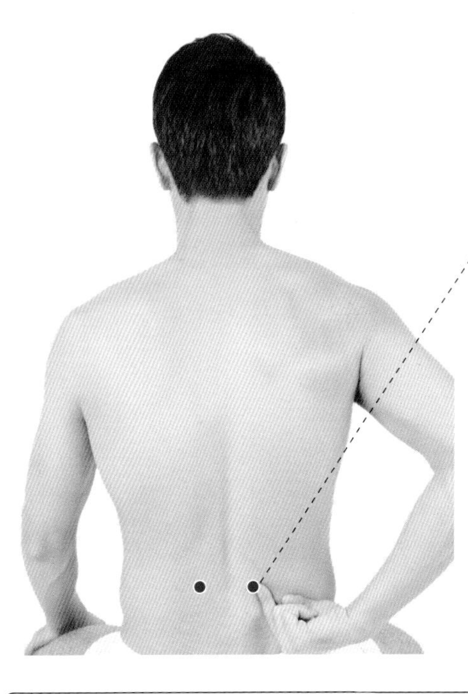

肾俞穴 属足太阳膀胱经，为肾之背俞穴，善于培补肾元。肾藏精，精血是生命的根本，刺激肾俞穴，能促进肾脏的血流量，改善肾脏的血液循环，达到强肾护肾的目的。

01 穴位定位

位于腰部，当第二腰椎棘突下，旁开 1.5 寸。

02 功效主治

调肾气，强腰脊，聪耳目。主治小便淋沥、尿频、遗尿、遗精、阳痿、早泄、月经不调、痛经、头痛、眩晕、耳鸣、耳聋、水肿、腰脊痛等病症。

03 经穴疗法

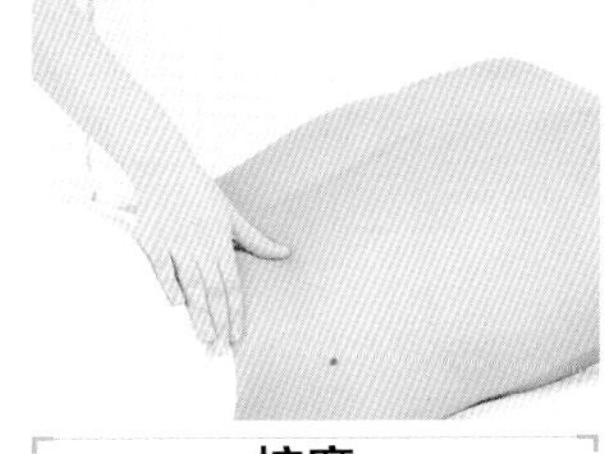

按摩

用拇指指腹揉按肾俞穴 100 ~ 200 次，以局部有酸胀感为度。

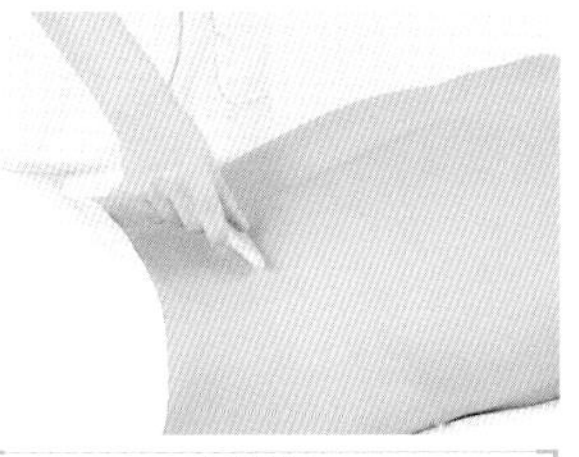

刮痧

用面刮法刮拭肾俞穴 30 次，以出痧为度。

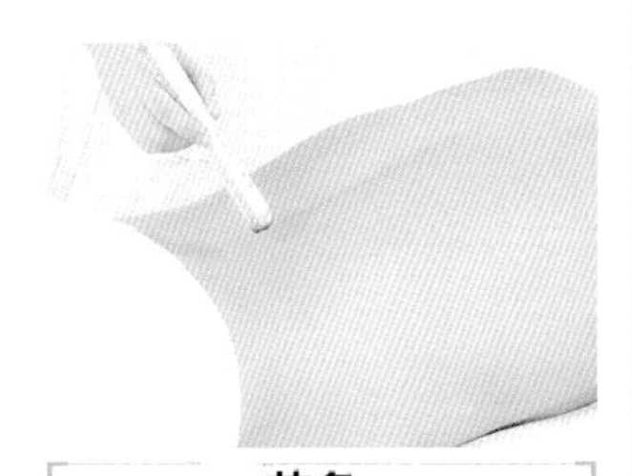

艾灸

用艾条温和灸法灸肾俞穴 5 ~ 20 分钟，以患者感觉温热、舒适为度。

04 老中医随症配穴

①**耳鸣、耳聋：**肾俞配听宫、翳风，适宜用按摩疗法，可益气聪耳。

②**腰膝酸痛：**肾俞配殷门、委中，适宜用刮痧或按摩疗法，可行气通络。

③**遗精、阳痿、月经不调：**肾俞配京门，适宜用艾灸疗法，可温补肾阳。

BL 足太阳膀胱经穴

志室 · 补肾、利湿、强腰膝➡

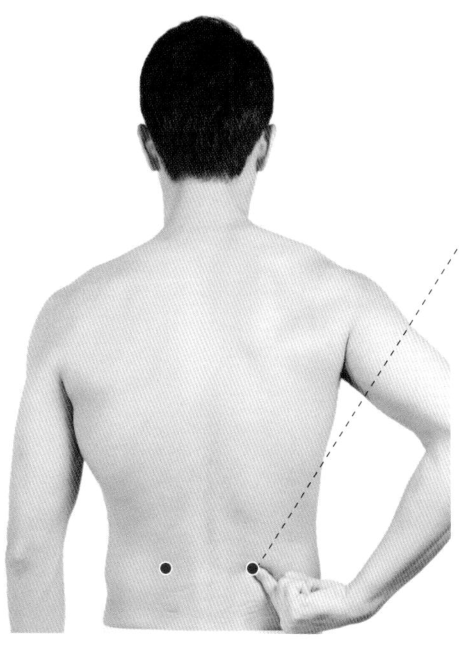

志室穴 是足太阳膀胱经的常用腧穴之一，是保养肾脏的重要穴位，不但能治疗多种慢性肾脏疾病，而且对于生殖系统疾患及腰腿运动系统疾患亦有不错的防治作用。

01 穴位定位

位于腰部，当第二腰椎棘突下，旁开 3 寸。

02 功效主治

益肾固精，清热利湿，强壮腰膝。主治腰脊强痛、小便淋漓、遗精、阳痿、食不消、小腹痛、霍乱吐泻、水肿、大便难等病症。

03 经穴疗法

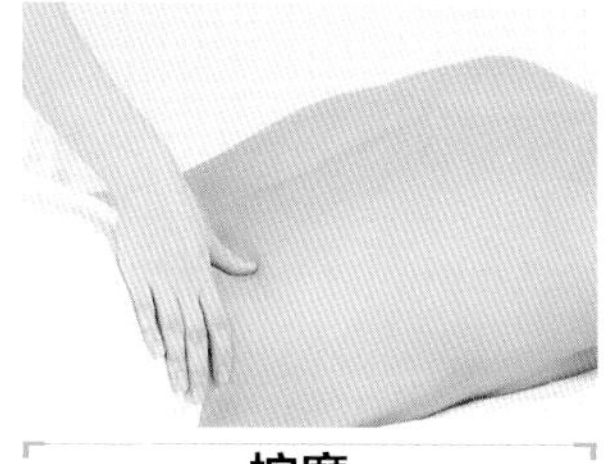

按摩

用拇指指腹揉按志室穴 100 ~ 200 次，以局部有酸胀感为度。

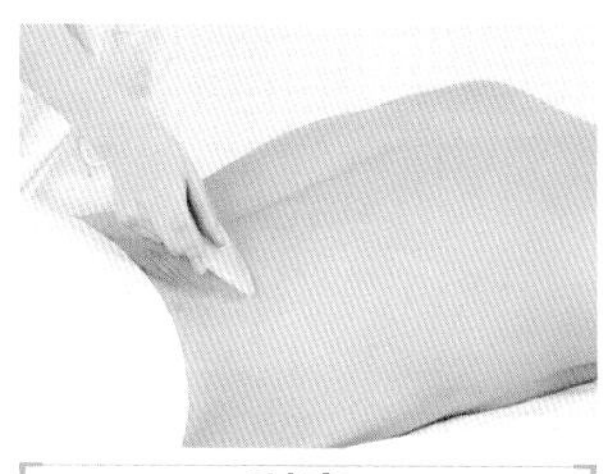

刮痧

用面刮法刮拭志室穴 3 ~ 5 分钟，以出痧为度。

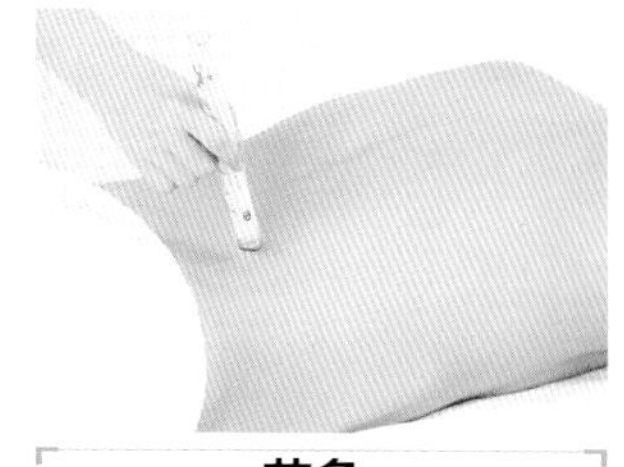

艾灸

用艾条温和灸法灸志室穴 5 ~ 20 分钟，以患者感觉温热、舒适为度。

04 老中医随症配穴

①**腰膝疼痛：**志室配命门、委中，适宜用按摩疗法，可强壮腰膝、活血祛瘀。

②**小便不利、水肿：**志室配膀胱俞、关元、复溜，适宜用刮痧疗法，可利水消肿。

③**阳痿、遗精：**志室配肾俞、关元，适宜用艾灸疗法，可补肾益精、壮阳固涩。

←大肠俞·缓解湿重腰痛

足太阳膀胱经穴 

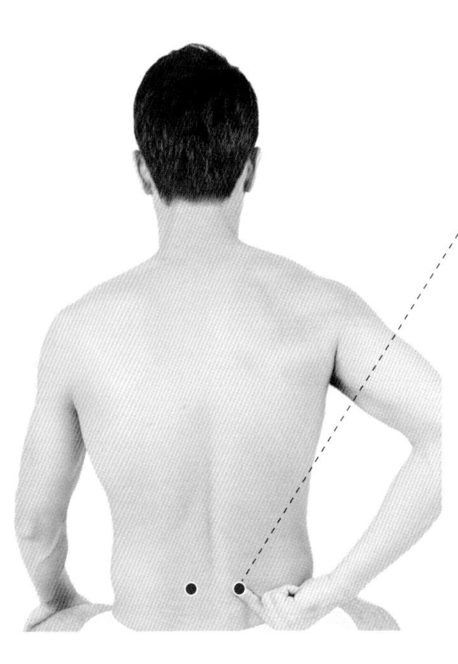

大肠俞穴 属足太阳膀胱经，大肠之背俞穴，善于外散大肠腑之热，防治肠腑疾患。另外，指压大肠俞穴和小肠俞穴有助于治疗早泄。

01 穴位定位

位于腰部，当第四腰椎棘突下，旁开 1.5 寸。

02 功效主治

疏调肠腑，理气化滞。主治反胃、饮食不化、肠鸣腹胀、绕脐切痛、泄痢、便秘脱肛、便血、遗尿、痛经、腰腿痛、脊强不得俯仰等病症。

03 经穴疗法

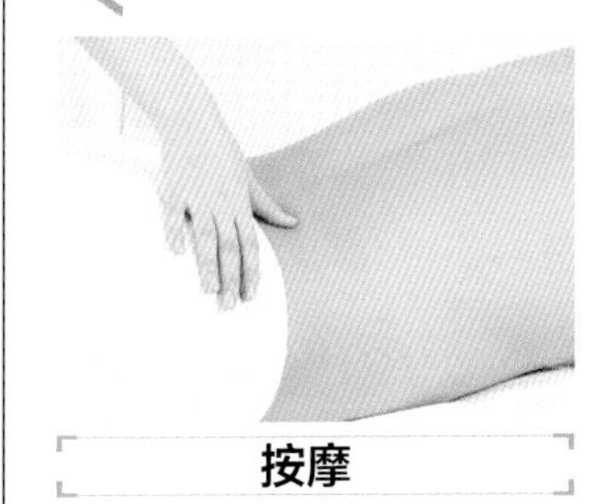

按摩

用拇指指腹揉按大肠俞穴 100 ~ 200 次，以局部有酸胀感为度。

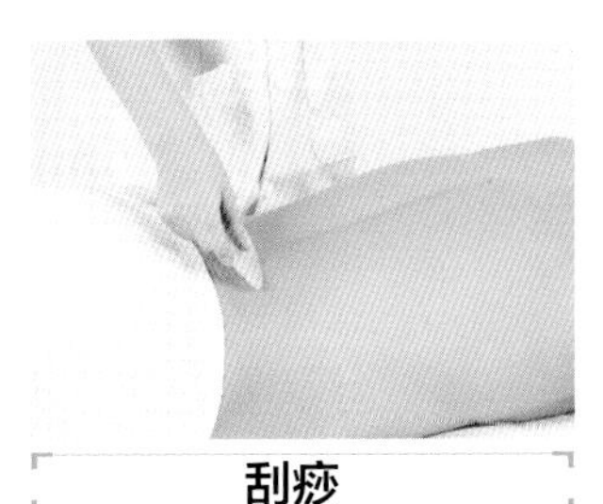

刮痧

用面刮法刮拭大肠俞穴 30 次，以出痧为度。

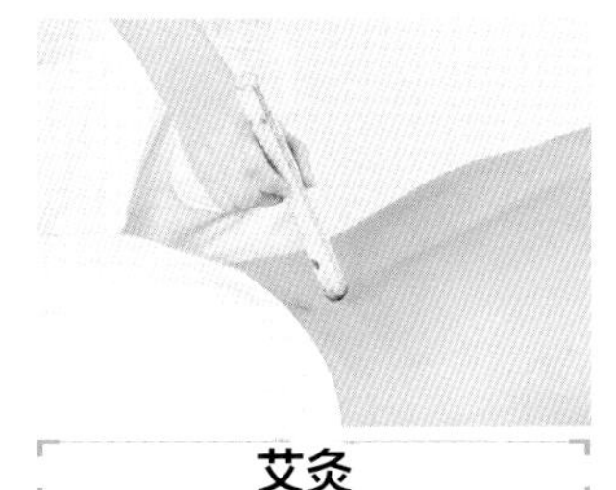

艾灸

用艾条温和灸法灸大肠俞穴 5 ~ 20 分钟，以局部皮肤潮红为度。

04 老中医随症配穴

①**胃肠积滞、腹泻：**大肠俞配天枢，适宜用按摩疗法，可培土健中、消积化滞。

②**便秘：**大肠俞配上巨虚、承山，适宜用刮痧疗法，可调肠腑、清积热。

③**腰脊骶髂疼痛：**大肠俞配至阳、腰阳关，适宜用艾灸疗法，可强筋骨、利腰膝。

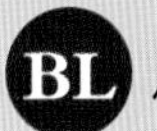

足太阳膀胱经穴

膀胱俞·治疗大小便疾病 →

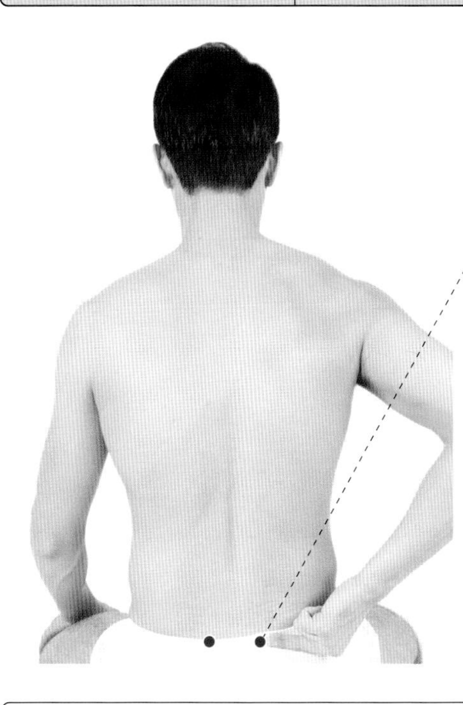

膀胱俞穴 是足太阳膀胱经的常用腧穴之一，遗尿多由于肺、脾、肾和膀胱功能失调所致，且影响身心健康，应及早治疗。经常刺激膀胱俞穴有利膀胱的作用，能有效通调小便。

01 穴位定位

位于骶部，当骶正中嵴旁 1.5 寸，平第二骶后孔。

02 功效主治

清热利湿，通经活络。主治小便赤涩、尿失禁、遗尿、癃闭、疝气偏坠、泄泻、痢疾、腹痛、腰腿疼痛等病症。

03 经穴疗法

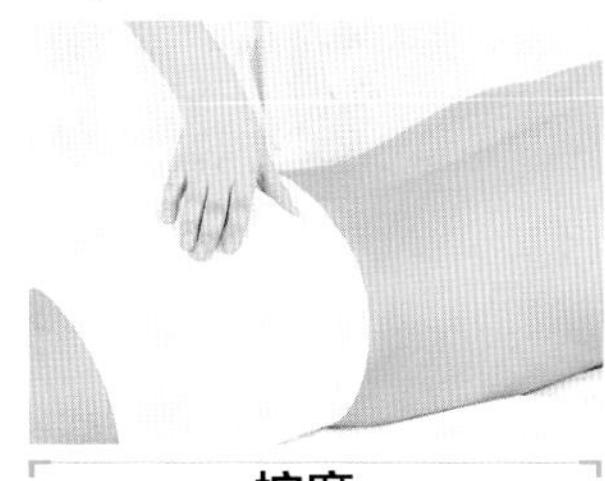

按摩

用拇指指腹揉按膀胱俞穴 100 ~ 200 次，以局部有酸胀感为度。

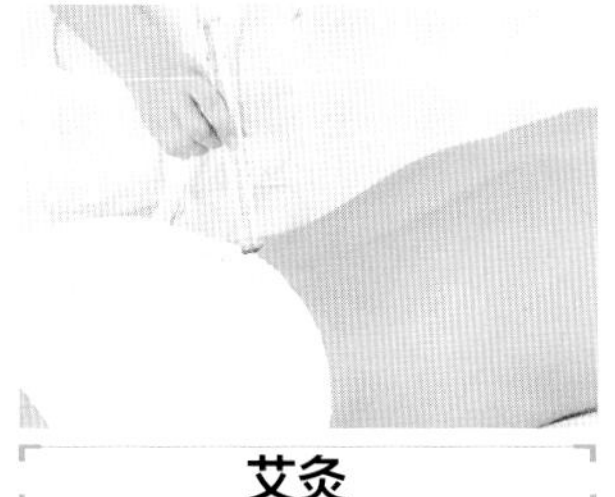

艾灸

用艾条温和灸法灸膀胱俞穴 5 ~ 20 分钟，以患者感觉温热、舒适为度。

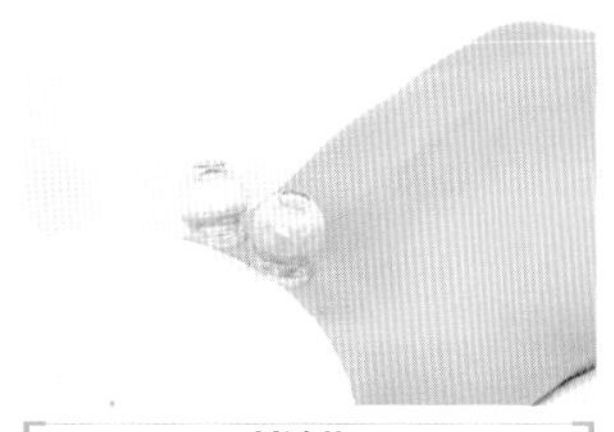

拔罐

将火罐扣在膀胱俞穴上，留罐 5 ~ 10 分钟，以局部皮肤泛红、充血为度。

04 老中医随症配穴

①**水道不利、癃闭、小便赤涩：** 膀胱俞配中极，适宜用按摩疗法，可清热利湿。
②**腰脊强痛、下肢无力：** 膀胱俞配筋缩、犊鼻，适宜用艾灸疗法，可通经活络、强健腰膝。
③**阴部瘙痒、淋浊：** 膀胱俞配阴廉、血海，适宜用拔罐疗法，可祛风清热、活血止痒。

←委中·治腰背下肢疾病

足太阳膀胱经穴 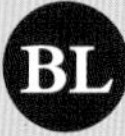

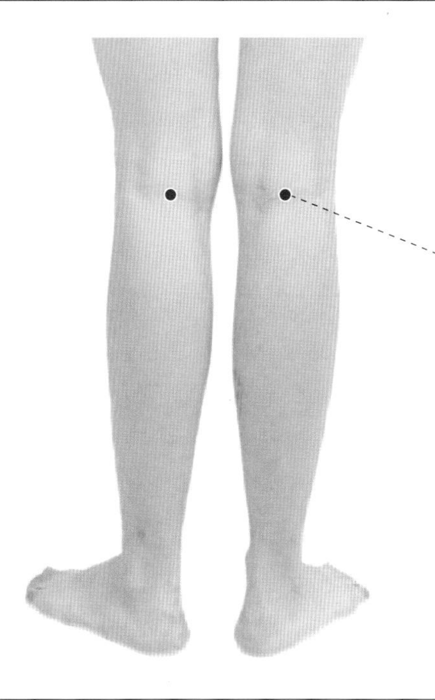

委中穴 属足太阳膀胱经，为膀胱经之合穴。体力劳动和久坐之人，腰背部常出现酸痛的情况。古有“腰背委中求”之语，刺激该穴可以治腰背疼痛，对一些下肢疾病也有缓解、治疗的作用。

01 穴位定位

位于腘横纹中点，当股二头肌腱与半腱肌肌腱的中间。

02 功效主治

凉血解毒，舒筋通络，祛除风湿。主治腰脊痛、风寒湿痹、半身不遂、脚气、丹毒、头痛、眩晕、目视不明、肩上热、腋下肿、小腹肿痛、手足厥逆、小便难等病症。

03 经穴疗法

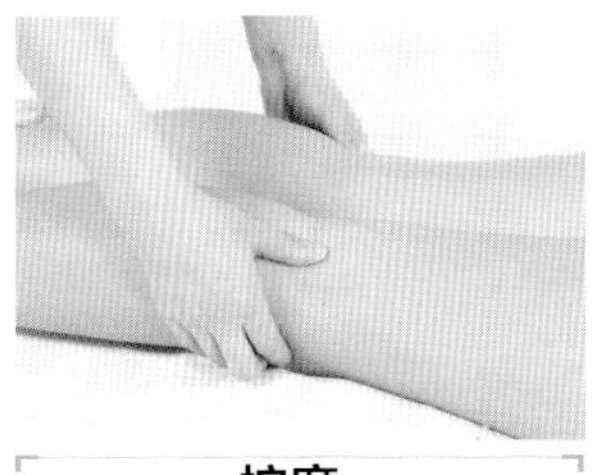

按摩

用拇指指腹揉按委中穴100～200次，以局部有酸胀感为度。

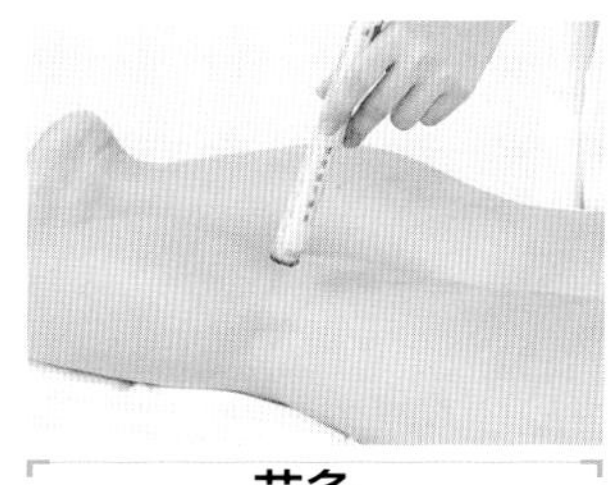

艾灸

用艾条温和灸法灸委中穴5～20分钟，以出现循经感传现象为度。

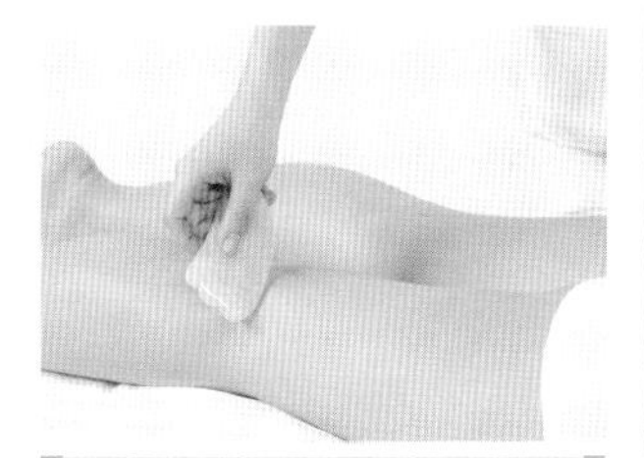

刮痧

用面刮法从上向下刮拭委中穴3～5分钟，以出痧为度。

04 老中医随症配穴

①**腰腿痛、坐骨神经痛：**委中配肾俞、腰阳关，适宜用按摩疗法，可强腰舒筋、活络止痛。
②**下肢痿痹：**委中配阳陵泉、悬钟，适宜用艾灸疗法，可补髓强筋、活血通络。
③**湿疹、疔疮：**委中配曲池、风市，适宜用刮痧疗法，可祛风清热、凉血解毒。

BL 足太阳膀胱经穴

承山·治小腿抽筋

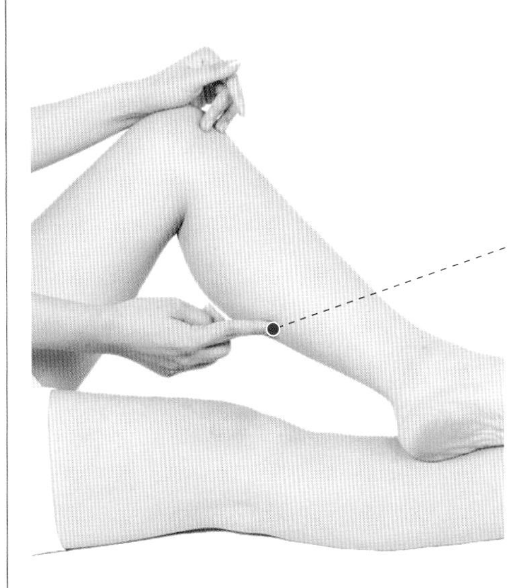

承山穴 属足太阳膀胱经，所在的位置相当于“筋、骨、肉”的一个交点，是最直接的受力点。经常穿高跟鞋或者久站的女性，容易出现腰背疼痛、小腿痉挛等状况，按压本穴能有所缓解。

01 穴位定位

位于小腿后面正中，委中与昆仑之间，当伸直小腿或足跟上提时腓肠肌肌腹下出现尖角凹陷处。

02 功效主治

理气止痛，舒筋活络，消痔。主治腰脊痛、膝下肿、脚跟急痛、脚弱无力、下肢不遂、腹痛、腹胀、大便难、泄泻、脱肛、痔疮、便血、小儿惊痫等病症。

03 经穴疗法

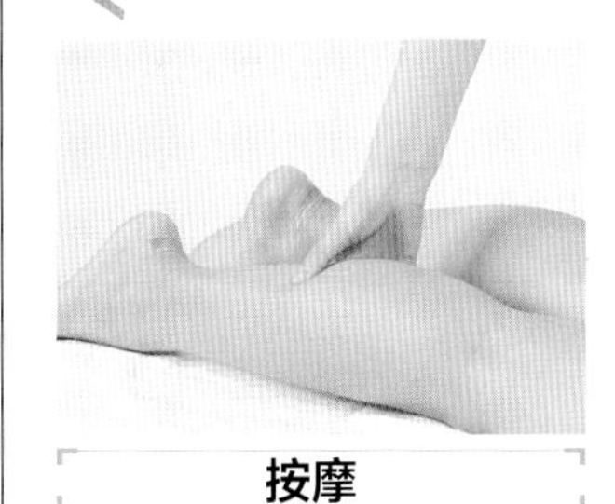

按摩

用拇指指腹揉按承山穴100～200次，以局部有酸胀感为度。

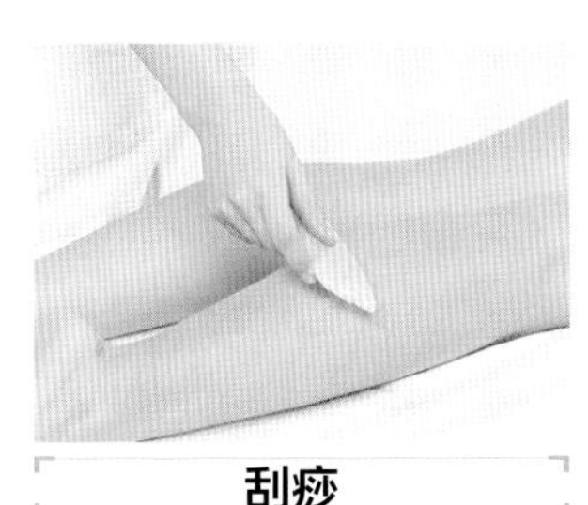

刮痧

用面刮法刮拭承山穴3～5分钟，以出痧为度。

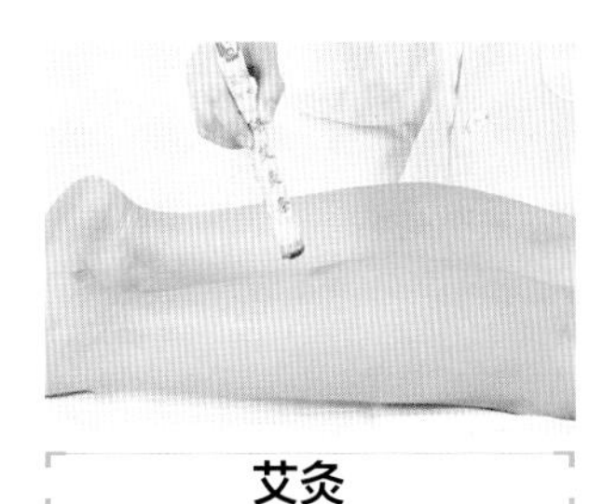

艾灸

用艾条温和灸法灸承山穴5～20分钟，以出现循经感传现象为度。

04 老中医随症配穴

①**下肢痿弱：**承山配委中、足三里，适宜用按摩疗法，可强筋健骨。

②**便秘：**承山配大肠俞、秩边，适宜用刮痧疗法，可理气清热、通调肠腑。

③**腓肠肌痉挛：**承山配环跳、阳陵泉，适宜用艾灸疗法，可舒筋、活血、通络。

昆仑·舒筋活络

足太阳膀胱经穴 

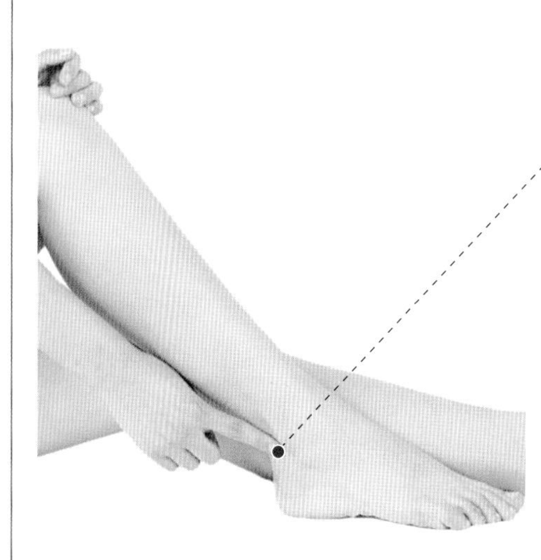

昆仑穴 属足太阳膀胱经，为膀胱经之经穴。足跟是人体负重的主要部分，足跟痛最常见于久站，尤其是经常穿高跟鞋的女性。经常刺激昆仑穴，能增强下肢肌肉力量，以缓解足跟痛的症状。

01 穴位定位

位于足部外踝后方，当外踝尖与跟腱之间的凹陷处。

02 功效主治

安神清热，舒筋活络。主治头痛目眩、目赤肿痛、鼻塞、鼻出血、齿痛颊肿、项背强痛、腰痛如折、腿股疼痛、浮肿、腹满、大便难、疟疾、脚气、癫狂、痫症等病症。

03 经穴疗法

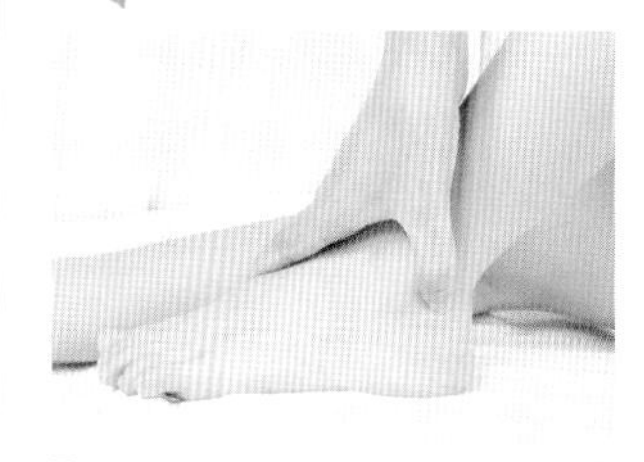

按摩

用拇指指尖掐按昆仑穴100～200次，以局部有酸痛感为度。

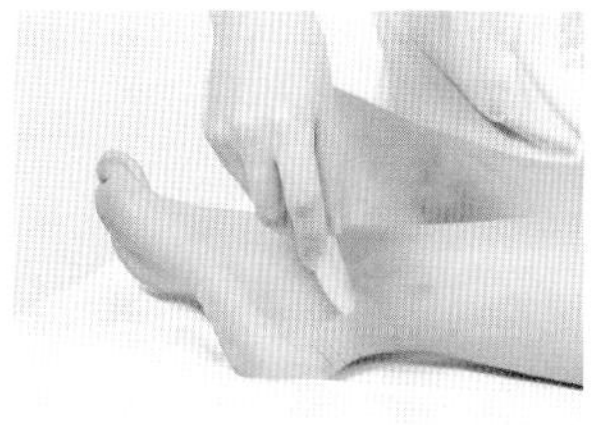

刮痧

用角刮法刮拭昆仑穴3～5分钟，以出痧为度。

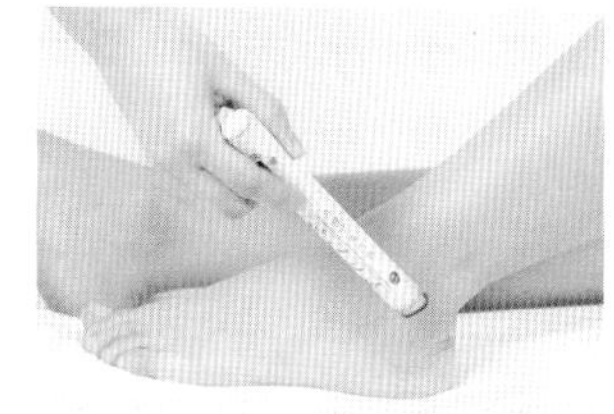

艾灸

用艾条温和灸法灸昆仑穴5～20分钟，以出现循经感传现象为度。

04 老中医随症配穴

①**头痛、惊痫：** 昆仑配风池、后溪，适宜用按摩疗法，可清头目、安神志。

②**颈项强痛：** 昆仑配列缺、大椎、风池、肩井，适宜用刮痧疗法，可通络止痛。

③**下肢痿痹：** 昆仑配风市、阳陵泉，适宜用艾灸疗法，可舒筋、活血、通络。

BL 足太阳膀胱经穴

八髎·缓解痛经、治阳痿

01 穴位定位

位于腰骶孔处，左右共八个，分别在第一、第二、第三、第四骶后孔中。

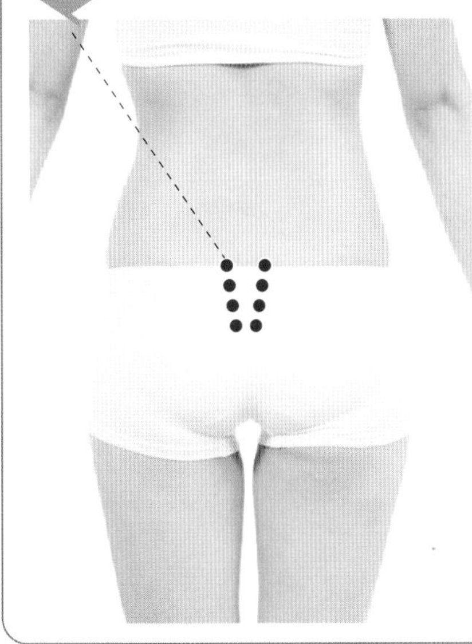

02 功效主治

调理下焦，强腰利膝。主治月经不调、痛经、带下、阳痿、腰腿痛等病症。

03 经穴疗法

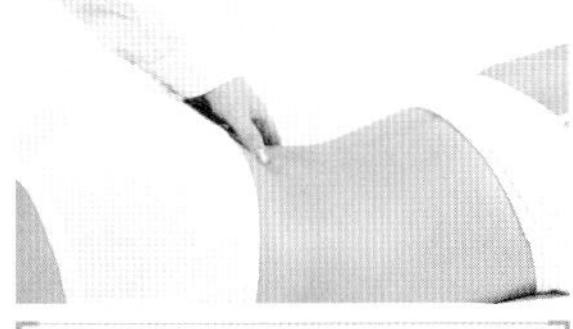

按摩

用拇指指腹揉按八髎穴100～200次，以局部皮肤发热为度。

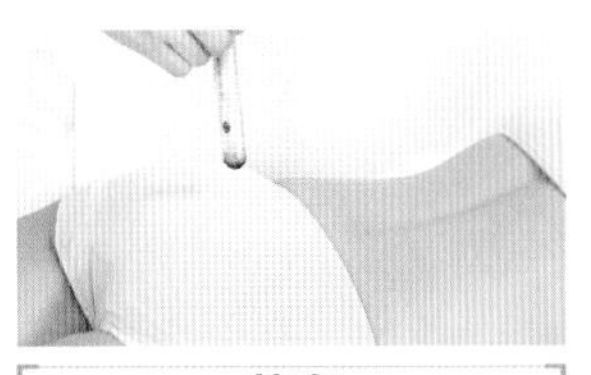

艾灸

用艾条温和灸法灸八髎穴5～20分钟，以患者感觉温热、舒适为度。

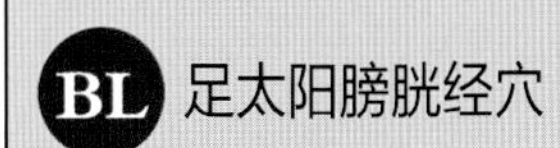

BL 足太阳膀胱经穴

至阴·治胎位不正

01 穴位定位

位于足小趾末节外侧，距趾甲角0.1寸（指寸）。

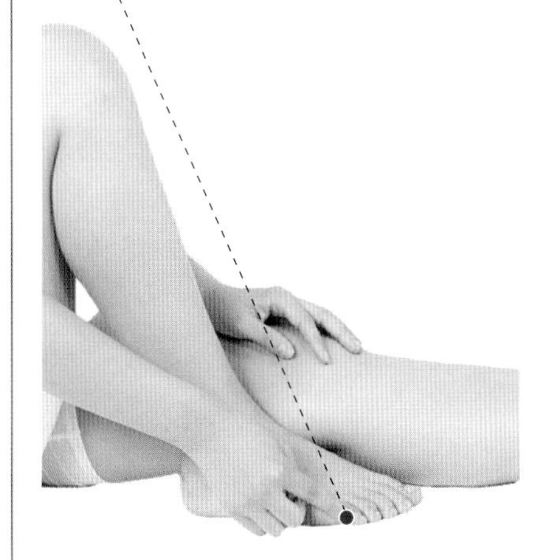

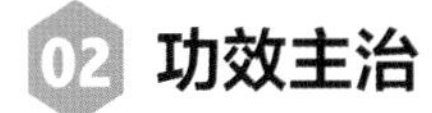

02 功效主治

正胎催产，理气活血，清头明目。主治头痛、眩晕、鼻衄、耳鸣、耳聋、项背疼痛、胸胁痛、小便不利、难产等病症。

03 经穴疗法

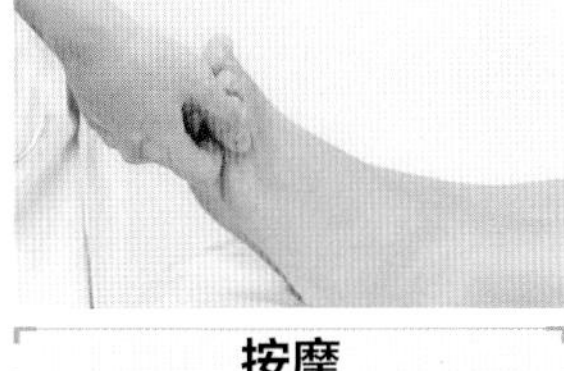

按摩

用拇指指腹揉按至阴穴100～200次，以局部有酸胀感为度。

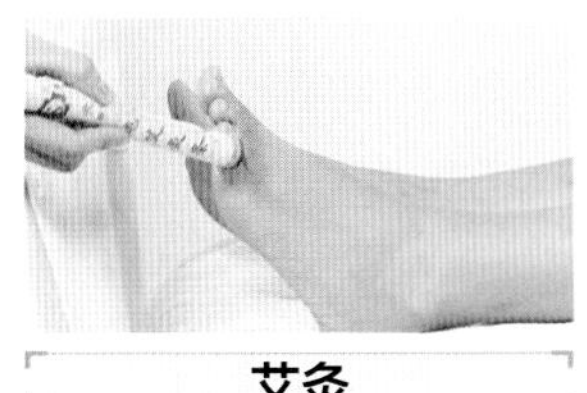

艾灸

用艾条温和灸法灸至阴穴5～20分钟，以出现循经感传现象为度。

涌泉·急救穴之一

足少阴肾经穴 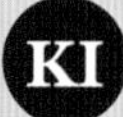

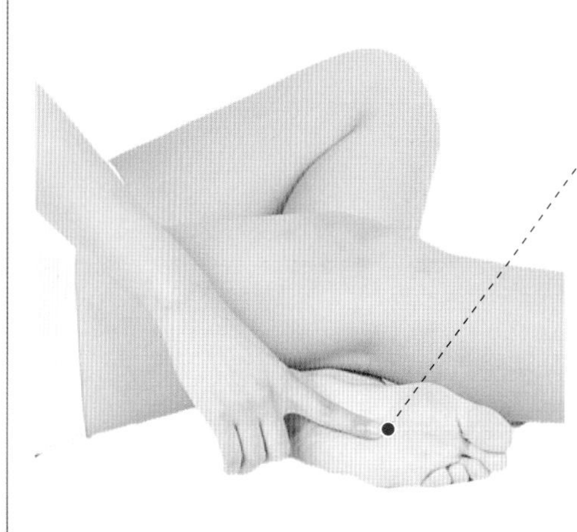

涌泉穴 是足少阴肾经的常用腧穴之一，为肾经之井穴，急救穴之一。正确刺激该穴能够治疗百病，还能使人精力充沛，对改善亚健康状态有很大帮助。

01 穴位定位

位于足底部，约当足底二、三趾趾缝纹头端与足跟连线的前 1/3 与后 2/3 交点上。

02 功效主治

苏厥开窍，滋阴益肾，散热生气。主治癫狂、善恐、善忘、小儿惊风、头痛目眩、舌干、咽喉肿痛、鼻衄、咳嗽短气、肺结核、泄泻、二便不利、疝气、阳痿、经闭、难产、不孕、水肿、足心热等病症。

03 经穴疗法

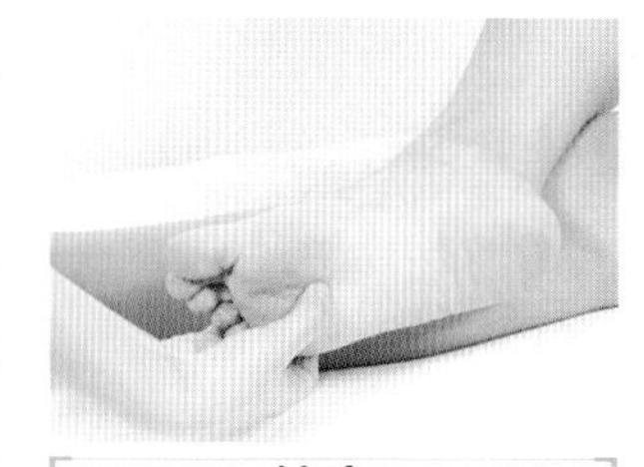

按摩

用拇指指腹揉按涌泉穴 100 ~ 200 次，以局部有酸胀感为度。

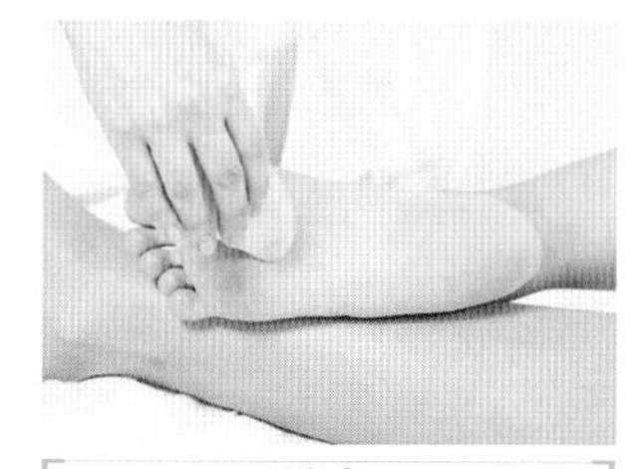

刮痧

用角刮法刮拭涌泉穴 3 ~ 5 分钟，以出痧为度。

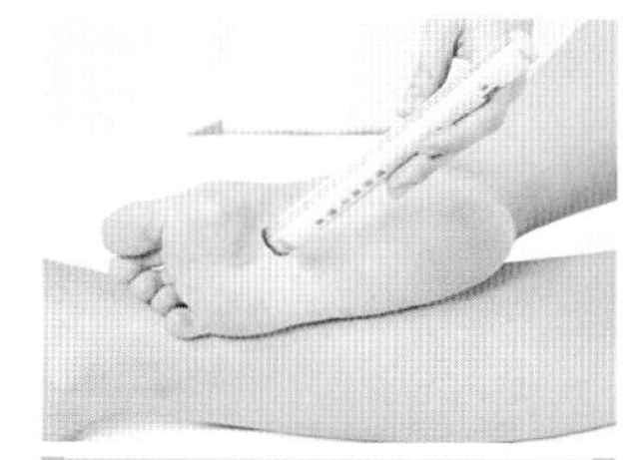

艾灸

用艾条温和灸法灸涌泉穴 5 ~ 20 分钟，以出现循经感传现象为度。

04 老中医随症配穴

①**昏厥、癫痫、休克：**涌泉配百会、人中，适宜用按摩疗法，可苏厥、回阳救逆。
②**头晕、失眠、癔病：**涌泉配四神聪、神门，适宜用刮痧疗法，可清心安神、镇静。
③**小便不利、水肿：**涌泉配肾俞、膀胱俞，适宜用艾灸疗法，可温阳利水。

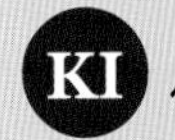

足少阴肾经穴

太溪·壮阳固肾

太溪穴 是足少阴肾经的常用腧穴之一，为肾经之原穴。犹如汇聚肾经原气的“长江”，补之则济其亏损，泄之则祛其有余，善于治疗肾脏疾病以及五官等方面的病症。

01 穴位定位

位于足内侧，内踝后方，当内踝尖与跟腱之间的凹陷处。

02 功效主治

滋阴益肾，壮阳强腰。主治遗精、阳痿、月经不调、不眠、癫狂、咳喘、头痛、牙痛、咽喉肿痛、鼻出血、耳鸣、耳聋、心痛、腰痛、足跟肿痛、两腿生疮等病症。

03 经穴疗法

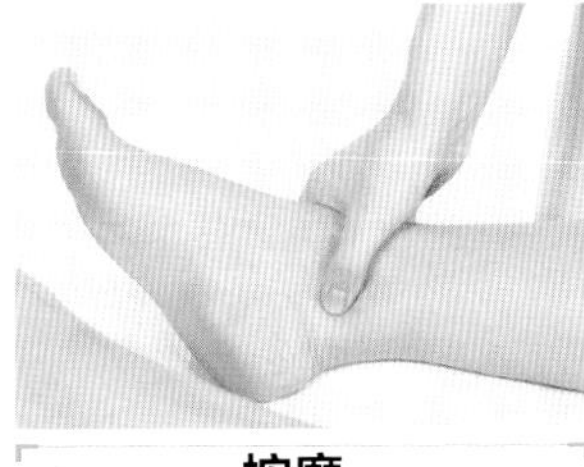

按摩

用拇指指腹揉按太溪穴100 ~ 200次，以局部有酸胀感为度。

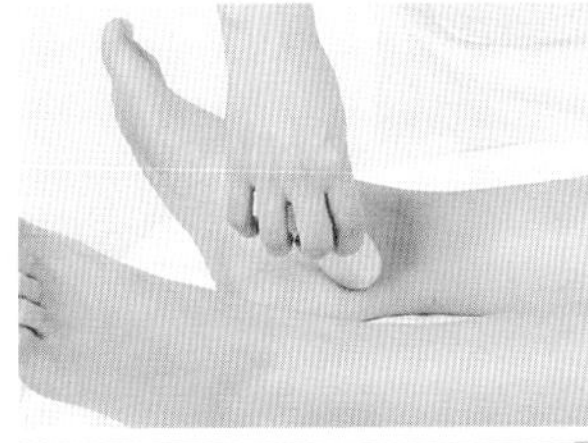

刮痧

用点按法刮拭太溪穴15 ~ 30次，以出痧为度。

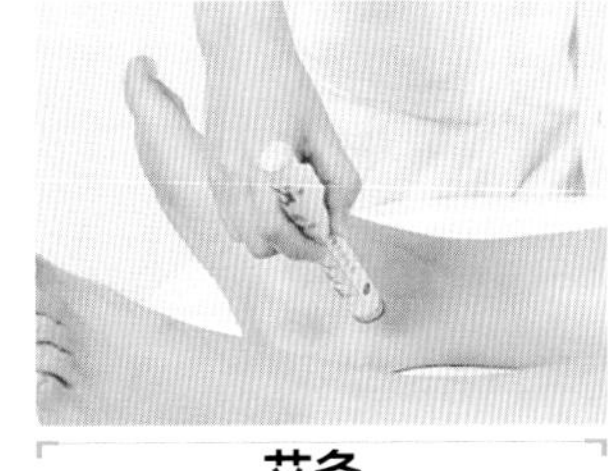

艾灸

用艾条温和灸法灸太溪穴5 ~ 20分钟，以出现循经感传现象为度。

04 老中医随症配穴

①**头痛、目眩：** 太溪配飞扬，适宜用按摩疗法，可滋阴补肾。

②**咽喉炎、齿痛：** 太溪配少泽，适宜用刮痧疗法，可滋肾阴、清虚热。

③**遗精、阳痿、肾虚腰痛：** 太溪配肾俞、志室，适宜用艾灸疗法，可温肾壮阳。

照海·调经止痛

足少阴肾经穴 KI

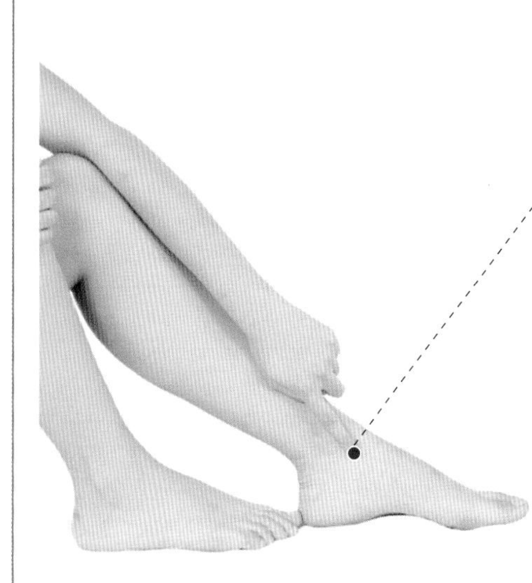

照海穴 是足少阴肾经的常用腧穴之一，《备急千金要方》里称此穴为“漏阴”，意指肾经经水在此蒸发、漏失，故刺激照海穴能滋肾清热、通调三焦，还可促进女性内分泌，改善生殖系统功能。

01 穴位定位

位于足内侧，内踝尖下方凹陷处。

02 功效主治

养阴液，利咽喉，清神志，调下焦。主治面目浮肿、目赤肿痛、视物模糊、咽喉肿痛、心痛气喘、月经不调、痛经、阴挺、阴痒、胎衣不下、难产、泄泻、淋病、遗精、癃闭、遗尿、脚气等病症。

03 经穴疗法

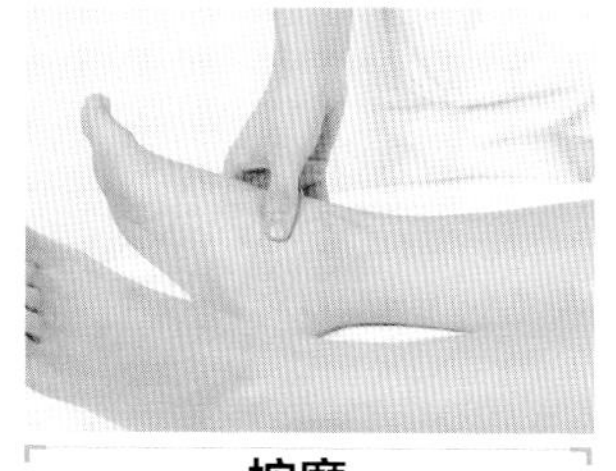

按摩

用拇指指腹揉按照海穴100 ~ 200次，以局部有酸胀感为度。

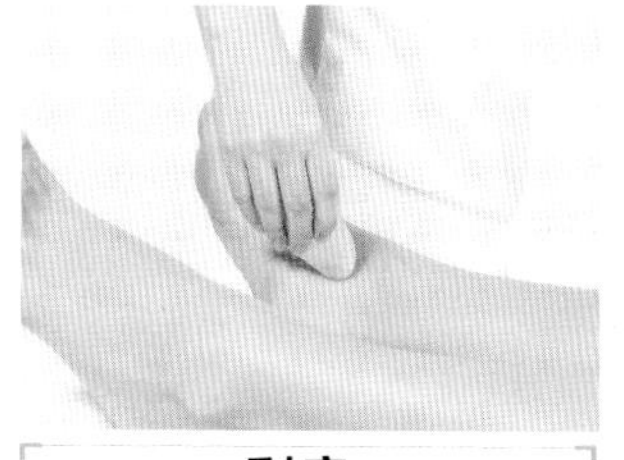

刮痧

用角刮法刮拭照海穴3 ~ 5分钟，以出痧为度。

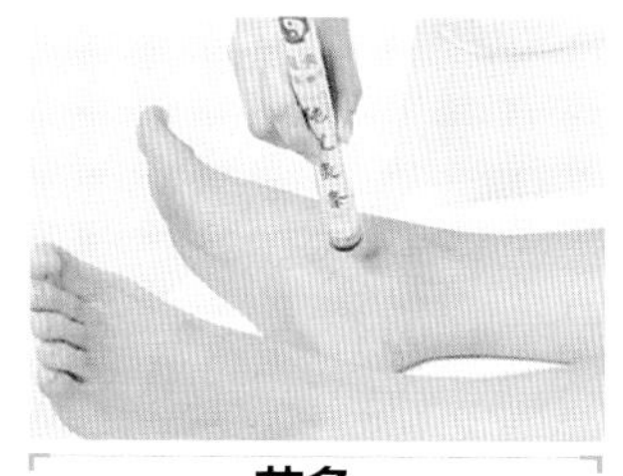

艾灸

用艾条温和灸法灸照海穴5 ~ 20分钟，以出现循经感传现象为度。

04 老中医随症配穴

①**足踝疼痛：**照海配昆仑、解溪，适宜用按摩疗法，可舒筋活络。

②**咽喉肿痛：**照海配合谷、列缺，适宜用刮痧疗法，可滋阴清热、利咽。

③**月经不调、痛经、白带异常：**照海配中极、三阴交，适宜用艾灸疗法，可调经活血、止带。

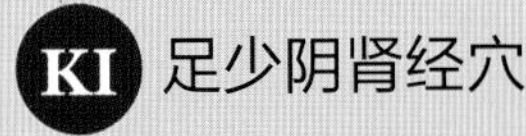

复溜·调理肾脏

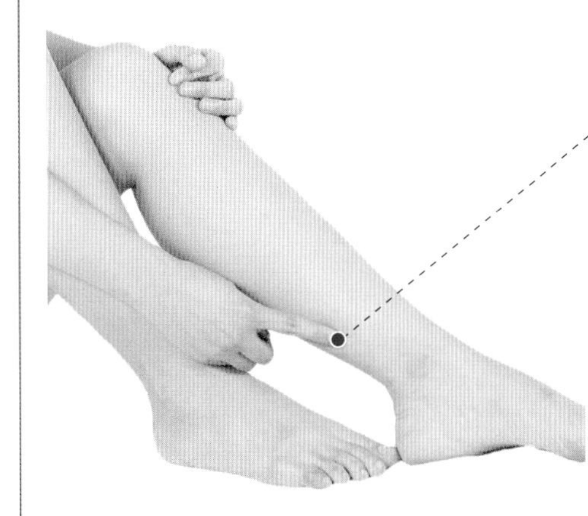

复溜穴 属足少阴肾经，为肾经之经穴，是调节肾经的“杠杆药”，有补肾滋阴、利水消肿的作用，专治水液代谢失常疾病。患有神经衰弱，或者疲劳时脚肿胀者，可用手在本穴上按摩。

01 穴位定位

位于小腿内侧，太溪直上 2 寸，跟腱的前方。

02 功效主治

补肾益阴，温阳利水。主治腰痛、水肿、小便不利、腹部胀满、泄泻、大便脓血、盗汗、自汗、目昏、寒湿脚气、下肢瘫痪等病症。

03 经穴疗法

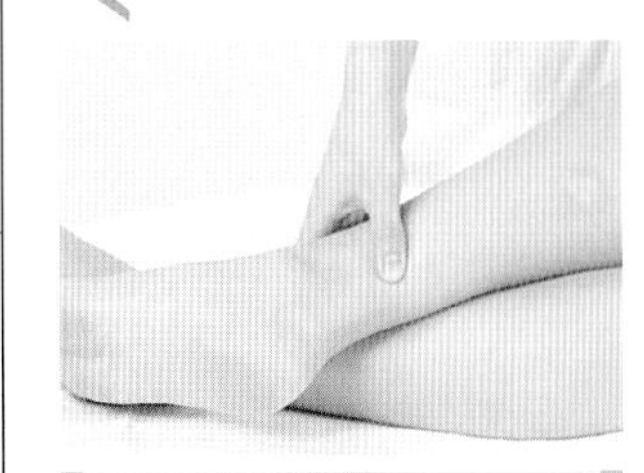

按摩

用拇指指腹揉按复溜穴 100 ~ 200 次，以局部有酸胀感为度。

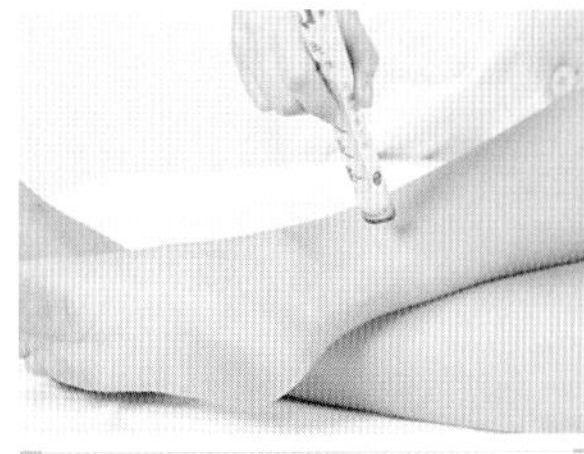

艾灸

用艾条温和灸法灸复溜穴 5 ~ 20 分钟，以出现循经感传现象为度。

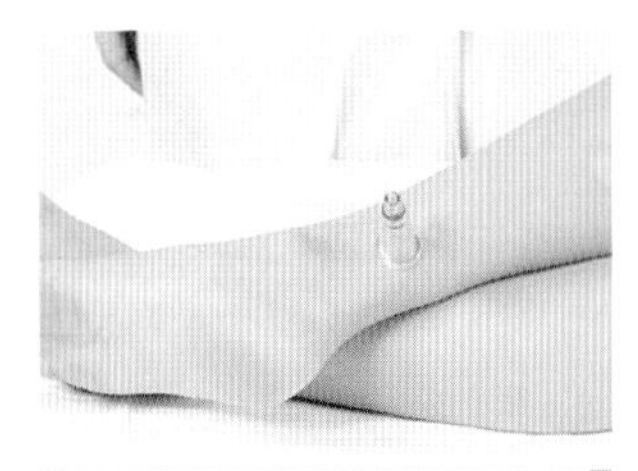

拔罐

将气罐吸附在复溜穴上，留罐 5 ~ 10 分钟，以局部皮肤泛红、充血为度。

04 老中医随症配穴

①**小腿酸痛：**复溜配昆仑、委中、承山，适宜用按摩疗法，可疏经通络。
②**多汗、无汗或少汗：**复溜配合谷，适宜用艾灸疗法，可调和营卫。
③**泄泻、水肿：**复溜配肝俞、脾俞，适宜用拔罐疗法，可舒肝益肾、健脾除湿。

← 俞府·止咳平喘

足少阴肾经穴 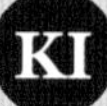

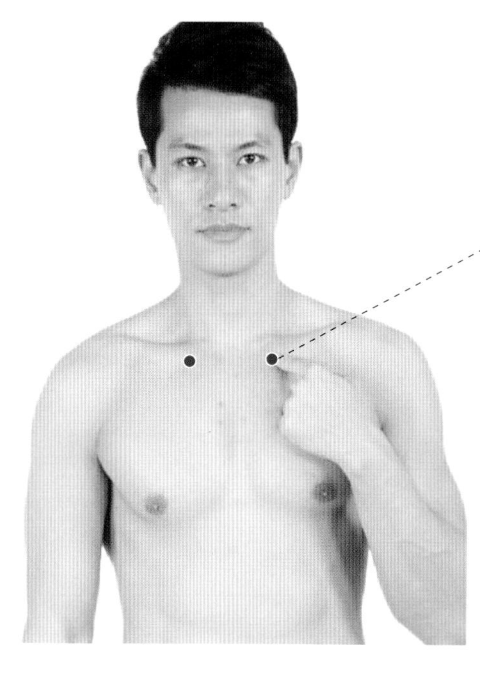

俞府穴 是足少阴肾经的常用腧穴之一，肾经之气由此进入胸腔。平素体虚患有哮喘者可适当刺激本穴，可益气补虚，哮喘发作期亦可及时指压本穴缓解气喘、胸闷等不适。

01 穴位定位

位于胸部，当锁骨下缘，前正中线旁开 2 寸。

02 功效主治

止咳平喘、和胃降逆。主治咳嗽、气喘、痰多、骨蒸潮热、呃逆、呕吐、胸满、食欲不振等病症。

03 经穴疗法

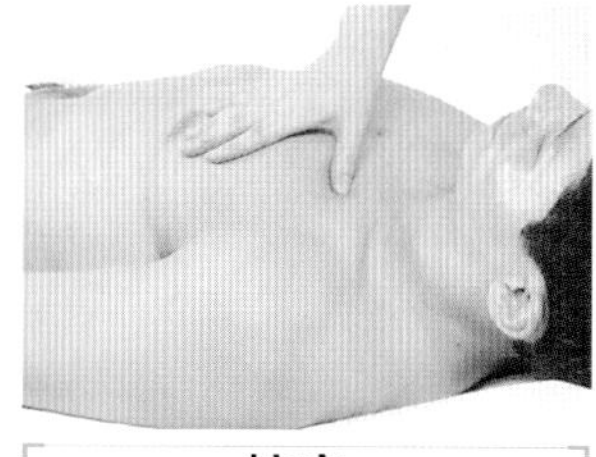

按摩

用拇指指腹揉按俞府穴 100 ~ 200 次，以局部有酸胀感为度。

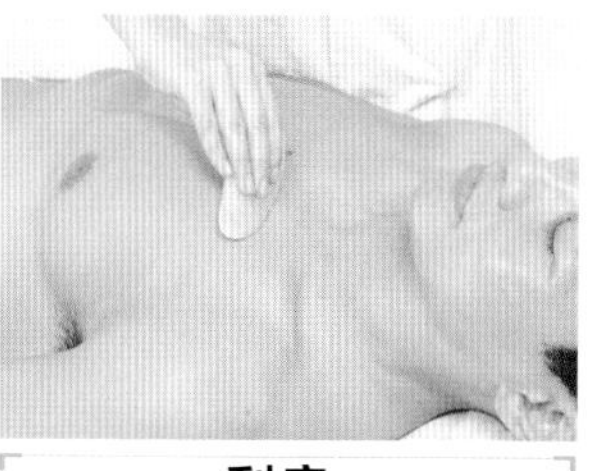

刮痧

用面刮法刮拭俞府穴 30 次，以出痧为度。

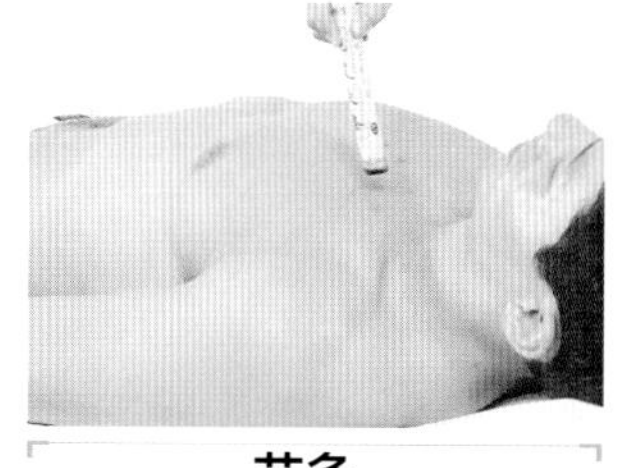

艾灸

用艾条温和灸法灸俞府穴 5 ~ 20 分钟，以患者感觉温热、舒适为度。

04 老中医随症配穴

①**恶心呕吐：**俞府配合谷、足三里，适宜用按摩疗法，可理气降逆。

②**潮热、盗汗：**俞府配肝俞、三阴交，适宜用刮痧疗法，可滋阴清热。

③**哮喘气虚：**俞府配膻中、肾俞，适宜用艾灸疗法，可补虚平喘。

KI 足少阴肾经穴

大赫·调经助阳

01 穴位定位

位于下腹部，当脐中下 4 寸，前正中线旁开 0.5 寸。

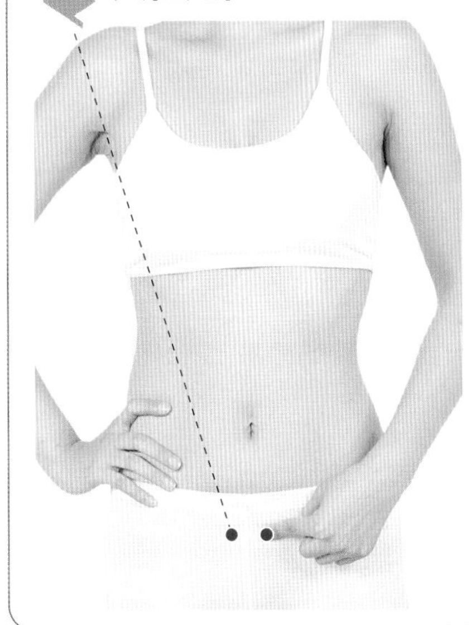

02 功效主治

益肾助阳，调经止带。主治少腹急痛、虚劳失精、白带异常、精液缺乏症、慢性阴道炎、膀胱炎等病症。

03 经穴疗法

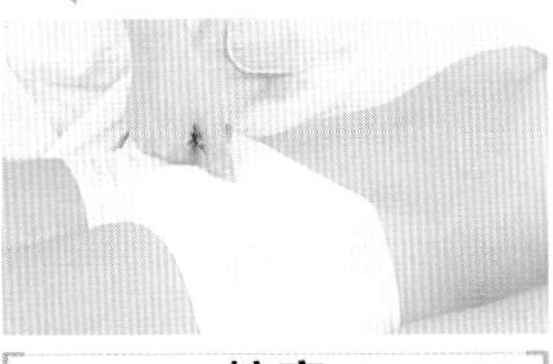

按摩

用拇指指腹揉按大赫穴 100 ~ 200 次，以局部有酸胀感为度。

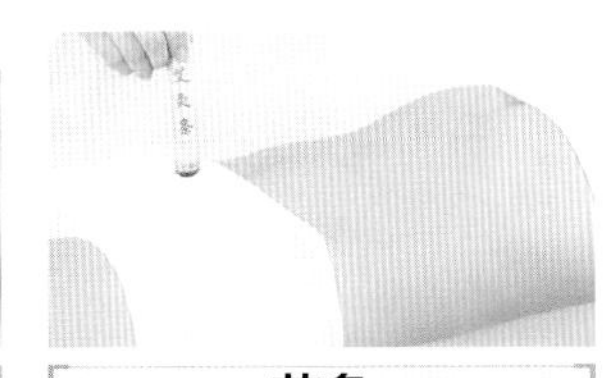

艾灸

用艾条温和灸法灸大赫穴 5 ~ 20 分钟，以患者感觉温热、舒适为度。

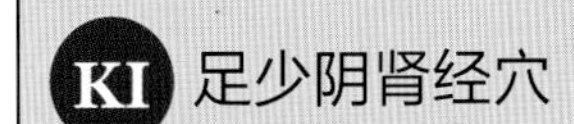

KI 足少阴肾经穴

肓俞·固肾滋阴

01 穴位定位

位于腹中部，当脐中旁开 0.5 寸。

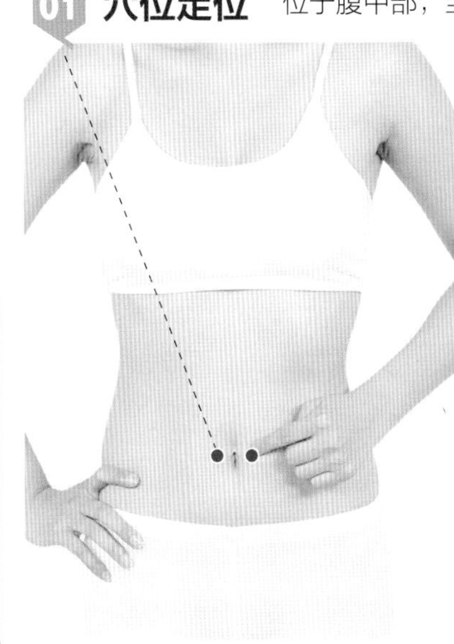

02 功效主治

调肠理气，温中利尿。主治腹部胀满、黄疸、泄泻、疝气、胃痉挛、习惯性便秘、肠炎、痢疾等病症。

03 经穴疗法

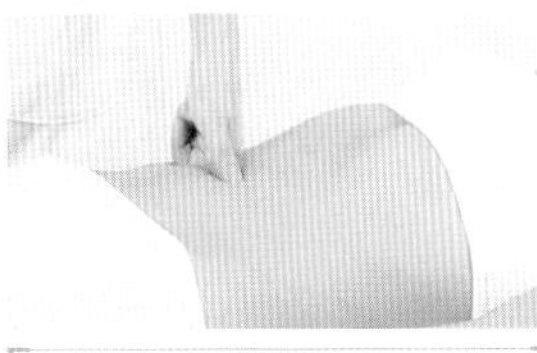

按摩

用拇指指腹揉按肓俞穴 100 ~ 200 次，以局部有酸胀感为度。

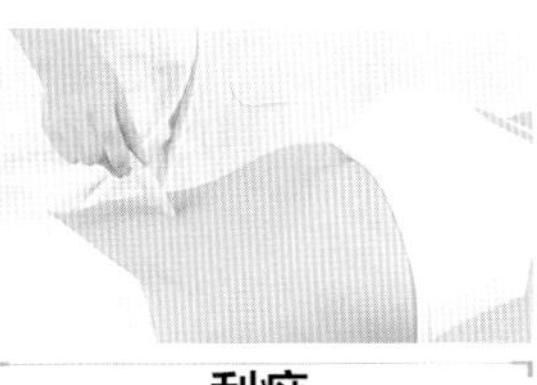

刮痧

用角刮法刮拭肓俞穴 3 分钟，以局部皮肤潮红为度。

←曲泽·清心平燥

手厥阴心包经穴 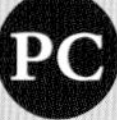

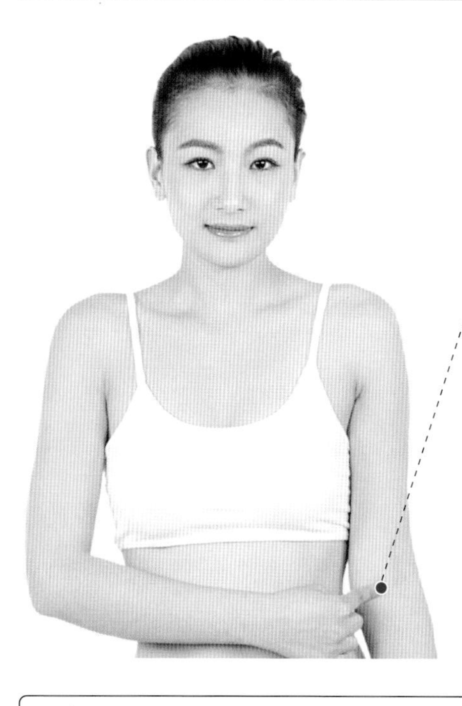

曲泽穴 是手厥阴心包经的常用腧穴之一，擅长清心泻火、理气调中，适当刺激本穴，可以起到疏通心包经气、强化心脑血管的作用，能够治疗心血管方面的疾病。

01 穴位定位

位于肘横纹中，当肱二头肌腱的尺侧缘。

02 功效主治

清暑泄热，和胃降逆，清热解毒。主治心痛、心悸、胸满、逆气、胃痛、呕吐、呕血、温病、风疹、霍乱、头摇、颜青及肘臂筋挛疼痛等病症。

03 经穴疗法

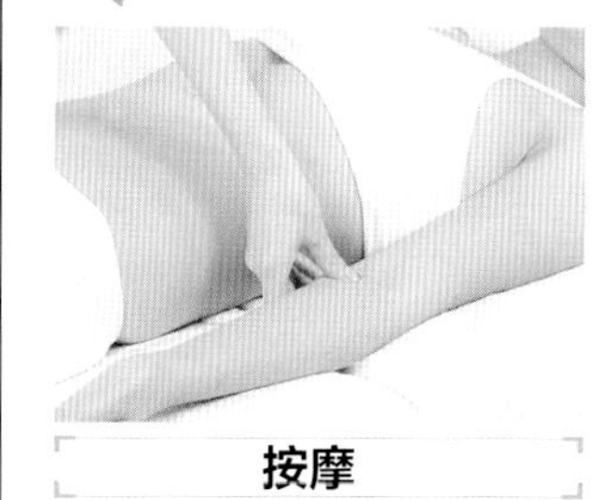

按摩

用拇指指端弹拨曲泽穴100～200次，以局部有酸胀感为度。

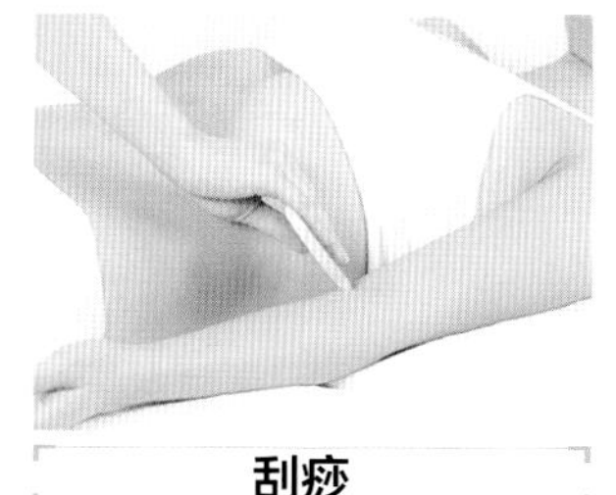

刮痧

用角刮法刮拭曲泽穴3～5分钟，以出痧为度。

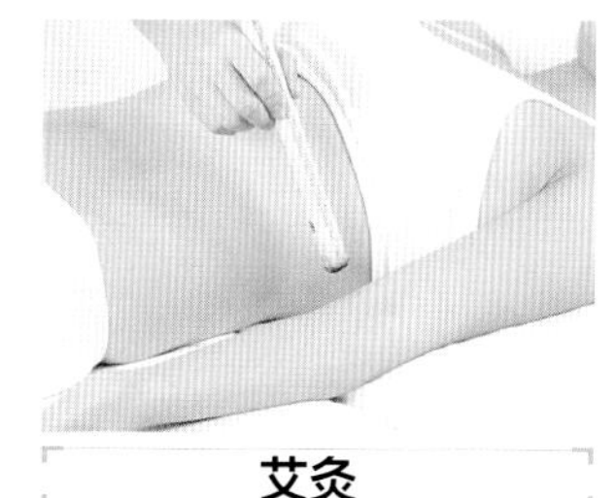

艾灸

用艾条温和灸法灸曲泽穴5～20分钟，以出现循经感传现象为度。

04 老中医随症配穴

①**呕吐、胃痛：**曲泽配内关、中脘，适宜用按摩疗法，可调理肠胃。

②**中暑：**曲泽配委中、曲池，适宜用刮痧疗法，可清心泄热。

③**心悸：**曲泽配大陵，适宜用艾灸疗法，可清心安神。

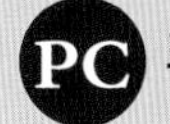 手厥阴心包经穴

间使·安神利心

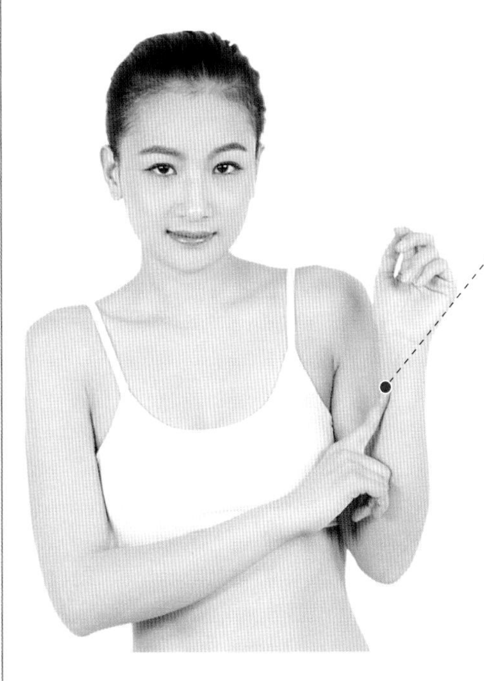

间使穴 属手厥阴心包经，为心包经之经穴。很多人因不得志而心情抑郁，而只有心情舒畅，身心健康方可快乐生活。刺激手腕上的间使穴，就能够宽胸解郁，缓解心情抑郁的状况。

01 穴位定位

位于前臂掌侧，当曲泽与大陵的连线上，腕横纹上3寸，掌长肌腱与桡侧腕屈肌腱之间。

02 功效主治

宽胸和胃，清心安神。主治心痛、心悸、癫狂、胃痛、呕吐、月经不调、失音、疟疾、肘挛腋肿、臂痛等病症。

03 经穴疗法

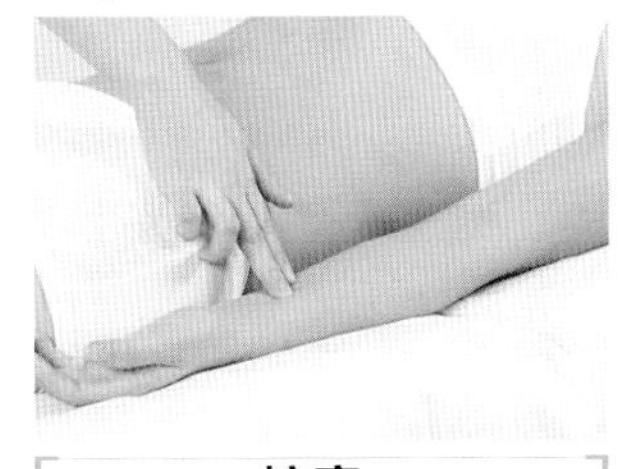

按摩

将食指、中指并拢，用指端揉按间使穴100～200次，以局部有酸胀感为度。

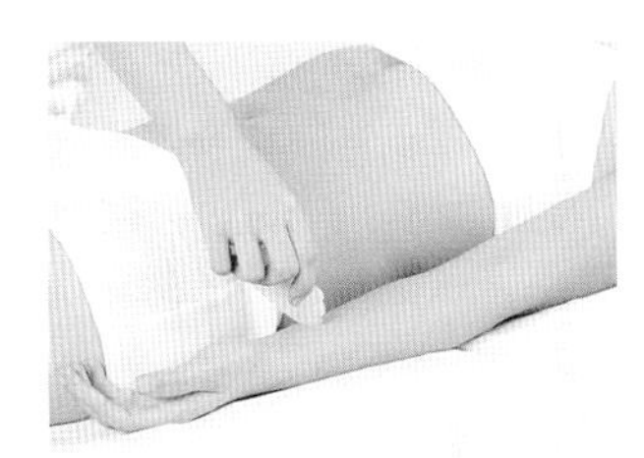

刮痧

用角刮法刮拭间使穴3～5分钟，以出痧为度。

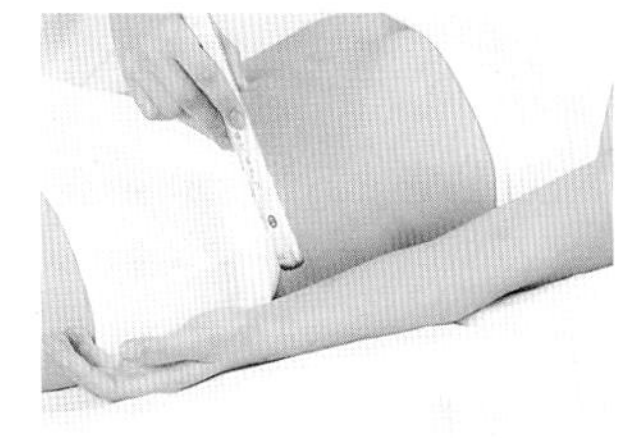

艾灸

用艾条温和灸法灸间使穴5～20分钟，以出现循经感传现象为度。

04 老中医随症配穴

①**心悸：**间使配心俞，适宜用按摩疗法，可益心气、宁神志。

②**月经不调、经闭：**间使配三阴交，适宜用刮痧疗法，可活血化瘀。

③**疟疾：**间使配大杼，适宜用艾灸疗法，可宣阳解表、驱邪截疟。

←内关·宁心安神，理气止痛

手厥阴心包经穴 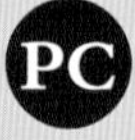

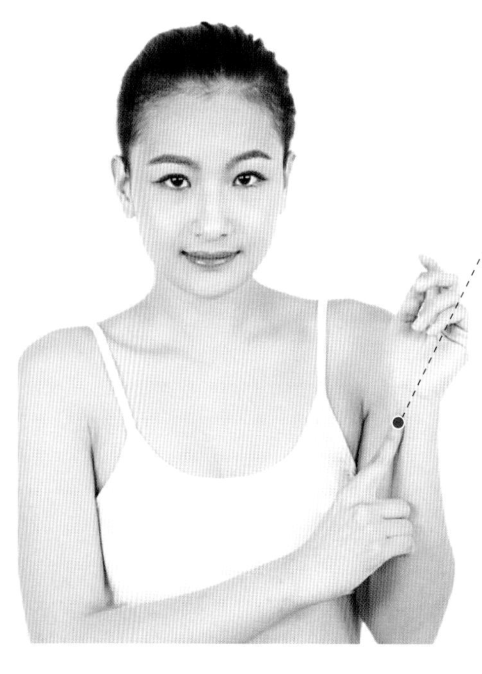

内关穴 属手厥阴心包经，为心包经之络穴，亦为八脉交会穴。内关穴对胸部、心脏部位以及胃部的止痛效果比较明显，紧急情况下，同时按压人中、内关两穴，效果更好，可缓解心脏不适。

01 穴位定位

位于前臂掌侧，当曲泽与大陵的连线上，腕横纹上2寸，掌长肌腱与桡侧腕屈肌腱之间。

02 功效主治

宁心安神，和胃和逆，理气止痛。主治心痛、心悸、风湿性心脏病、心包膜炎、心肌炎、心绞痛、心律失常、神昏、产后血晕、癫痫、狂妄、失眠、健忘、胃痛、胃肠炎等病症。

03 经穴疗法

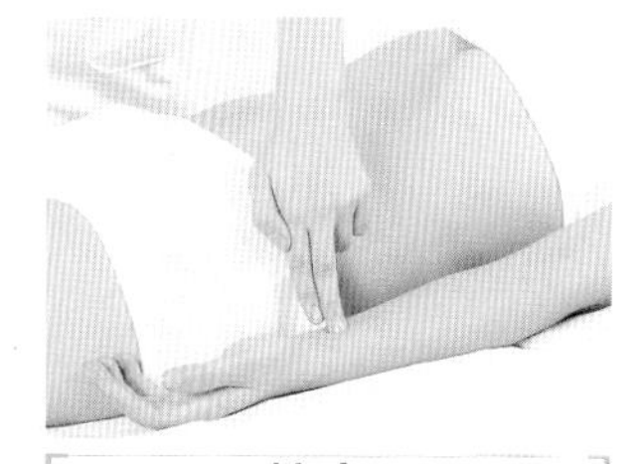

按摩

合并食指、中指，用两指指端揉按内关穴100～200次，以局部有酸痛感为度。

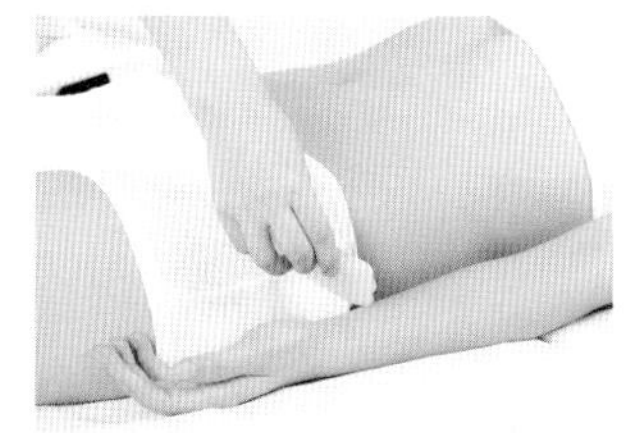

刮痧

用角刮法刮拭内关穴3～5分钟，以出痧为度。

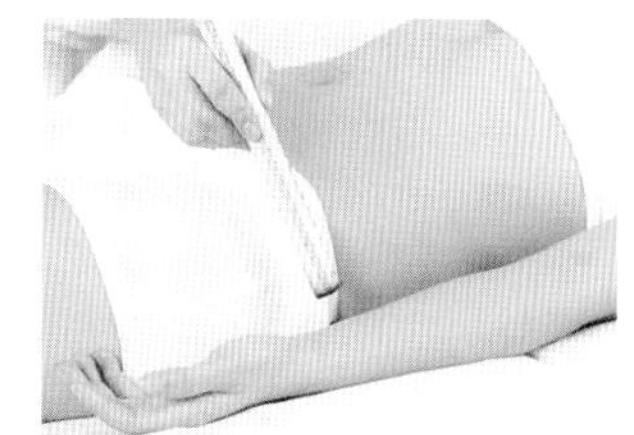

艾灸

用艾条温和灸法灸内关穴5～20分钟，以出现循经感传现象为度。

04 老中医随症配穴

①**失眠：**内关配神门，适宜用按摩疗法，可镇静安神。

②**胃脘痛：**内关配足三里、中脘，适宜用刮痧疗法，可和胃降逆、理气止痛。

③**无脉症：**内关配太渊，适宜用艾灸疗法，可益心安神、理气复脉。

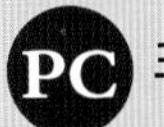

手厥阴心包经穴

大陵·清心宁神

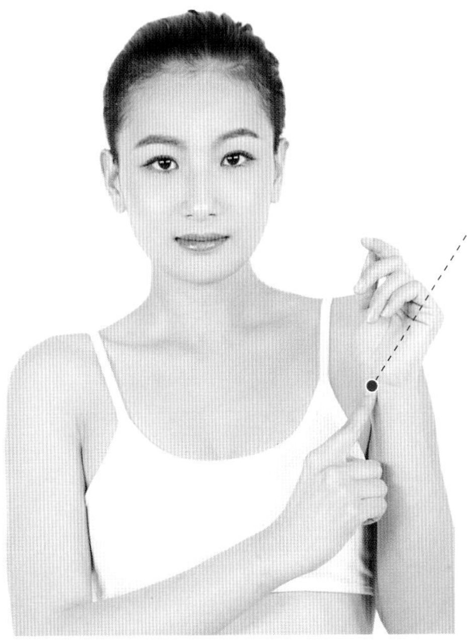

大陵穴 是手厥阴心包经的输穴和原穴，属孙真人十三鬼穴之一，其治疗精神神志疾病的临床疗效早已被几千年来的中医实践所证明，对神经衰弱有较好的疗效。

01 穴位定位

位于腕掌横纹的中点处，当掌长肌腱与桡侧腕屈肌腱之间。

02 功效主治

清心宁神，和胃宽胸，清营凉血。主治胸胁痛、痫症、心痛、心悸、心烦、心肌炎、失眠、精神病、癫狂、胃炎、骨痛、呕吐、呕血、胸中热痛、身热头痛、目赤痛、腕关节周围软组织损伤等病症。

03 经穴疗法

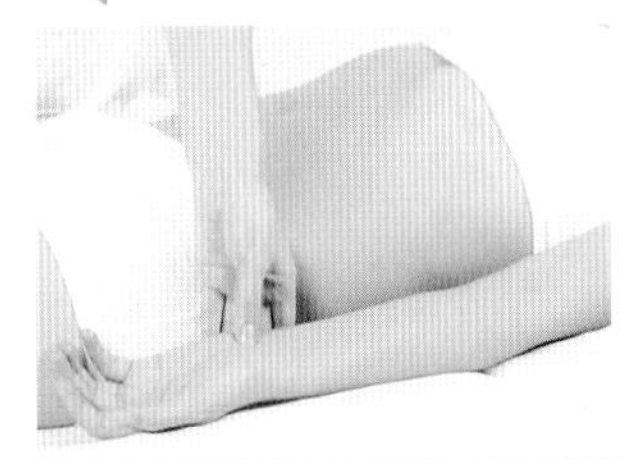

按摩

用拇指指尖掐按大陵穴 100 ~ 200 次，以局部有酸胀感为度。

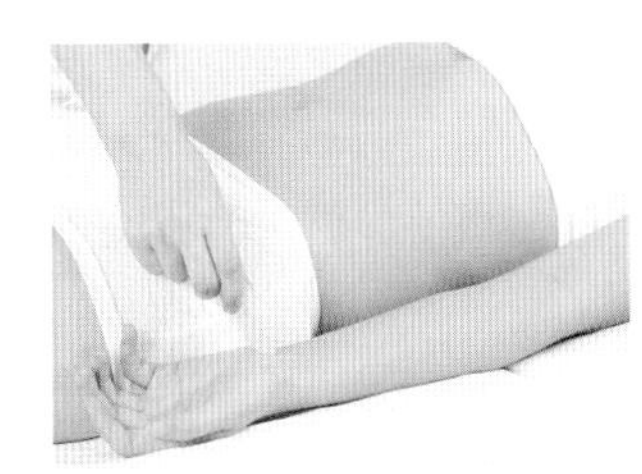

刮痧

用角刮法刮拭大陵穴 3 ~ 5 分钟，以局部皮肤潮红为度，可不出痧。

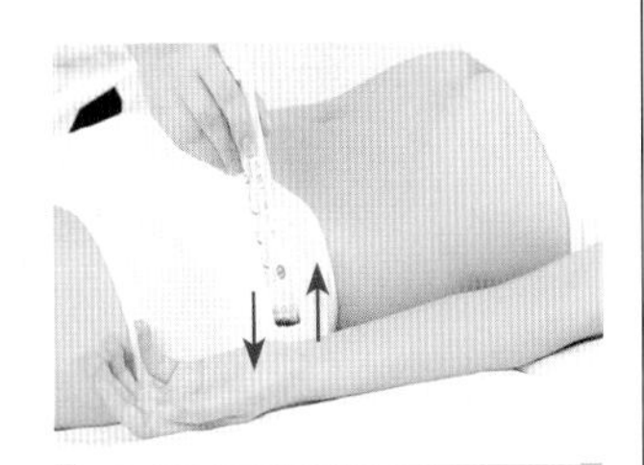

艾灸

用艾条雀啄灸法灸大陵穴 5 ~ 20 分钟，以出现循经感传现象为度。

04 老中医随症配穴

①**腕下垂：** 大陵配神门、列缺，适宜用按摩疗法，可舒畅经筋、通经活络。

②**气郁痰结型之癫狂：** 大陵配丰隆、太冲，适宜用刮痧疗法，可疏肝理气、化痰醒脑。

③**心血瘀阻之心悸：** 大陵配心俞、膈俞，适宜用艾灸疗法，可通心络、祛瘀血。

←劳宫·意外急救

手厥阴心包经穴 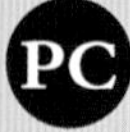

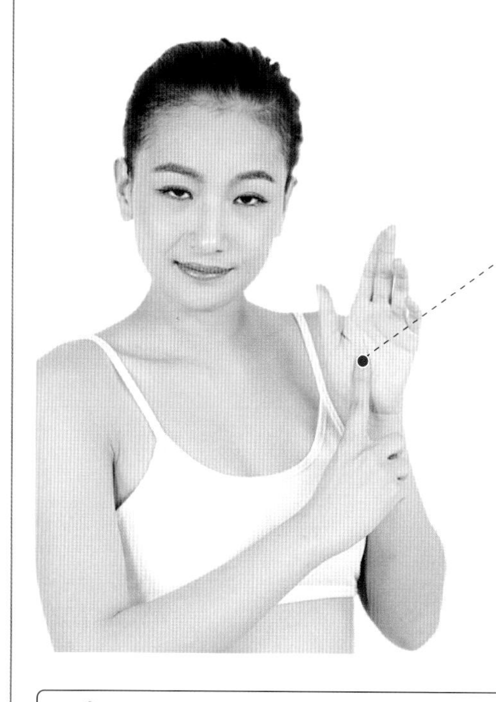

劳宫穴 属手厥阴心包经，为心包经之荥穴，此类穴位多位于掌指或跖趾关节之前，对热病具有较好的预防和治疗效果。精神状况不佳、身体疲劳时，刺激本穴能够振奋精神，缓解疲劳。

01 穴位定位

位于手掌心，当第二、第三掌骨之间偏于第三掌骨，握拳屈指时中指尖处。

02 功效主治

清心泻热，开窍醒神，消肿止痒。主治心痛、心悸、胸胁支满、癫狂、痫证、烦渴、饮食不下、吐血、便血、中暑、口腔炎、小儿龈烂、掌中热、手掌多汗症等病症。

03 经穴疗法

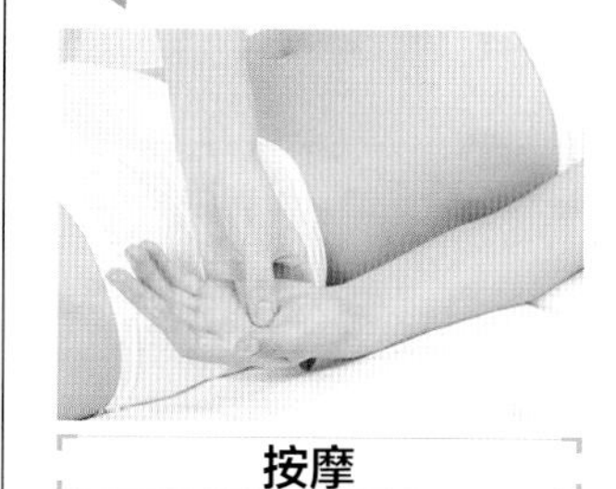

按摩

用拇指指腹揉按劳宫穴100～200次，以局部有酸胀感为度。

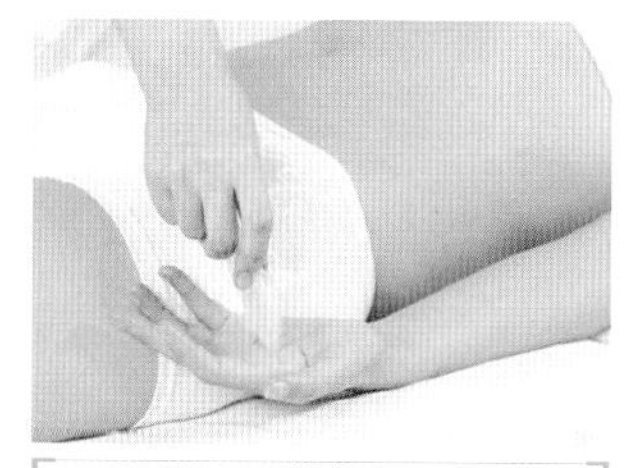

刮痧

用角刮法刮拭劳宫穴3～5分钟，以局部有酸痛感为度，可不出痧。

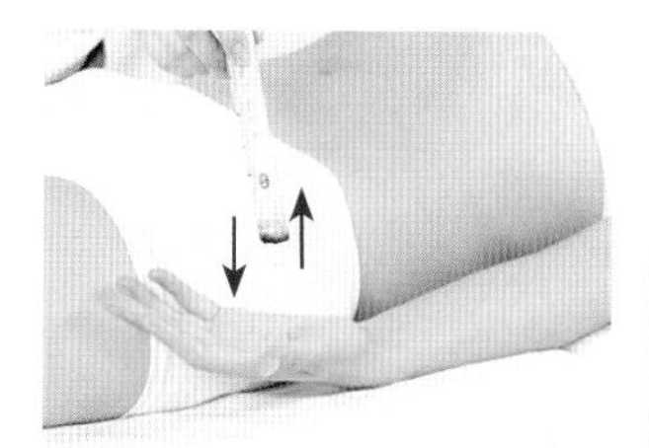

艾灸

用艾条雀啄灸法灸劳宫穴5～20分钟，以患者感觉温热、舒适为度。

04 老中医随症配穴

①**口疮、口臭：**劳宫配太冲、内庭，适宜用按摩疗法，可疏肝和胃。
②**鹅掌风：**劳宫配曲泽、大陵，适宜用刮痧疗法，可清心泄热。
③**中风昏迷：**劳宫配人中、涌泉，适宜用艾灸疗法，可开窍安神。

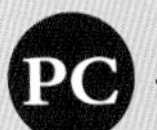 手厥阴心包经穴

中冲 ·清热开窍，利喉舌→

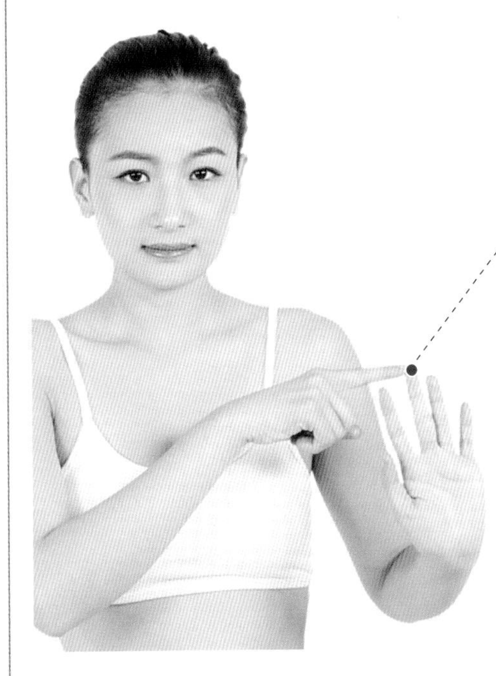

中冲穴 属手厥阴心包经，为心包经之井穴。本穴是人体急速散热降温的重要穴位，当高热昏迷、抽搐时，适当刺激本穴，可缓解危重症候。

01 穴位定位

位于手中指末节尖端中央。

02 功效主治

清心泄热，开窍苏厥。主治心痛、心烦、中风昏迷、中暑、热病汗不出、目赤、舌强不语、舌下肿痛、小儿夜啼、掌中热、急性胃肠炎、小儿消化不良等病症。

03 经穴疗法

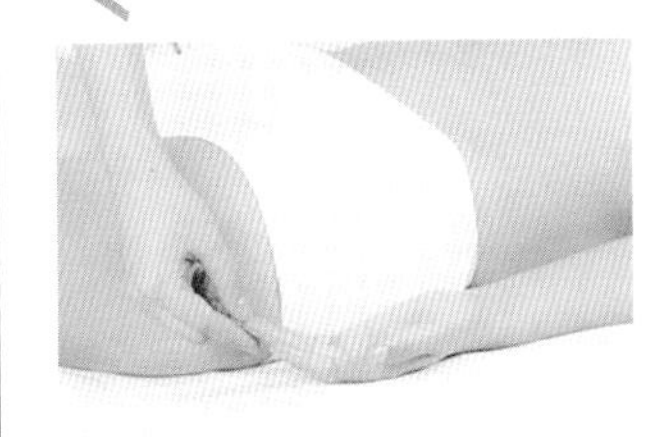

按摩

用拇指指尖掐按中冲穴10 ~ 15次，以局部有酸痛感为度。

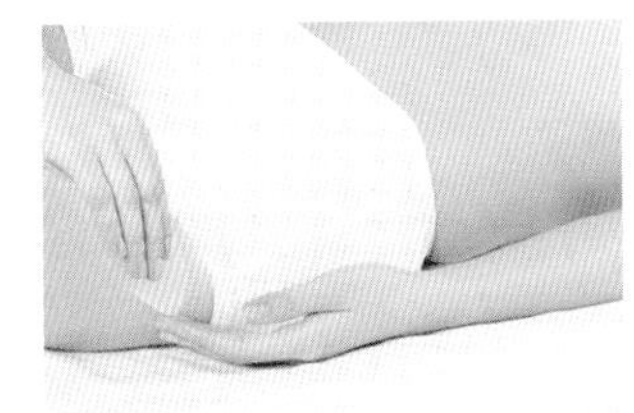

刮痧

用角刮法刮拭中冲穴3 ~ 5分钟，可不出痧。

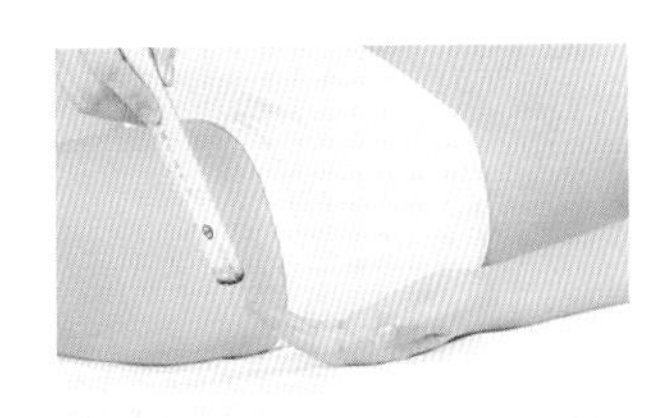

艾灸

用艾条温和灸法灸中冲穴5 ~ 20分钟，以患者感觉温热、舒适为度。

04 老中医随症配穴

①**掌中热：**中冲配劳宫、大陵，适宜用按摩疗法，可清心泄热。
②**小儿惊风：**中冲配少商、合谷，适宜用刮痧疗法，可开窍苏厥。
③**舌强不语：**中冲配人中、廉泉，适宜用艾灸疗法，可清心开窍。

阳池·清热通络

手少阳三焦经穴 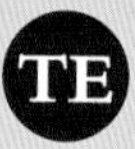

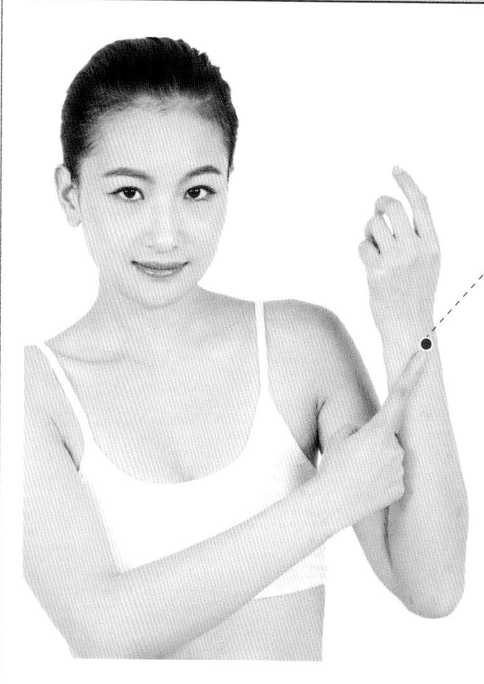

阳池穴 是手少阳三焦经的常用腧穴之一，为三焦经之原穴，具有生发阳气、沟通表里的作用。刺激阳池穴可以通畅血液循环，平衡身体激素分泌，使身体暖和起来，缓解手脚发冷。

01 穴位定位

位于腕背横纹中，当指伸肌腱的尺侧缘凹陷处。

02 功效主治

清热通络，通调三焦，益阴增液。主治头痛、项强、耳聋、口干、喉痹、臂肘疼痛不能举、感冒、扁桃体炎、腕关节及周围软组织疾患等病症。

03 经穴疗法

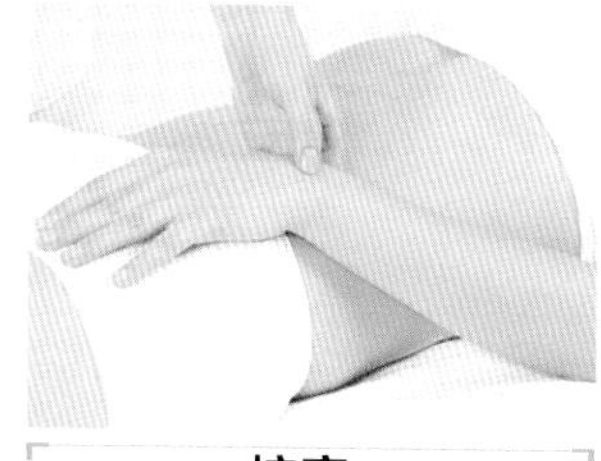

按摩

用拇指指尖掐按阳池穴100 ~ 200次，以局部有酸胀感为度。

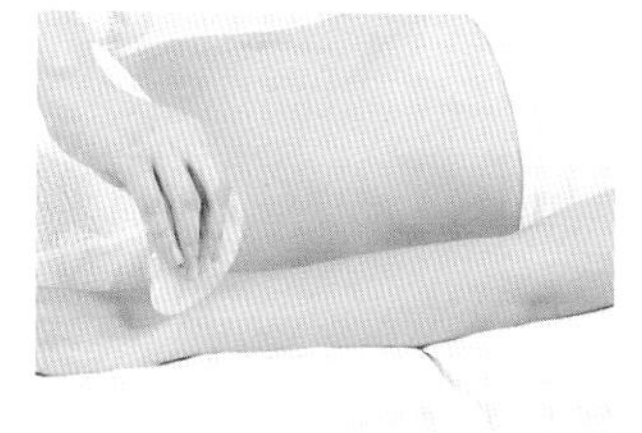

刮痧

用面刮法刮拭阳池穴3 ~ 5分钟，以出痧为度。

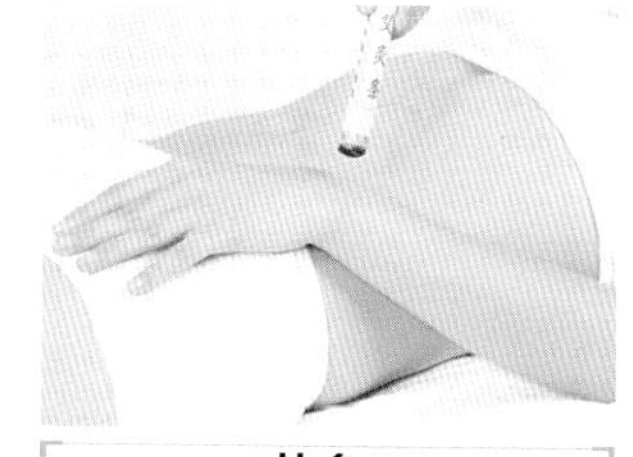

艾灸

用艾条温和灸法灸阳池穴5 ~ 20分钟，以出现循经感传现象为度。

04 老中医随症配穴

①**前臂肌痉挛或麻痹：**阳池配外关、曲池，适宜用按摩疗法，可行气活血、舒筋通络。
②**咽喉肿痛：**阳池配少商、廉泉，适宜用刮痧疗法，可清热通络、利咽。
③**糖尿病：**阳池配脾俞、太溪，适宜用艾灸疗法，可疏调三焦、养阴润燥。

TE 手少阳三焦经穴

外关·去火通络

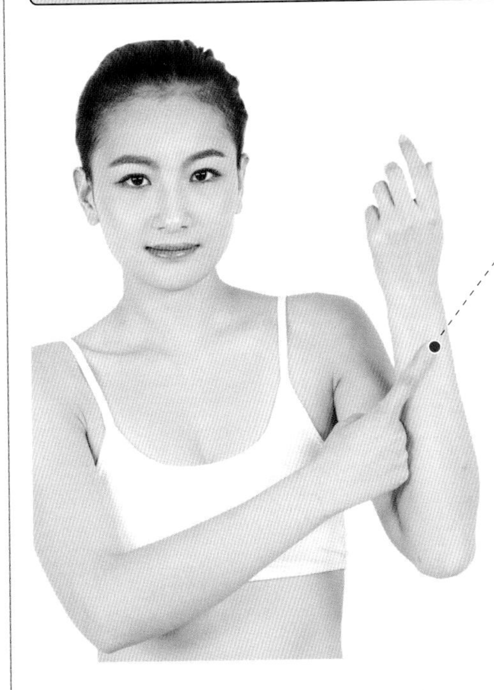

外关穴 是手少阳三焦经的常用腧穴之一。火热之邪易上炎头面，经常刺激本穴，对各种热病有良好的治疗效果。穴处上肢，因近治作用，对各类上肢运动系统疾患亦有较好的疗效。

01 穴位定位

位于前臂背侧，当阳池与肘尖的连线上，腕背横纹上2寸，尺骨与桡骨之间。

02 功效主治

清热解表，通经活络。主治热病、头痛、耳聋、耳鸣、目赤肿痛、胸胁痛、肩背痛、肘臂手指疼痛、手颤、感冒、三叉神经痛、高血压等病症。

03 经穴疗法

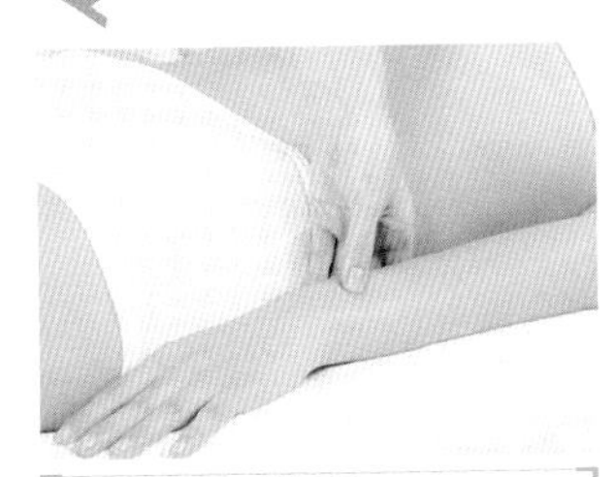

按摩

用拇指指尖掐按外关穴100～200次，以局部有酸胀感为度。

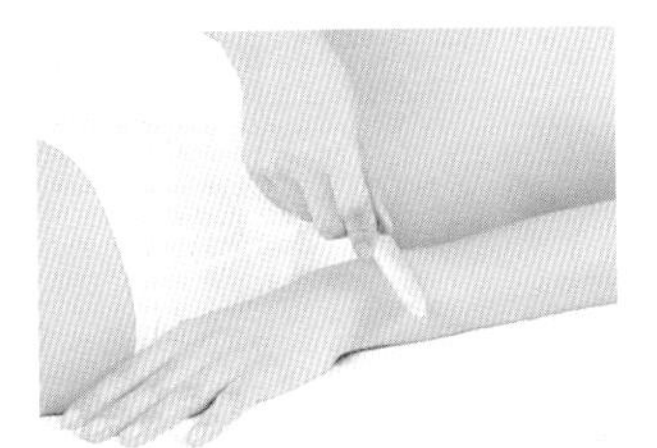

刮痧

用面刮法刮拭外关穴3～5分钟，以出痧为度。

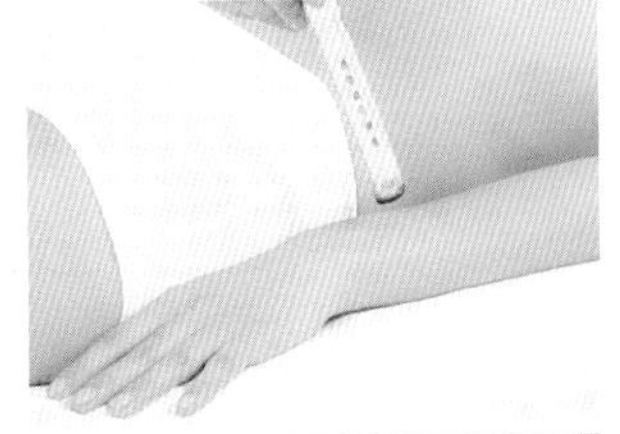

艾灸

用艾条温和灸法灸外关穴5～20分钟，以出现循经感传现象为度。

04 老中医随症配穴

①**偏头痛：**外关配太阳、率谷，适宜用按摩疗法，可祛风、通络止痛。

②**落枕：**外关配后溪，适宜用刮痧疗法，可舒筋活络。

③**上肢瘫痪：**外关配曲池、手三里、合谷，适宜用艾灸疗法，可活血通络。

支沟·通便利腑

手少阳三焦经穴 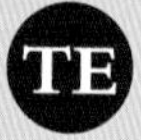

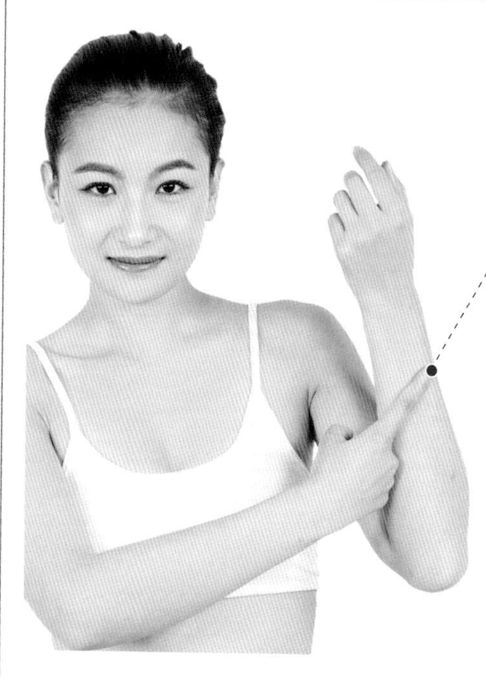

支沟穴 属手少阳三焦经，为三焦经之经穴。便秘多因大肠的传导失常所致，并与脾、胃有关。刺激该穴能宣通三焦气机，通调水道，使三焦腑气得通。当肠腑自调，便秘得愈，一身轻松如燕。

01 穴位定位

位于前臂背侧，当阳池与肘尖的连线上，腕背横纹上 3 寸，尺骨与桡骨之间。

02 功效主治

清利三焦，通腑降逆。主治风热面赤、耳聋、耳鸣、目赤肿痛、口噤、咽肿、咳嗽、心绞痛、胸胁痛、胸膜炎、肩周炎、上肢瘫痪、呕吐、便秘、肘臂痛等病症。

03 经穴疗法

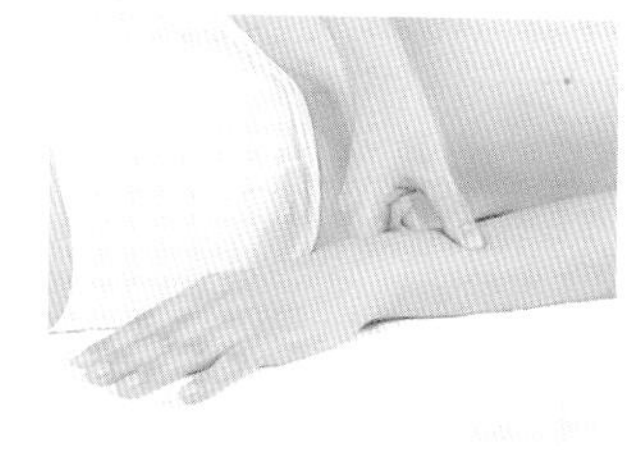

按摩

用拇指指腹揉按支沟穴 100 ~ 200 次，以局部有酸胀感为度。

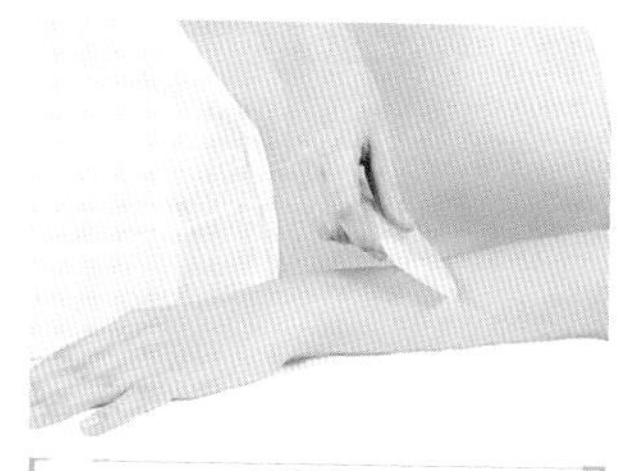

刮痧

用面刮法刮拭支沟穴 3 ~ 5 分钟，以出痧为度。

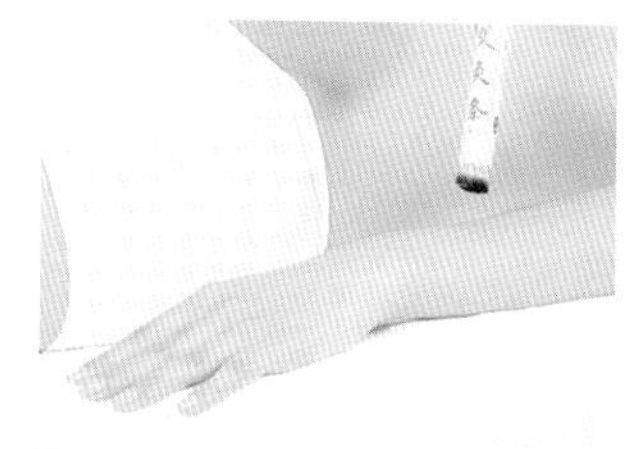

艾灸

用艾条温和灸法灸支沟穴 5 ~ 20 分钟，以患者感觉温热、舒适为度。

04 老中医随症配穴

①**胁肋痛：**支沟配章门，适宜用按摩疗法，可通络止痛。
②**便秘：**支沟配足三里，适宜用刮痧疗法，可通调腑气。
③**手指震颤：**支沟配阳池、八邪，适宜用艾灸疗法，可行气活血、舒筋通络。

TE 手少阳三焦经穴

肩髎·祛湿通络

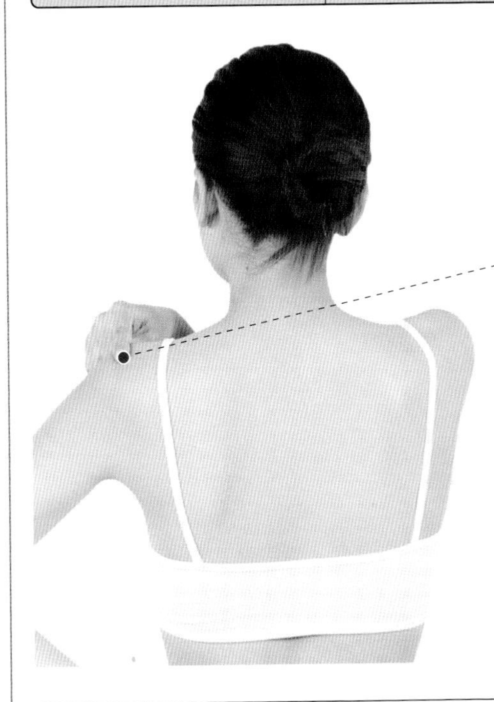

肩髎穴 是手少阳三焦经的常用腧穴之一，位于肩部。肩膀有重压感而使手臂抬不起时，刺激本穴，可得到缓解。治疗时，除了指压本穴外，同时刺激臂臑，效果更佳。

01 穴位定位

位于肩部，肩髃后方，当臂外展时，于肩峰后下方呈现凹陷处。

02 功效主治

祛风湿，调气血，通经络。主治肩胛肌痉挛或麻痹、肩重不举、肩周炎、中风偏瘫、臂痛、荨麻疹、肩关节周围炎、脑血管后遗症、胸膜炎、肋间神经痛等病症。

03 经穴疗法

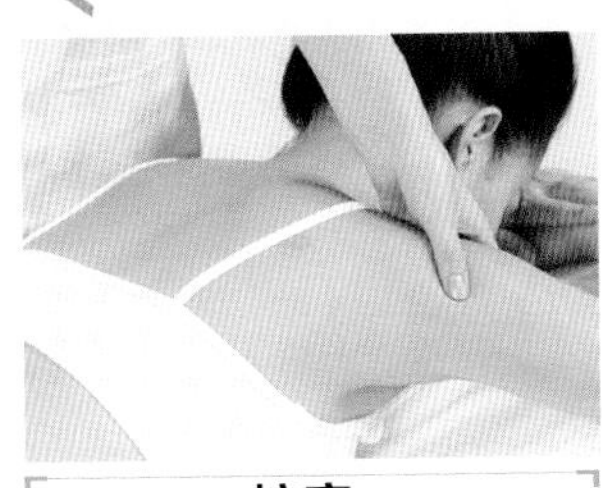

按摩

用拇指指腹揉按肩髎穴100～200次，以局部有酸胀感为度。

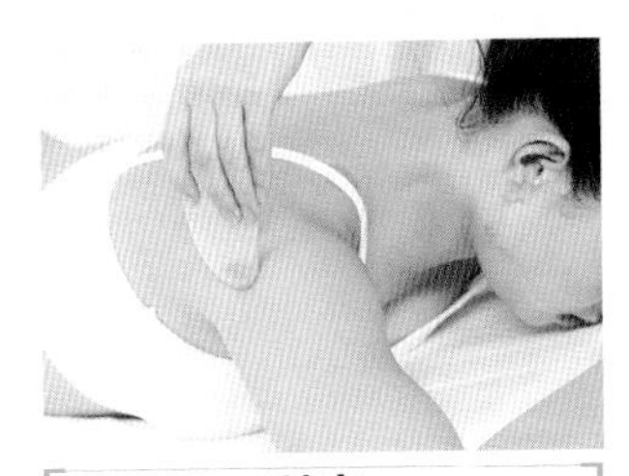

刮痧

用点刮法刮拭肩髎穴15～30次，以出痧为度。

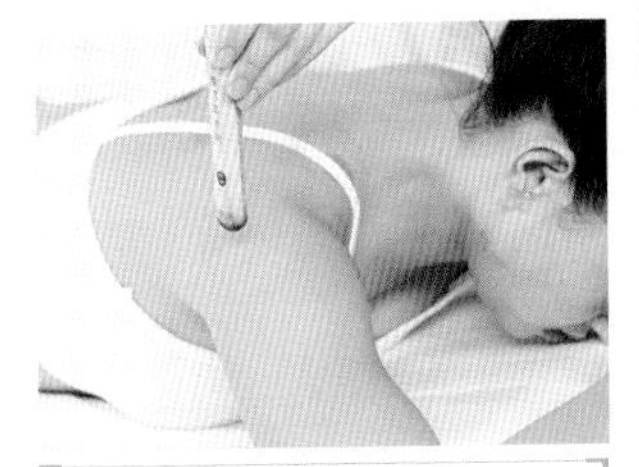

艾灸

用艾条温和灸法灸肩髎穴5～20分钟，以患者感觉温热、舒适为度。

04 老中医随症配穴

①**肋间神经痛：**肩髎配外关、章门，适宜用按摩疗法，可通络止痛。

②**风疹：**肩髎配风池、曲池，适宜用刮痧疗法，可疏风泄热、调和营卫。

③**肩重不能举：**肩髎配肩井、天宗，适宜用艾灸疗法，可通经活络。

←翳风·利颊聪耳

手少阳三焦经穴 TE

01 穴位定位

位于耳垂后方，当乳突与下颌角之间的凹陷处。

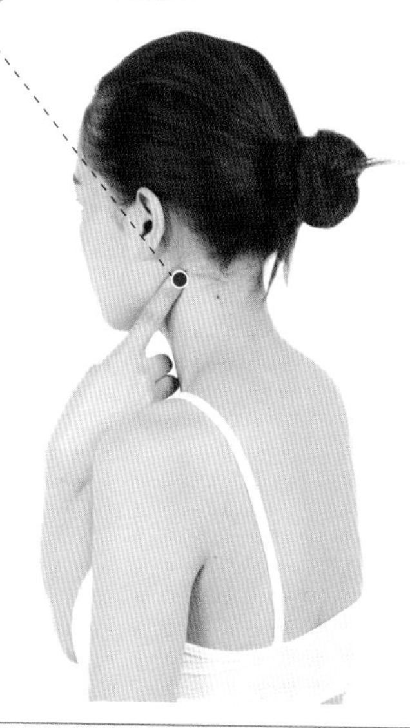

02 功效主治

聪耳明目，疏风通络。主治面瘫、口噤、腮腺炎、下颌关节炎及脱臼、牙床急痛、耳聋、耳鸣等病症。

03 经穴疗法

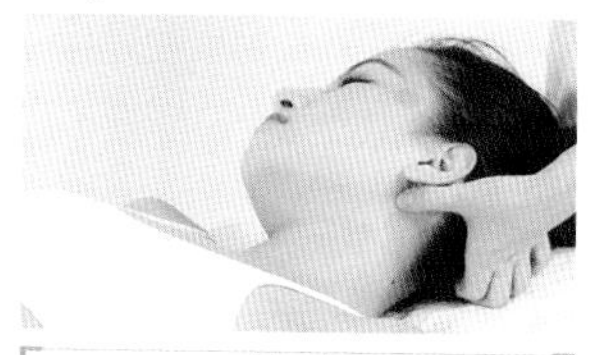

按摩

用拇指指尖按揉翳风穴100～200次，以局部有酸痛感为度。

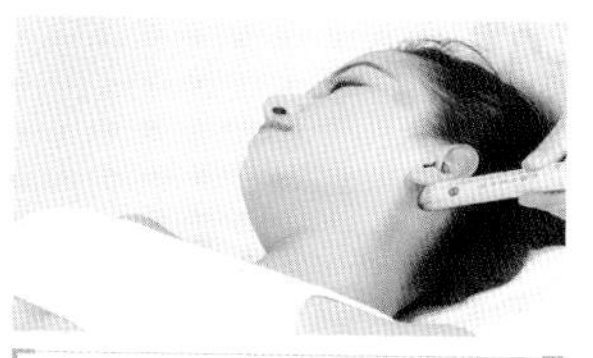

艾灸

用艾条温和灸法灸翳风穴5～20分钟，以局部皮肤潮红为度。

←角孙·消肿止痛

手少阳三焦经穴 TE

01 穴位定位

位于头部，折耳廓向前，当耳尖直上入发际处。

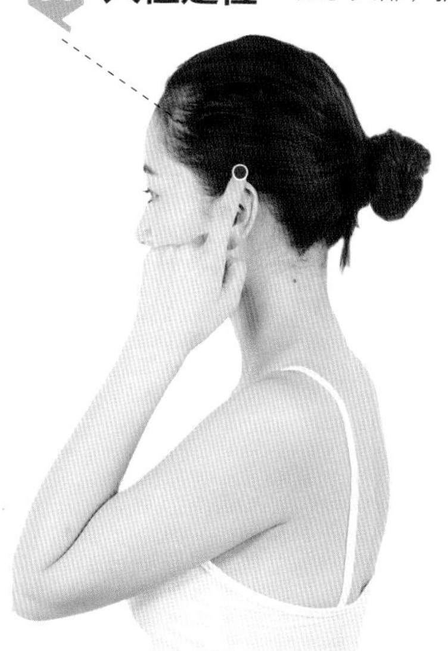

02 功效主治

清头明目，疏风活络。主治齿龈肿痛、耳肿痛、目痛、目翳、腮腺炎、视神经炎、视网膜出血、偏头痛等病症。

03 经穴疗法

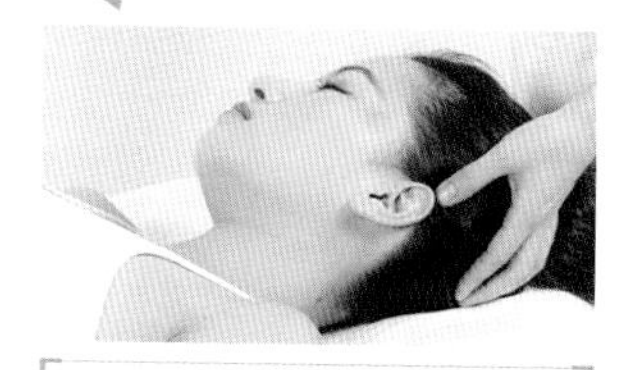

按摩

用拇指指腹揉按角孙穴100～200次，以局部有酸胀感为度。

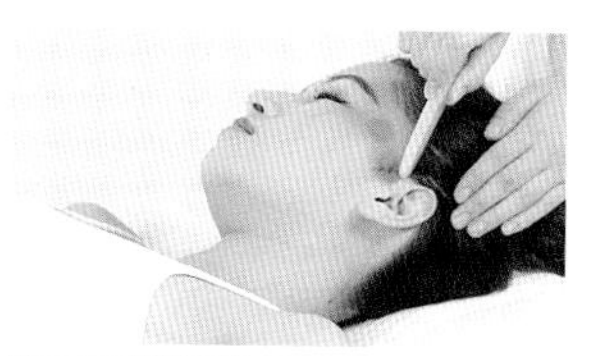

刮痧

用角刮法轻轻刮拭角孙穴15～30次，以局部皮肤潮红为度。

TE 手少阳三焦经穴

丝竹空·明目、治眼疾→

01 穴位定位

位于面部，当眉梢凹陷处。

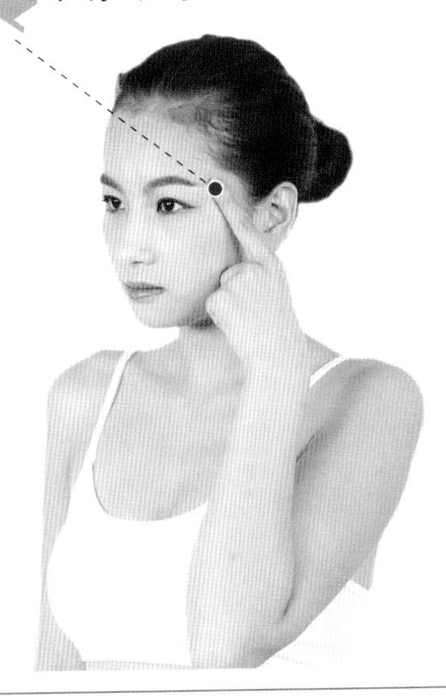

02 功效主治

散风止痛，清火明目。主治偏正头痛、目眩、目赤、目痛、结膜炎、泪囊炎、齿痛、面神经麻痹或痉挛等病症。

03 经穴疗法

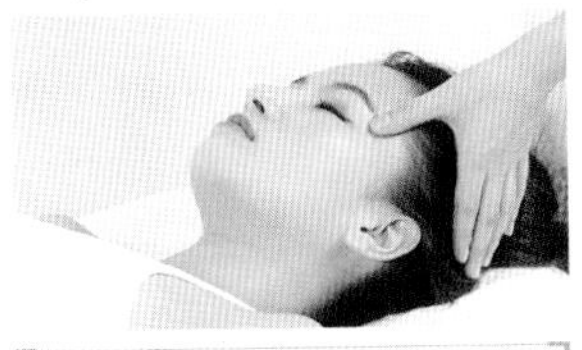

按摩

用拇指指腹揉按丝竹空穴 100 ~ 200 次，以局部有酸胀感为度。

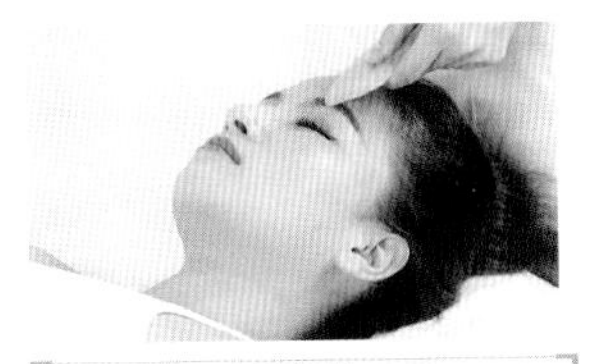

刮痧

用面刮法从眉头刮至眉尾 15 ~ 30 次，丝竹空穴处重点刮拭，以潮红为度。

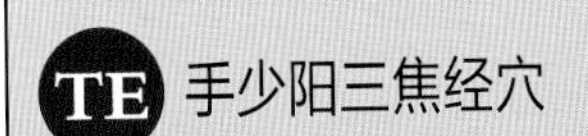

TE 手少阳三焦经穴

关冲·清热、治耳喉疾病→

01 穴位定位

位于手环指末节尺侧，距指甲角 0.1 寸（指寸）。

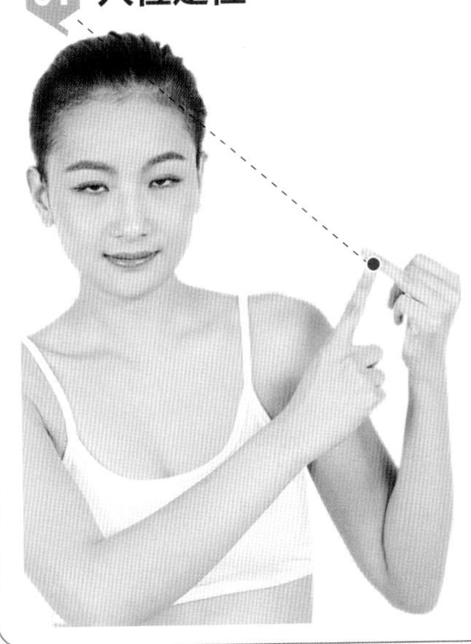

02 功效主治

泻热开窍，清利喉舌，活血通络。主治头痛发热、热病汗不出、头眩、喉痹、耳鸣、耳聋、中暑等病症。

03 经穴疗法

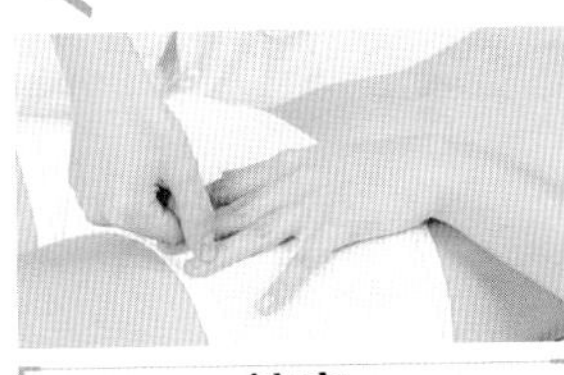

按摩

用拇指指尖掐按关冲穴 100 ~ 200 次，以局部有酸痛感为度。

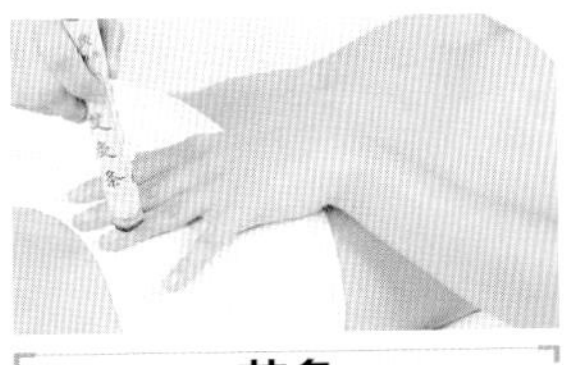

艾灸

用艾条温和灸法灸关冲穴 5 ~ 20 分钟，以患者感觉温热、舒适为度。

听会·保五官健康

足少阳胆经穴 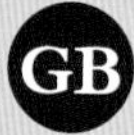

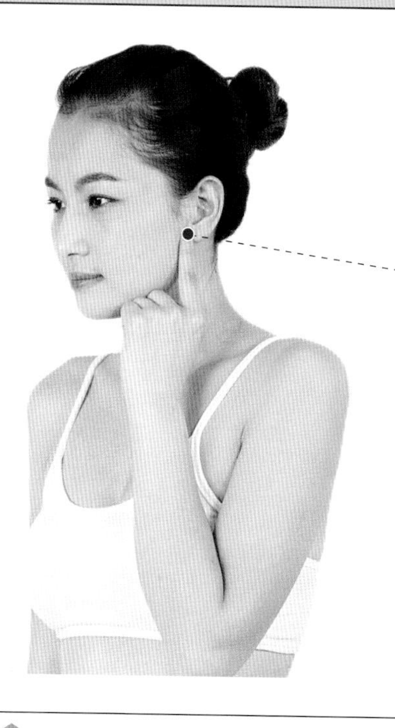

听会穴 是足少阳胆经的常用腧穴之一。中医认为，保五官健康，常按摩听会穴。这是因为听会穴不仅可以治疗与耳部相关的疾患，还可通经活络，缓解面部疼痛，纠正面瘫之口眼㖞斜症状。

01 穴位定位

位于面部，当耳屏间切迹的前方，下颌骨髁状突的后缘，张口有凹陷处。

02 功效主治

开窍聪耳，通经活络。主治耳鸣、耳聋、耳痛、眩晕、口噤、音哑、齿痛、腮肿、口眼㖞斜等病症。

03 经穴疗法

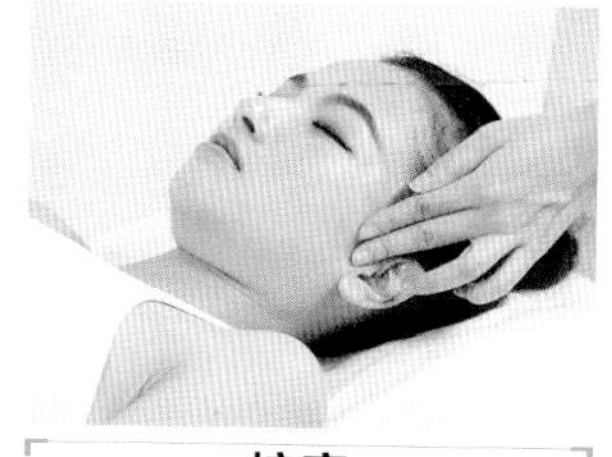

按摩

将食指、中指并拢，用指端揉按听会穴2～3分钟，以局部有酸胀感为度。

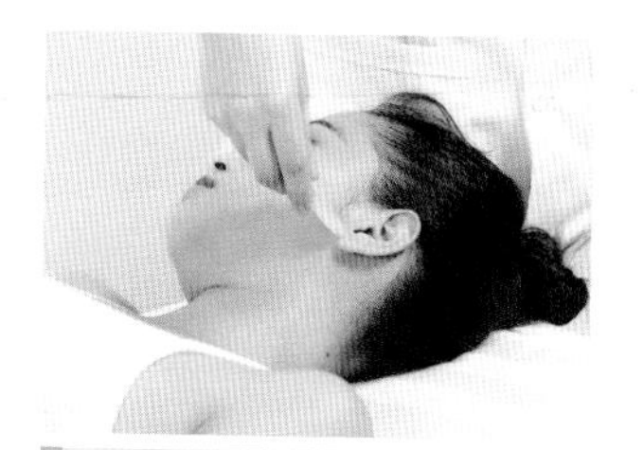

刮痧

用角刮法刮拭听会穴30次，以局部皮肤潮红为度。

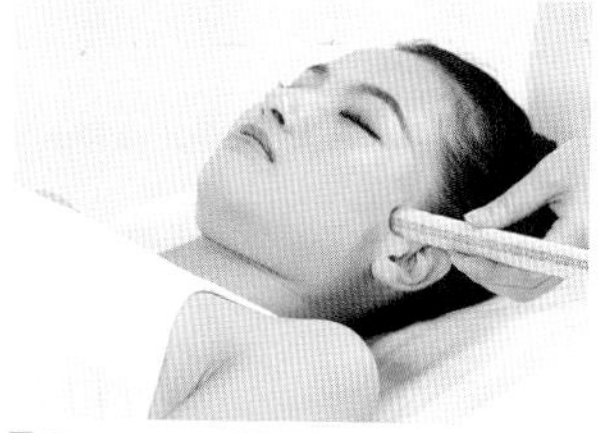

艾灸

用艾条温和灸法灸听会穴5～10分钟，以患者感觉温热、舒适为度。

04 老中医随症配穴

①**头痛：**听会配头维、印堂、太冲，适宜用按摩疗法，可疏散风热，活络止痛。

②**目痛、目赤、目翳：**听会配睛明、丝竹空、攒竹，适宜用刮痧疗法，可清热止痛。

③**三叉神经痛：**听会配合谷、太阳、颧髎，适宜用艾灸疗法，可祛风活血、通络止痛。

GB 足少阳胆经穴 风池·通利官窍

风池穴 是足少阳胆经的常用腧穴之一，位于后颈部，中医有“头目风池主”之说，它能够提神醒脑，对眼部疾病、颈椎病和外感风寒、内外风邪引发的头痛均有治疗效果。

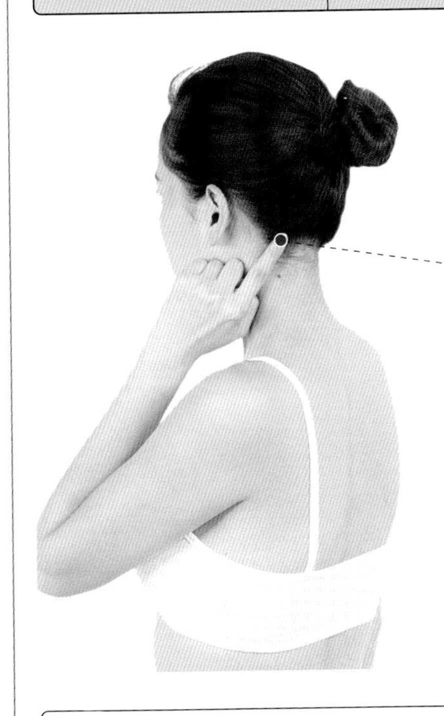

01 穴位定位

位于项部，当枕骨之下，与风府穴相平，胸锁乳突肌与斜方肌上端之间的凹陷处。

02 功效主治

平肝熄风，祛风解毒，通利官窍。主治头痛发热、热病汗不出、颈项强痛、头晕、目赤肿痛、迎风流泪、面肿、口㖞、鼻出血、耳鸣、耳聋、疟疾、失眠、癫狂、中风昏危、肩背痛等病症。

03 经穴疗法

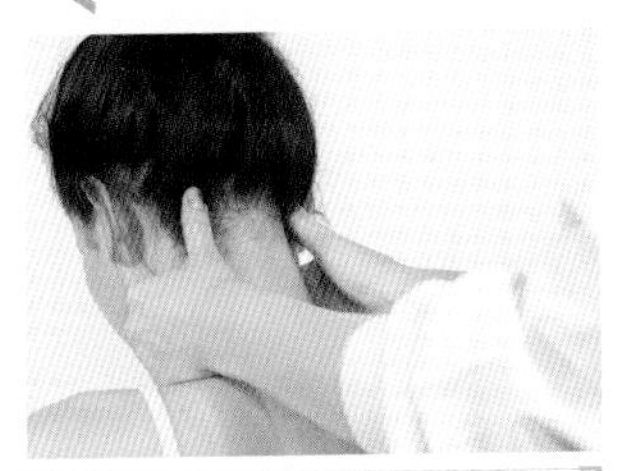

按摩

用拇指指腹揉按风池穴3～5分钟，以局部有酸胀感为度。

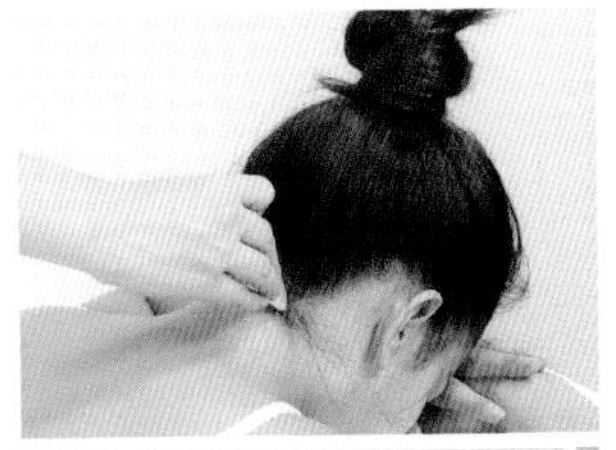

刮痧

用角刮法点按风池穴30次，以局部有酸痛感为度。

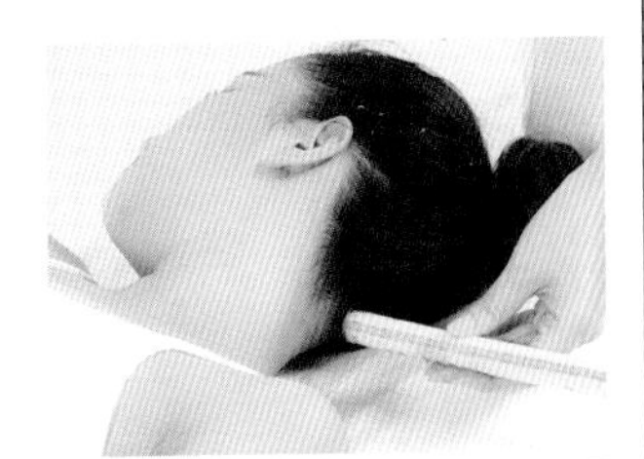

艾灸

用艾条温和灸法灸风池穴5～10分钟，以患者感觉温热、舒适为度。

04 老中医随症配穴

①**颈项强痛：**风池配大椎、后溪，适宜用按摩疗法，可祛风活络、止痛。

②**目赤肿痛：**风池配睛明、太阳、太冲，适宜用刮痧疗法，可明目止痛。

③**口眼㖞斜：**风池配阳白、颧髎、颊车，适宜用艾灸疗法，可行气活血。

肩井 · 消炎、祛风、止痛

足少阳胆经穴 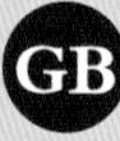

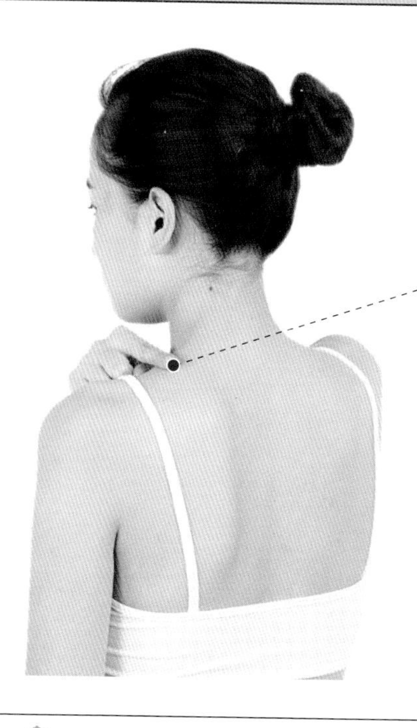

肩井穴 是足少阳胆经的常用腧穴之一。长时间的工作，加之缺乏运动，肩膀不时会酸胀疼痛，甚至手臂都不能弯曲。刺激该穴能改善肩部血液循环，使僵硬的肩膀逐渐得到放松，缓解疼痛。

01 穴位定位

位于肩上，前直乳中，当大椎穴与肩峰端连线的中点上。

02 功效主治

祛风清热，活络消肿。主治肩背疼痛、手臂不举、颈项强、腰髋痛、中风痰涌、咳嗽气逆、眩晕、瘰疬、难产、乳痈、胎衣不下、产后乳汁不下、中风偏瘫等病症。

03 经穴疗法

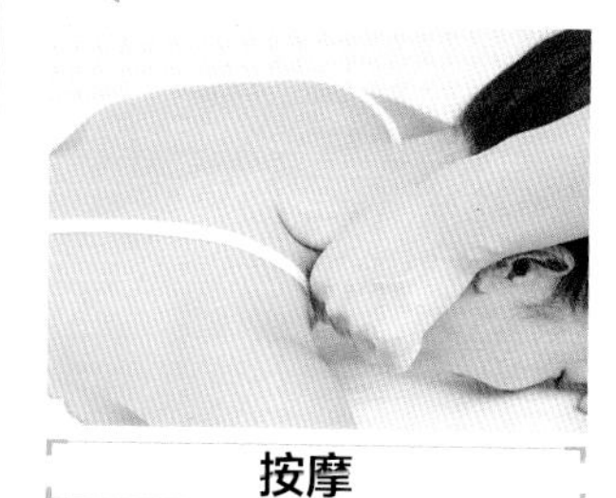

按摩

用拇指指腹揉按肩井穴3～5分钟，以局部有酸胀感为度。

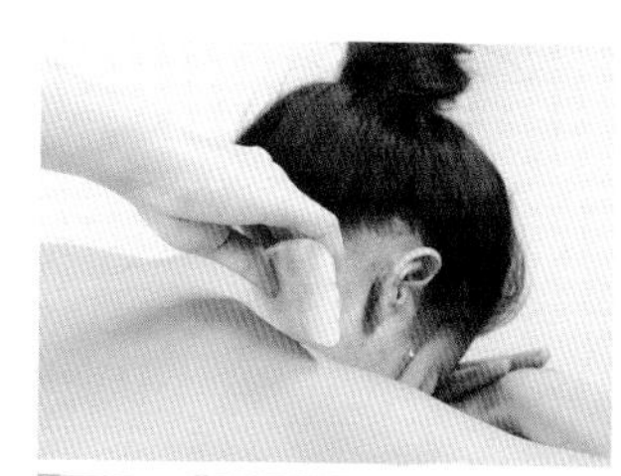

刮痧

用面刮法刮拭肩井穴30次，以出痧为度。

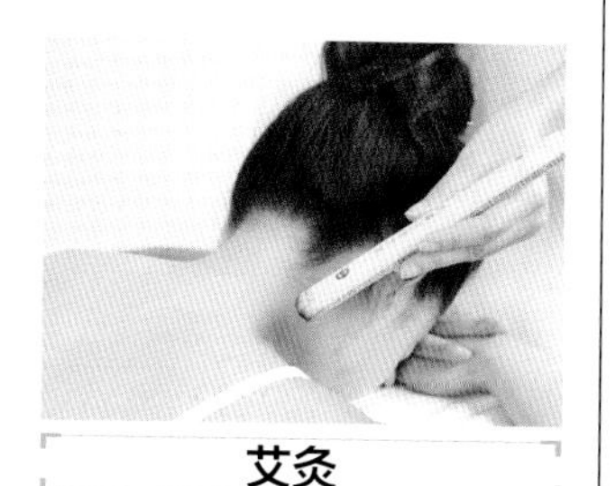

艾灸

用艾条温和灸法灸肩井穴5～10分钟，以患者感觉温热、舒适为度。

04 老中医随症配穴

①**难产：** 肩井配合谷、三阴交，适宜用按摩疗法，可活血、利气、催胎。

②**乳汁不足、乳痈：** 肩井配乳根、少泽，适宜用刮痧疗法，可消炎、通乳、止痛。

③**肩背痹痛：** 肩井配肩髃、天宗，适宜用艾灸疗法，可活血、通络、止痛。

日月 · 利胆疏肝，降逆和胃➡

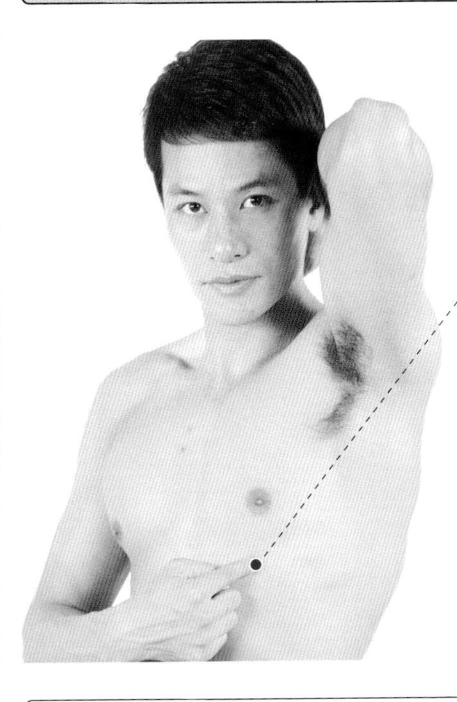

日月穴 为足少阳胆经的主要穴道之一，是胆经之募穴，为胆募集源源不断的气血。经常刺激本穴，能有效防治胆腑疾患。同时，此穴对肠胃方面的疾患亦有一定的防治作用。

01 穴位定位

位于上腹部，当乳头直下，第七肋间隙，前正中线旁开 4 寸。

02 功效主治

利胆疏肝，降逆和胃。主治呕吐、呃逆、反胃吞酸、口苦多唾、黄疸、胸闷、胸胁疼痛、四肢不收、胆囊炎、胆道蛔虫症、胃或十二指肠溃疡等病症。

03 经穴疗法

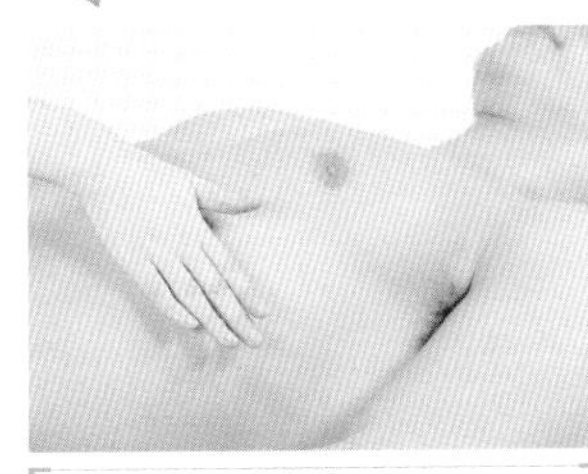

按摩

用手掌大鱼际按擦日月穴 3 ~ 5 分钟，以局部皮肤潮红为度。

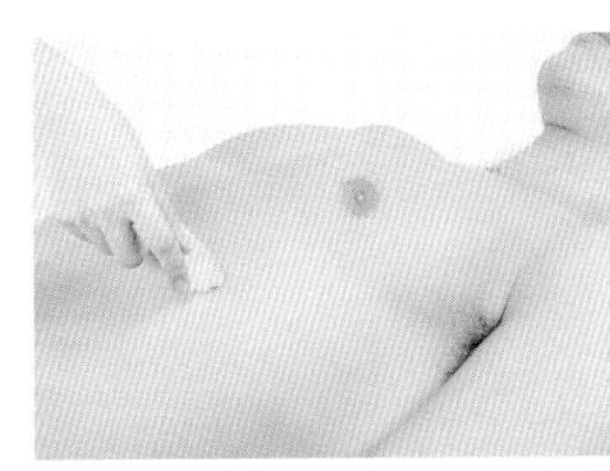

刮痧

用角刮法刮拭日月穴 30 次，以局部皮肤潮红为度。

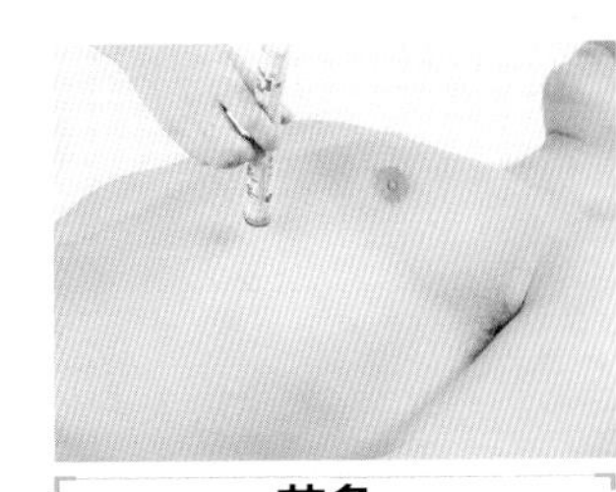

艾灸

用艾条温和灸法灸日月穴 5 ~ 10 分钟，以患者感觉温热、舒适为度。

04 老中医随症配穴

①**胁肋疼痛：**日月配丘墟、阳陵泉、支沟，适宜用按摩疗法，可疏肝理气、止痛。

②**黄疸：**日月配大椎、至阳、肝俞、阴陵泉，适宜用刮痧疗法，可清利湿热。

③**呕吐：**日月配内关、中脘，适宜用艾灸疗法，可降逆止呕。

带脉·行气活血

足少阳胆经穴 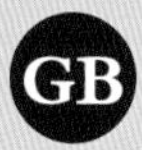

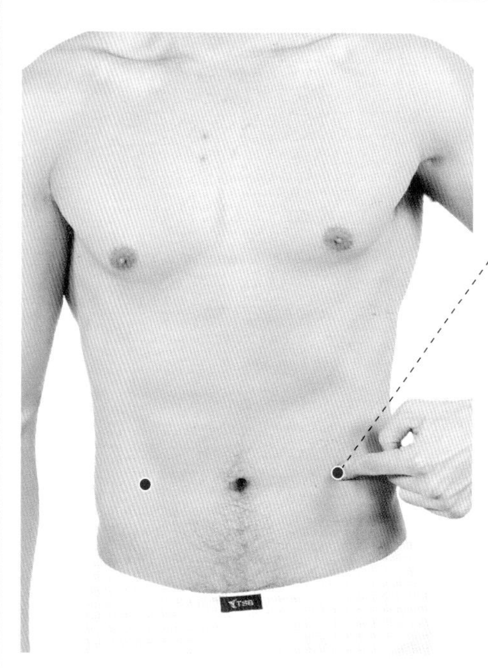

带脉穴 属足少阳胆经，为足少阳、带脉之会。湿邪逢经期、产后乘虚内侵胞宫，以致任脉损伤，带脉失约，引起经带疾患，让女性朋友苦不堪言。经常刺激本穴，可防治此类疾患。

01 穴位定位

位于侧腹部，章门穴下 1.8 寸，当第十一肋骨游离端下方垂线与脐水平线的交点上。

02 功效主治

健脾利湿，调经止带。主治月经不调、赤白带下、经闭、痛经、不孕、腰痛、胁痛连背、附件炎、盆腔炎、膀胱炎、遗精等病症。

03 经穴疗法

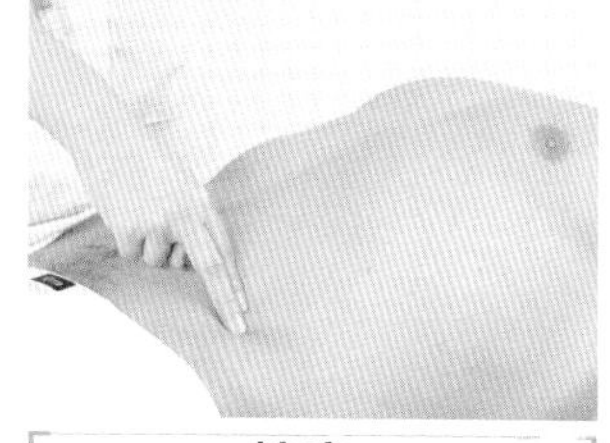

按摩

将食指、中指并拢，用指端点按带脉穴 3 ~ 5 分钟，以局部有酸胀感为度。

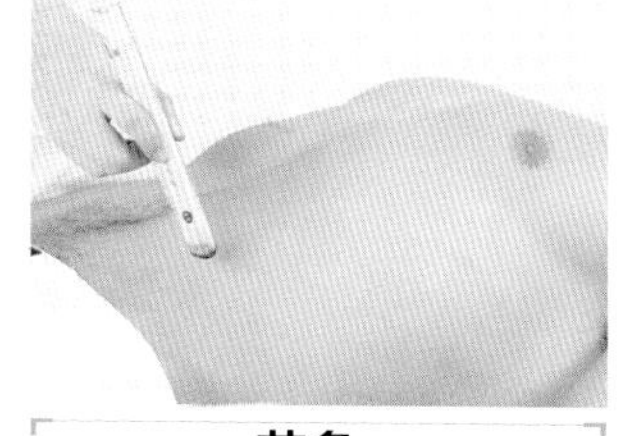

艾灸

用艾条温和灸法灸带脉穴 5 ~ 10 分钟，以患者感觉温热、舒适为度。

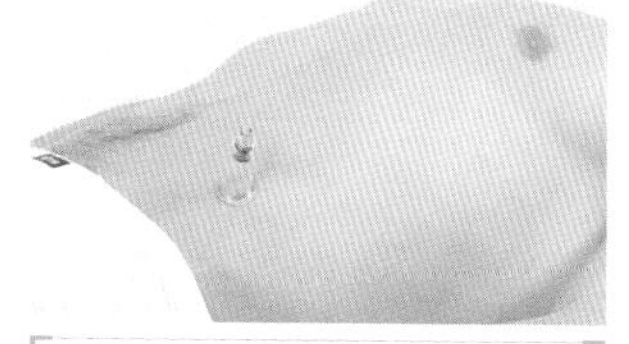

拔罐

将气罐吸附在带脉穴上，留罐 10 ~ 15 分钟，以局部皮肤泛红、充血为度。

04 老中医随症配穴

①**月经不调：**带脉配血海、膈俞，适宜用按摩疗法，可通经活血。
②**痛经、阳痿：**带脉配中极、地机、三阴交，适宜用艾灸疗法，可行气活血、健脾益肾。
③**带下病、遗精：**带脉配阴陵泉、三阴交，适宜用拔罐疗法，可健脾渗湿、止带止遗。

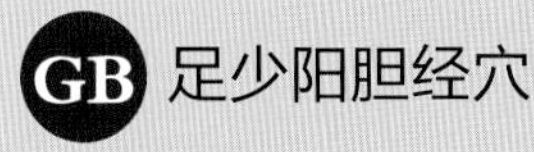

膝阳关·疏利关节→

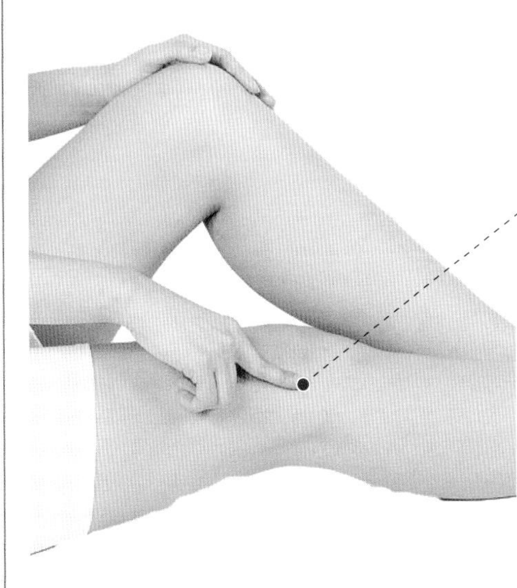

膝阳关穴 是足少阳胆经的常用穴之一，是膝关节气血下行的必经之地，常按摩此穴对缓解膝关节疼痛有很好的作用。生活中要注意控制体重，以减少膝关节的负重和损伤。

01 穴位定位

位于膝外侧，当阳陵泉上 3 寸，股骨外上髁上方的凹陷处。

02 功效主治

疏利关节，祛风化湿。主治膝胫疼痛、屈伸不利、风寒湿痹、肌肤不仁、鹤膝风、脚气、下肢瘫痪、膝关节及其周围软组织炎等病症。

03 经穴疗法

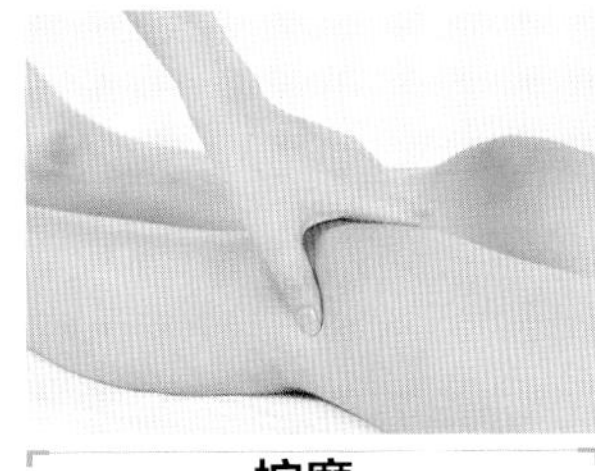

按摩

用拇指指腹揉按膝阳关穴 3 ~ 5 分钟，以局部有酸胀感为度。

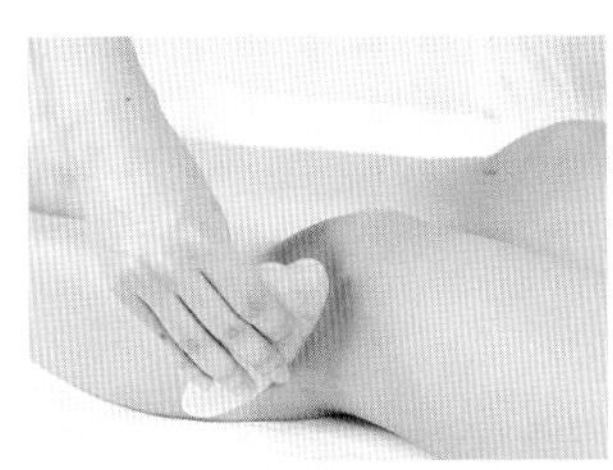

刮痧

用面刮法刮拭膝阳关穴 30 次，以出痧为度。

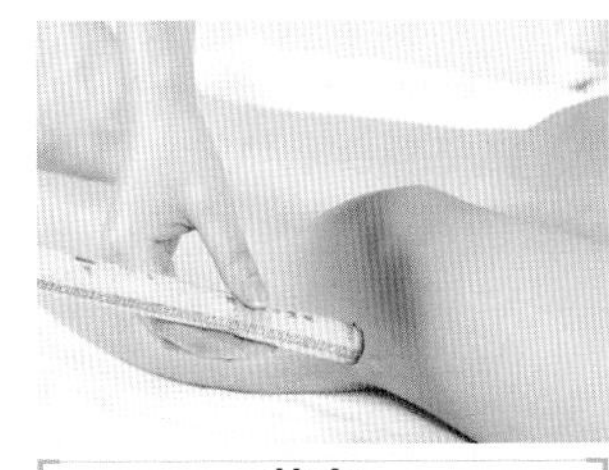

艾灸

用艾条温和灸法灸膝阳关穴 5 ~ 10 分钟，以出现循经感传现象为度。

04 老中医随症配穴

①**膝关节炎：**膝阳关配膝眼、阳陵泉，适宜用按摩疗法，可利关节、通筋脉。
②**下肢麻痹：**膝阳关配承山、悬钟，适宜用刮痧疗法，可活血通络。
③**小腿抽筋：**膝阳关配委中、承山，可舒筋活络。

←阳陵泉·疏肝解郁

足少阳胆经穴 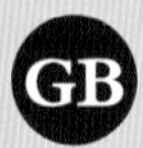

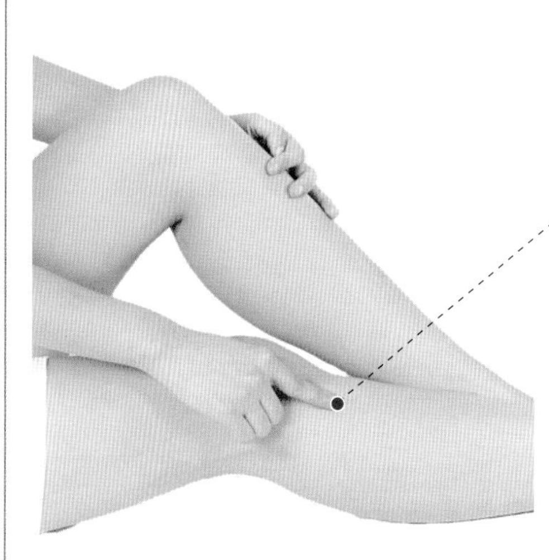

阳陵泉穴 为足少阳胆经的常用穴之一，八会穴之筋会，是筋气聚会之处。刺激该穴可疏肝利胆、舒筋活络，能够治疗腰腿痛、胆囊炎、坐骨神经等病症。

01 穴位定位

位于小腿外侧，当腓骨头前下方凹陷处。

02 功效主治

舒肝利胆，强健腰膝。主治胸胁支满、胁肋疼痛、呕吐、黄疸、寒热往来、头痛、腰痛、半身不遂、膝股疼痛、下肢麻木、小便不禁、遗尿、颜面浮肿、小儿惊风等病症。

03 经穴疗法

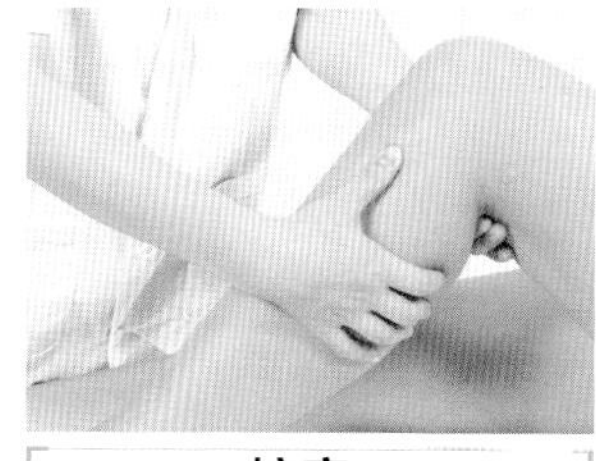

按摩

用拇指指腹揉按阳陵泉穴3～5分钟，以局部有酸胀感为度。

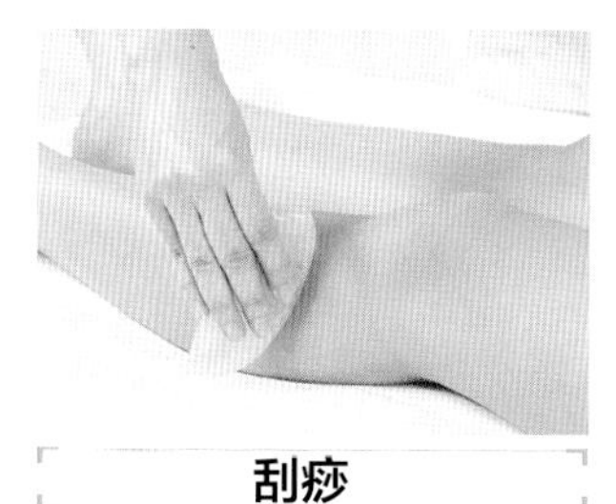

刮痧

用面刮法刮拭阳陵泉穴30次，以出痧为度。

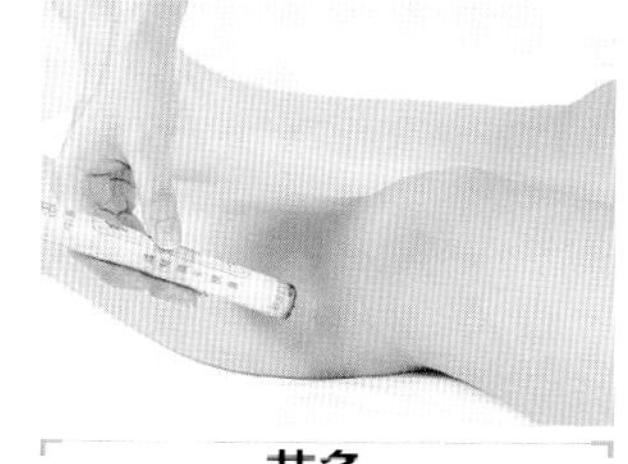

艾灸

用艾条温和灸法灸阳陵泉穴5～10分钟，以出现循经感传现象为度。

04 老中医随症配穴

①**胁肋痛：**阳陵泉配阴陵泉、中脘，适宜用按摩疗法，可和胃、理气、止痛。

②**小儿惊风：**阳陵泉配人中、中冲、太冲，适宜用刮痧疗法，可祛风、镇静、解痉。

③**半身不遂、下肢痿痹：**阳陵泉配环跳、风市、委中、悬钟，适宜用艾灸疗法，可活血通络、疏调经脉。

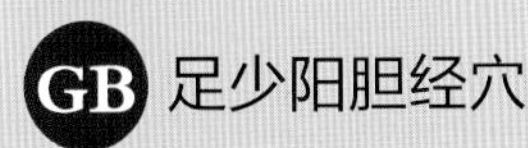

悬钟·疏肝益肾

悬钟穴 别名绝骨，属足少阳胆经，八会穴之髓会。它专管人体骨髓的汇聚，善治下肢疾患。髓生血，故该穴有较强的疏通经络、行气活血的功能。

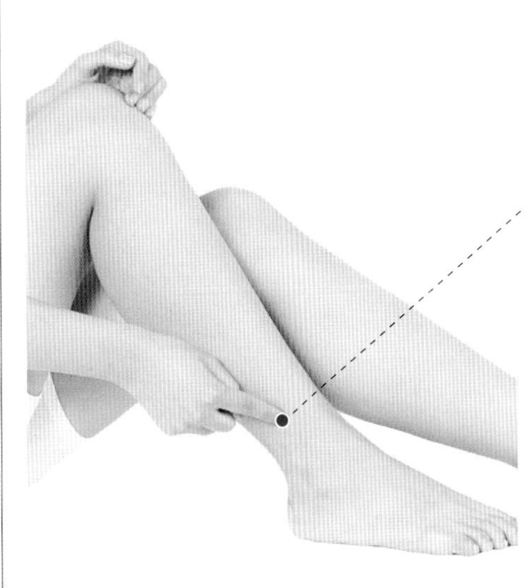

01 穴位定位

位于小腿外侧，当外踝尖上 3 寸，腓骨前缘。

02 功效主治

平肝熄风，舒肝益肾。主治偏头痛、颈项强、鼻出血、瘰疬、腋肿、胁肋疼痛、四肢关节酸痛、半身不遂、脚气、跟骨痛、落枕、踝关节及其周围软组织炎等病症。

03 经穴疗法

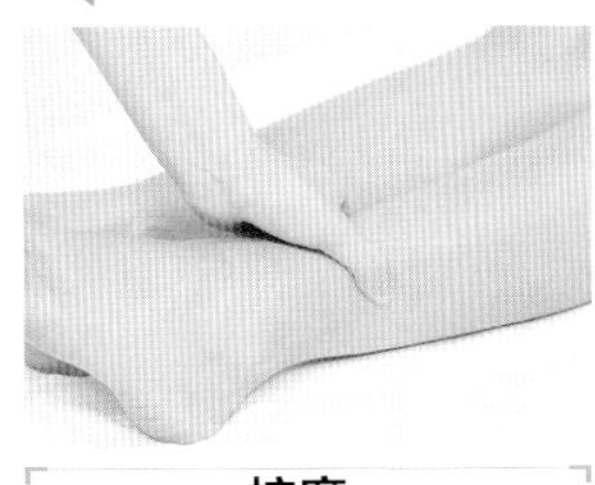

按摩

用拇指指腹揉按悬钟穴 3 ~ 5 分钟，以局部有酸胀感为度。

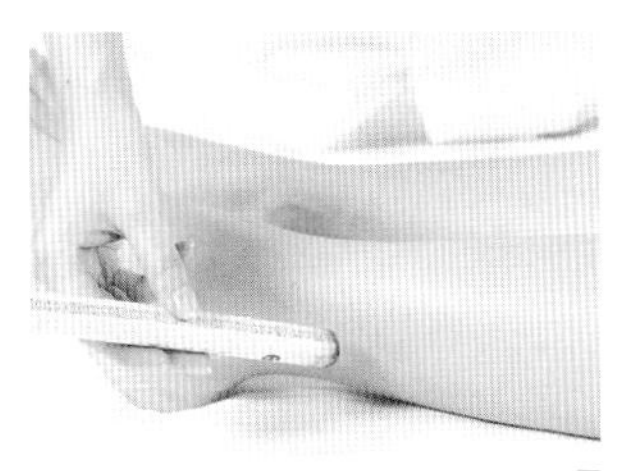

艾灸

用艾条温和灸法灸悬钟穴 5 ~ 10 分钟，以出现循经感传现象为度。

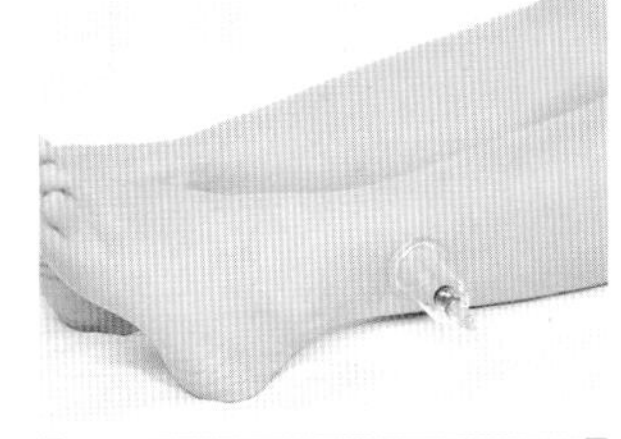

拔罐

将气罐吸附在悬钟穴上，留罐 10 ~ 15 分钟，以局部皮肤泛红、充血为度。

04 老中医随症配穴

①**颈项强痛：**悬钟配风池、后溪，适宜用按摩疗法，可祛风活络。

②**坐骨神经痛：**悬钟配环跳、风市、阳陵泉，适宜用艾灸疗法，可通经活络、舒筋止痛。

③**腰腿痛：**悬钟配肾俞、阳陵泉，适宜用拔罐疗法，可祛风湿、健腰膝。

←行间·调经止痛

足厥阴肝经穴 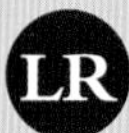

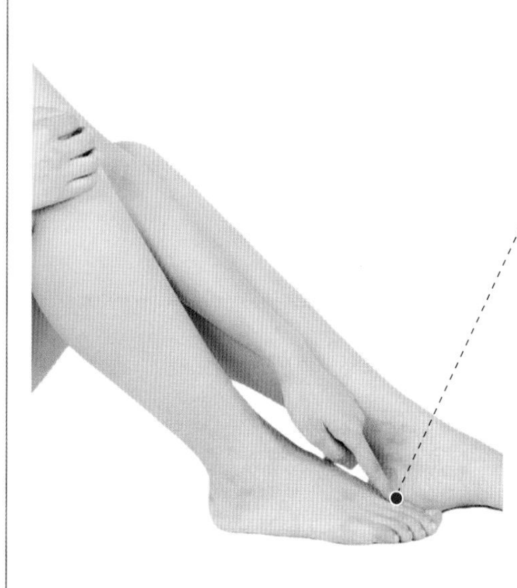

行间穴 是足厥阴肝经上的主要穴道之一，为肝经之荥穴。肝失疏泄，气郁火盛，易导致肝火旺盛，出现口干舌燥、口苦、口臭等热症，经常刺激本穴，可疏泄肝火。

01 穴位定位

位于足背侧，当第一、第二趾间，趾蹼缘的后方赤白肉际处。

02 功效主治

清肝泻热，凉血安神，熄风活络。主治头痛、目眩、雀目内障、目赤红肿、迎风流泪、疝气、胸胁痛、月经不调、崩漏带下、遗精、遗尿、癃闭、厥证、善惊、中风等病症。

03 经穴疗法

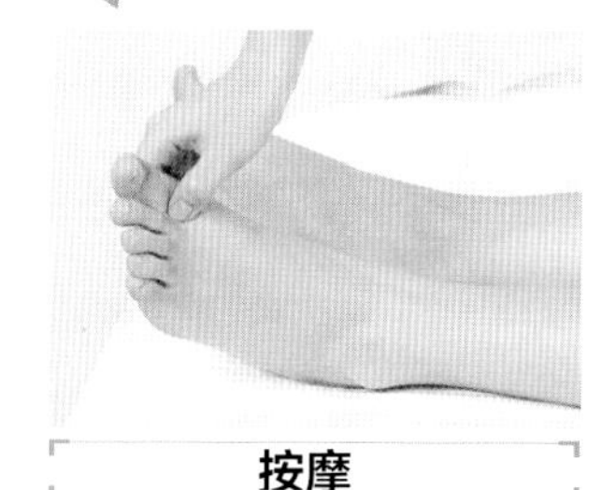

按摩

用拇指指尖掐按行间穴3～5次，以局部有酸痛感为度。

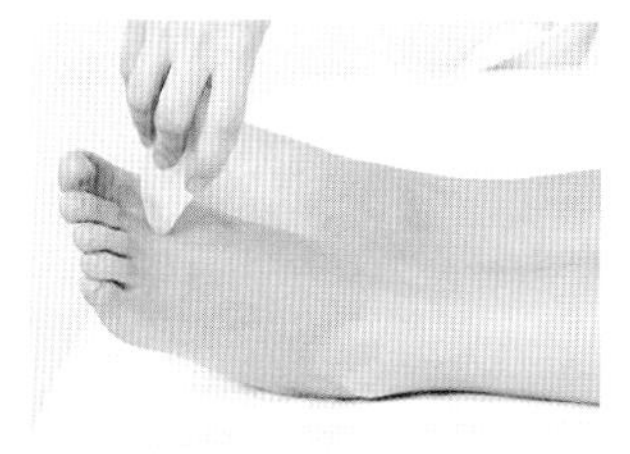

刮痧

用点刮法刮拭行间穴3分钟，以局部有酸痛感为度。

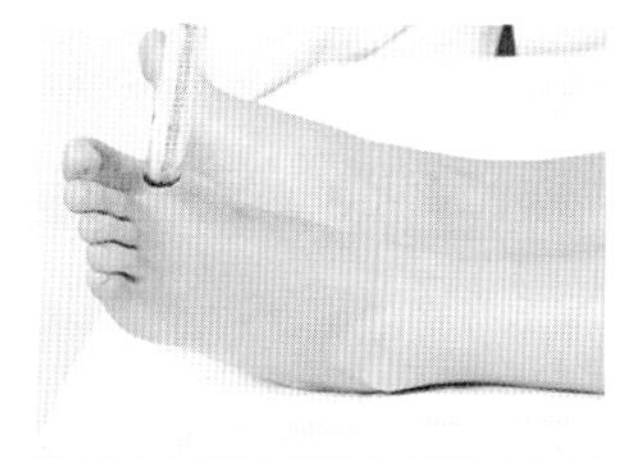

艾灸

用艾条温和灸法灸行间穴5～20分钟，以患者感觉温热、舒适为度。

04 老中医随症配穴

①**偏头痛：**行间配百会、风池、率谷，适宜用按摩疗法，可祛风、活血、止痛。
②**目赤肿痛：**行间配睛明、太阳，适宜用刮痧疗法，可清肝凉血、活络止痛。
③**痛经：**行间配气海、地机、三阴交，适宜用艾灸疗法，可行气、活血、止痛。

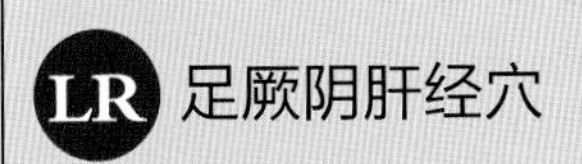

太冲·疏肝养血

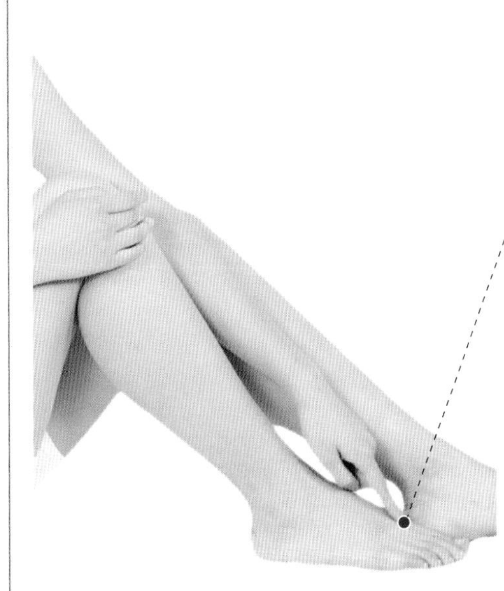

太冲穴 为足厥阴肝经上的重要穴位之一，为肝经之原穴。肝为“将军之官”，主怒，肝火旺盛得不到发泄，人就容易发怒生气。怒大伤肝、伤肾，刺激该穴可疏肝理气，使人心平气和。

01 穴位定位

位于足背侧，当第一跖骨间隙的后方凹陷处。

02 功效主治

平肝泄热，舒肝养血，清利下焦。主治月经不调、痛经、经闭、带下、崩漏、难产、乳痈、阴痛、精液不足、狐疝、遗尿、癃闭、淋病、呕吐、胸胁支满等病症。

03 经穴疗法

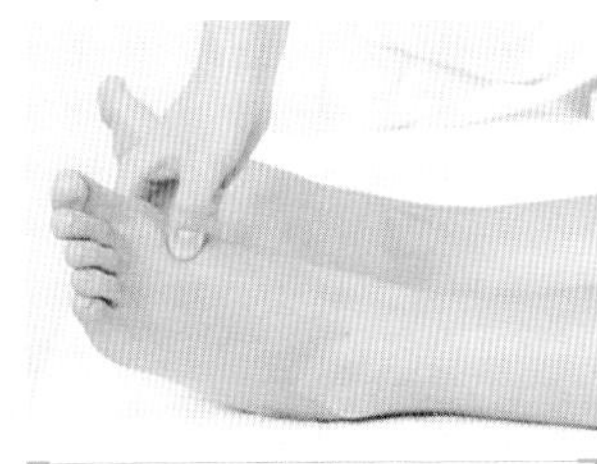

按摩

用拇指指尖掐按太冲穴3～5次，以局部有酸胀感为度。

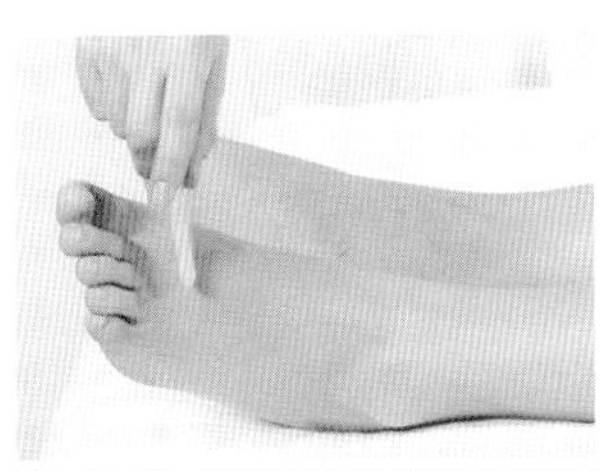

刮痧

用面刮法刮拭太冲穴3～5分钟，以出痧为度。

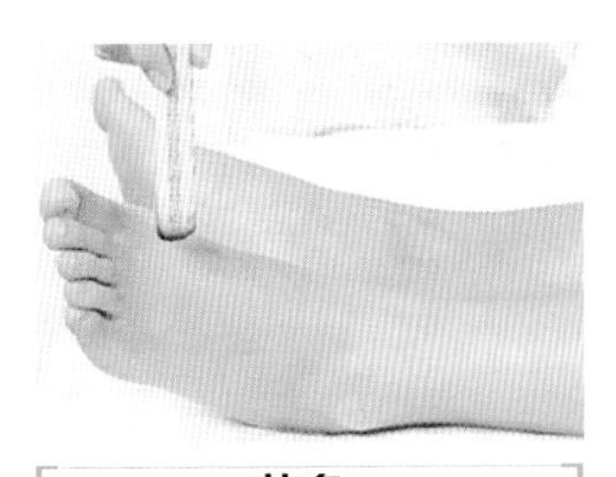

艾灸

用艾条温和灸法灸太冲穴5～20分钟，以患者感觉温热、舒适为度。

04 老中医随症配穴

①**行步艰难：**太冲配足三里、中封，适宜用按摩疗法，可舒筋活络。

②**头痛、眩晕、高血压：**太冲配合谷，适宜用刮痧疗法，可镇静安神、平肝熄风。

③**疝气：**太冲配气海、急脉，适宜用艾灸疗法，可疏肝理气。

←曲泉·清利湿热，通调下焦

足厥阴肝经穴 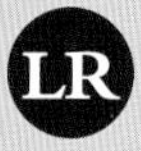

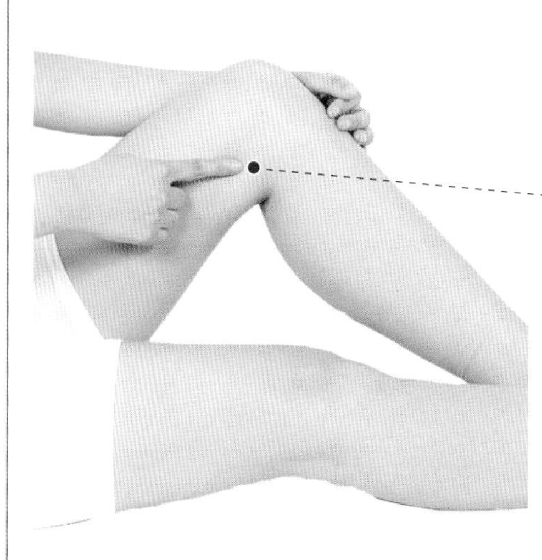

曲泉穴 属足厥阴肝经，为肝经之合穴。肝脏是人体养分之源，只有保证肝的疏泄功能正常和肝血充足，才能得到源源不断的养分供应。刺激该穴可使气血充足，气血足则经带和、肌肤润。

01 穴位定位

位于膝内侧，屈膝，当膝关节内侧面横纹内侧端，半腱肌、半膜肌止端的前缘凹陷处。

02 功效主治

清利湿热，通调下焦。主治小便不利、遗尿、癃闭、疝气腹痛、阴痛阴痒、遗精、阳痿、早泄、月经不调、阴挺、经闭、身热、头痛、目赤痛、胸胁支满等病症。

03 经穴疗法

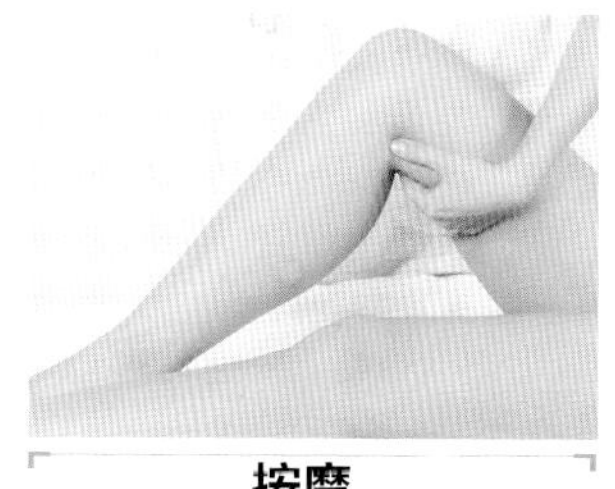

按摩

用拇指指腹揉按曲泉穴100 ~ 200次，以局部有酸胀感为度。

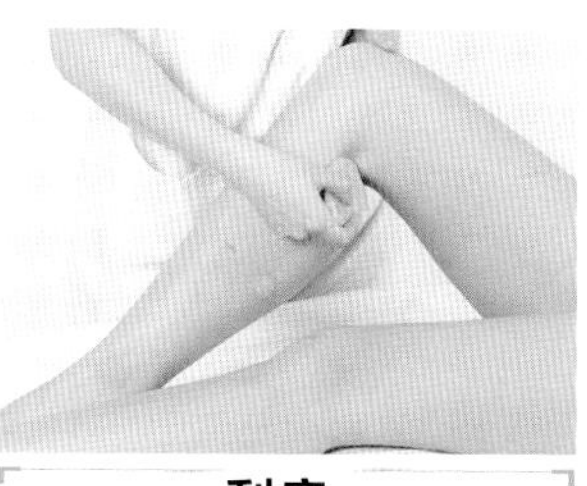

刮痧

用角刮法点按曲泉穴3 ~ 5分钟，以出痧为度。

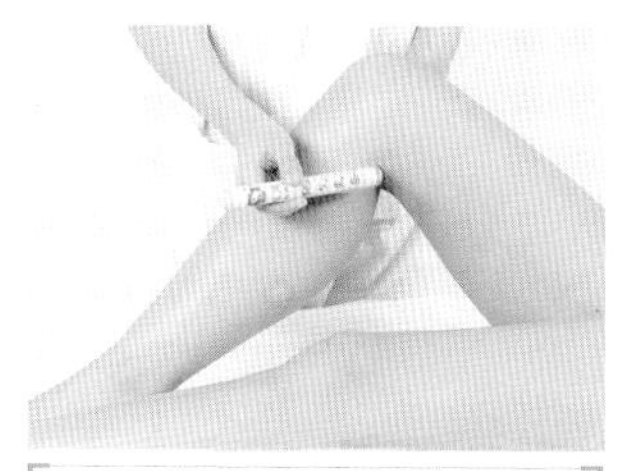

艾灸

用艾条温和灸法灸曲泉穴5 ~ 20分钟，以出现循经感传现象为度。

04 老中医随症配穴

①**膝膑肿痛：**曲泉配膝眼、梁丘、血海，适宜用按摩疗法，可活血止痛。

②**小便不利：**曲泉配中极、阴陵泉，适宜用刮痧疗法，可清利湿热。

③**阴挺：**曲泉配百会、气海，适宜用艾灸疗法，可温阳益气。

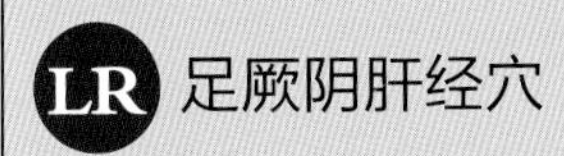

阴包·利尿、止痛、调经

阴包穴 是足厥阴肝经的重要穴位之一。女子以肝为先天，肝藏血，肝失条达，则情志不舒，气机不畅，易发月经不调、痛经等妇科疾患。经常刺激阴包穴可疏肝解郁、调经止痛。

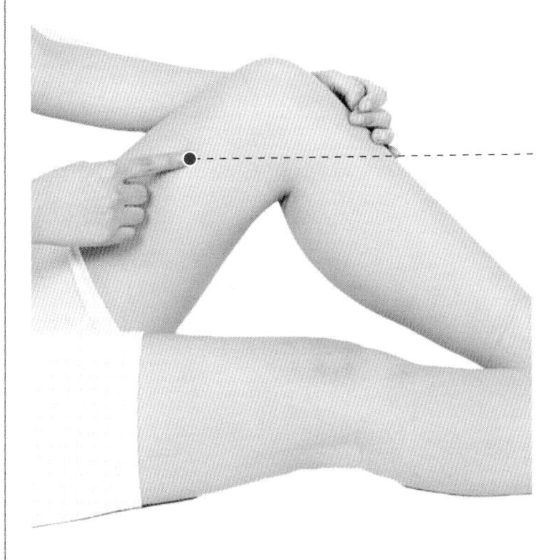

01 穴位定位

位于大腿内侧，当股骨内上髁上 4 寸，股内肌与缝匠肌之间。

02 功效主治

调经止痛，利尿通淋。主治小便不利、少腹疼痛、遗尿、癃闭、月经不调、两股生疮、痛经、尿失禁、腰骶神经痛等病症。

03 经穴疗法

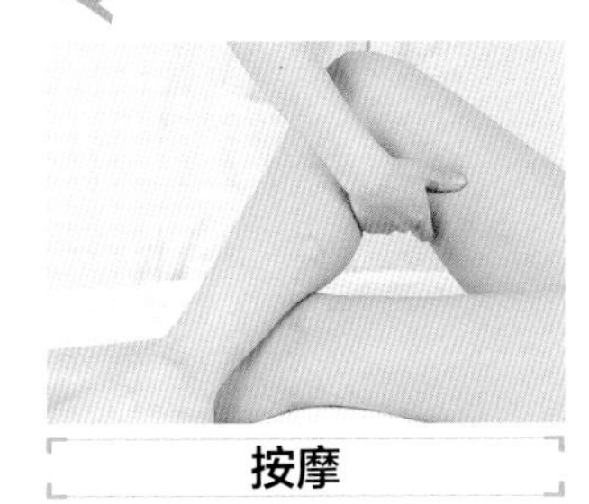

按摩

用拇指指腹揉按阴包穴 100 ~ 200 次，以局部有酸胀感为度。

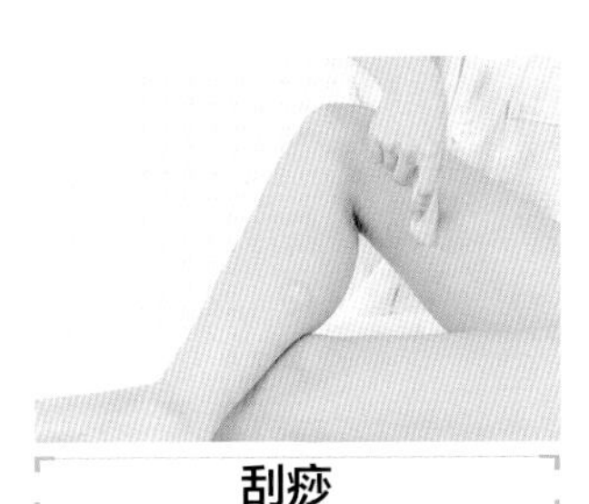

刮痧

用角刮法刮拭阴包穴 3 ~ 5 分钟，以出痧为度。

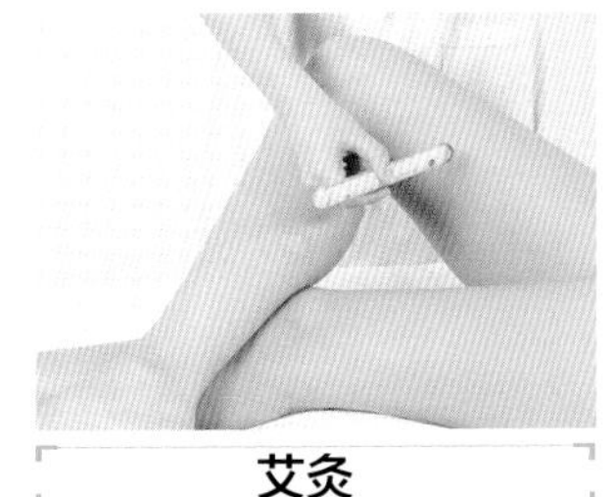

艾灸

用艾条温和灸法灸阴包穴 5 ~ 20 分钟，以出现循经感传现象为度。

04 老中医随症配穴

①**月经不调：**阴包配关元、血海、三阴交，适宜用按摩疗法，可活血通经。

②**腰骶疼痛：**阴包配肾俞、八髎，适宜用刮痧疗法，可舒筋活络。

③**遗尿：**阴包配气海、中极、肾俞，适宜用艾灸疗法，可补肾益气、固摄膀胱。

←章门 ·调脾胃、助消化

足厥阴肝经穴

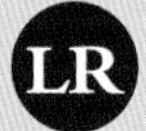

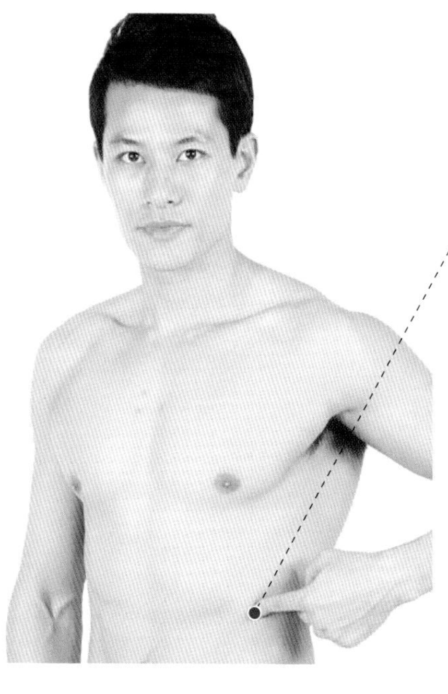

章门穴 属足厥阴肝经，八会穴之脏会，统治五脏疾病。脾脏素有“人体血库”之称，五脏之气禀于脾，脾气在章门穴聚集、汇合，凡和五脏相关的疾病都可以通过刺激该穴得到一定的缓解。

01 穴位定位

位于侧腹部，当第十一肋游离端的下方。

02 功效主治

疏肝健脾，理气散结，清利湿热。主治口干、食噎、呕吐、饮食不化、脘腹胀满、泄泻、久痢不止、大便秘结、疝气、血尿、腰痛、中风、胸胁支满、肝炎、肠炎、消化不良等病症。

03 经穴疗法

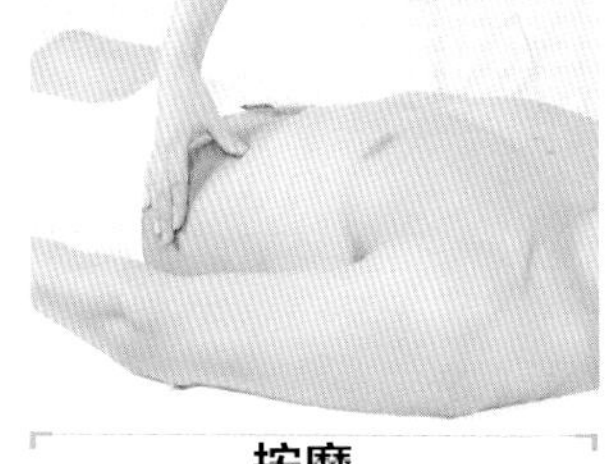

按摩

用拇指指腹揉按章门穴 100 ~ 200 次，以局部有酸胀感为度。

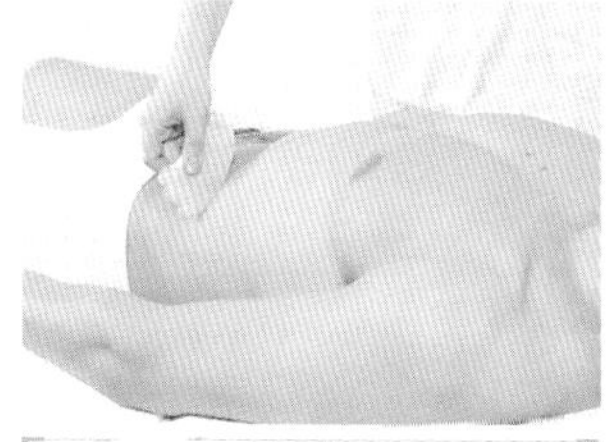

刮痧

用面刮法刮拭章门穴 3 ~ 5 分钟，以出痧为度。

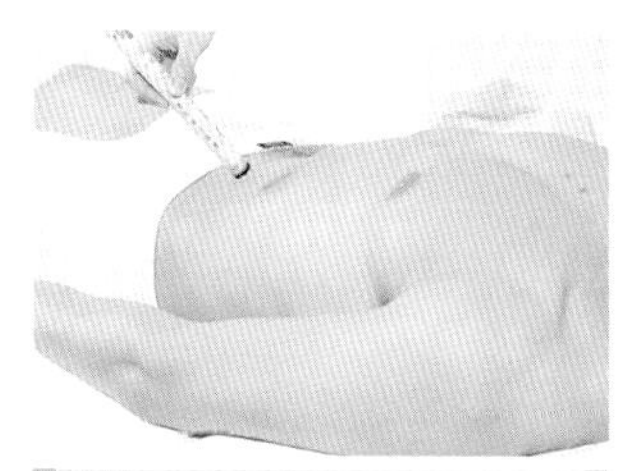

艾灸

用艾条温和灸法灸章门穴 5 ~ 20 分钟，以患者感觉温热、舒适为度。

04 老中医随症配穴

①**腹胀：**章门配足三里、梁门，适宜用按摩疗法，可健脾和胃。

②**胸胁痛：**章门配内关、阳陵泉，适宜用刮痧疗法，可疏肝理气。

③**呕吐：**章门配足三里、太白，适宜用艾灸疗法，可和胃止呕。

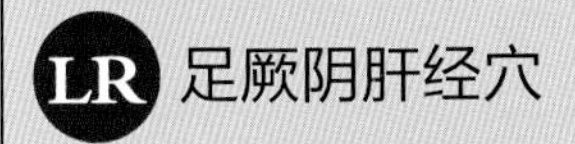

期门·疏肝理气活血

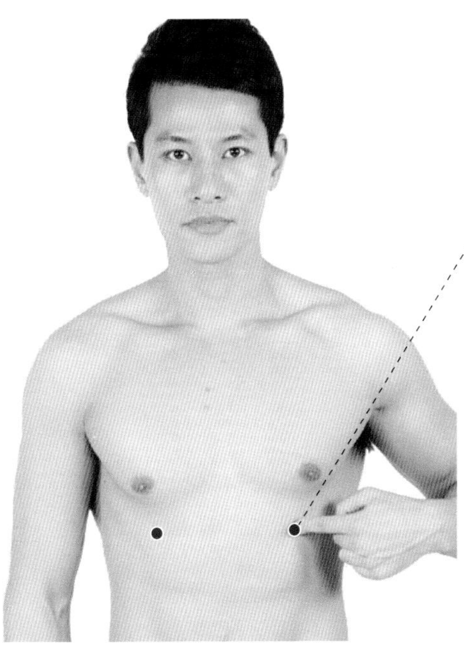

期门穴 属足厥阴肝经，为肝经之募穴。肝脏是体内的重要的解毒器官，肝失疏泄，体内的毒素无法正常排出，可见便秘、口臭等病症。刺激本穴可增强肝脏的排毒功能。

01 穴位定位

位于胸部，当乳头直下，第六肋间隙，前正中线旁开4寸。

02 功效主治

健脾疏肝，理气活血。主治心下切痛、饮食不下、呕吐、呃逆、伤食腹坚、下痢脓血、消渴、胸胁支满、积聚痞块、胸中热、卧不安、谵语不止、目眩、面赤、项强等病症。

03 经穴疗法

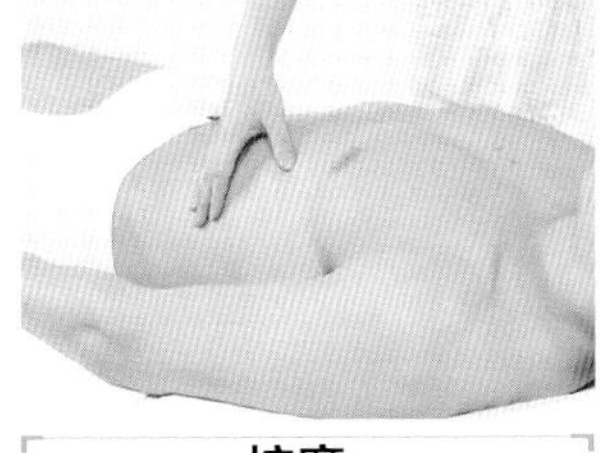

按摩

用拇指指腹揉按期门穴100～200次，以局部有酸胀感为度。

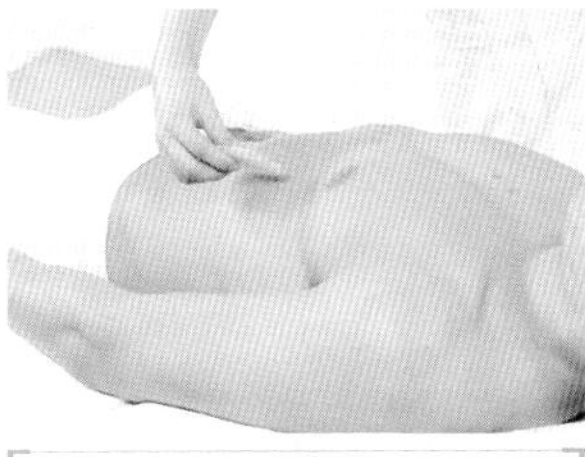

刮痧

用面刮法刮拭期门穴3～5分钟，以局部皮肤潮红为度，可不出痧。

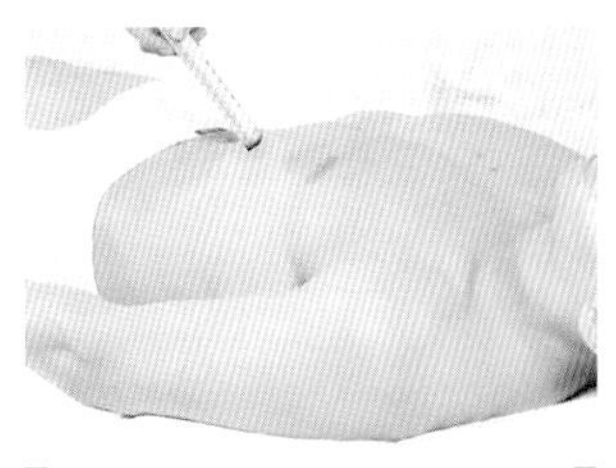

艾灸

用艾条温和灸法灸期门穴5～20分钟，以患者感觉温热、舒适为度。

04 老中医随症配穴

①**胸胁胀痛：**期门配肝俞、膈俞，适宜用按摩疗法，可疏肝、活血化瘀。

②**黄疸：**期门配阳陵泉、中封，适宜用刮痧疗法，可舒肝利胆。

③**打嗝：**期门配内关、足三里，适宜用艾灸疗法，可和胃降逆。

←中极·通经止带

任脉穴

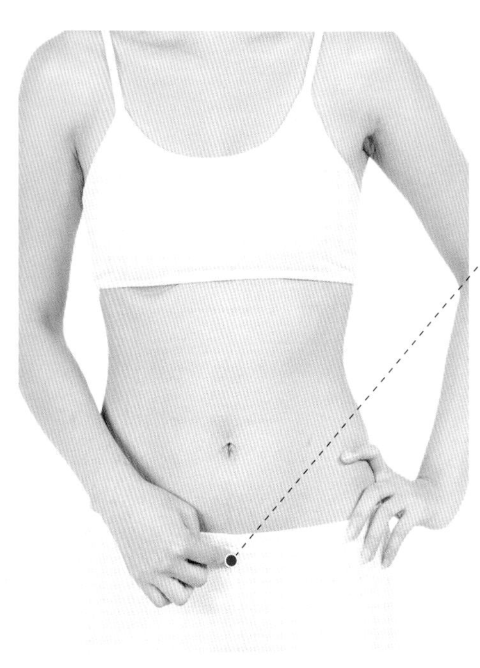

中极穴是任脉常用穴位之一，为膀胱之募穴，善治各种膀胱病症，如尿潴留、膀胱炎等。本穴对于调理内在不通的疾病疗效亦显著，如女性月经不畅、痛经等都可以找它。

01 穴位定位

位于下腹部，前正中线上，当脐中下 4 寸。

02 功效主治

益肾兴阳，通经止带。主治小腹热痛、疝气、遗尿、尿频、尿闭、肾炎、尿路感染、水肿、遗精、阳痿、早泄、月经不调、崩漏、盆腔炎、附件炎、子宫内膜炎等病症。

03 经穴疗法

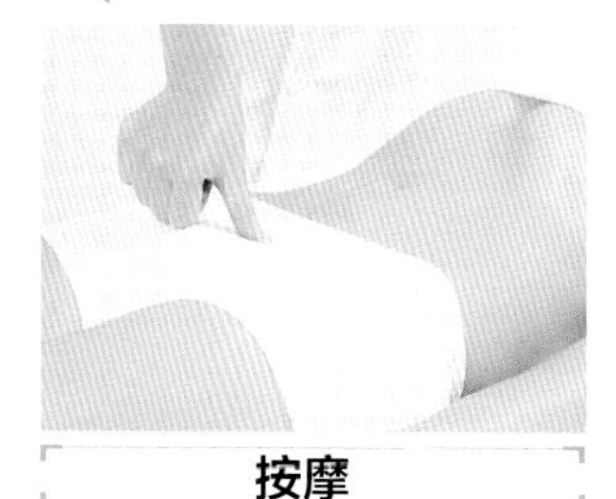

按摩

用拇指指腹揉按中极穴 3 ~ 5 分钟，以局部有酸胀感为度。

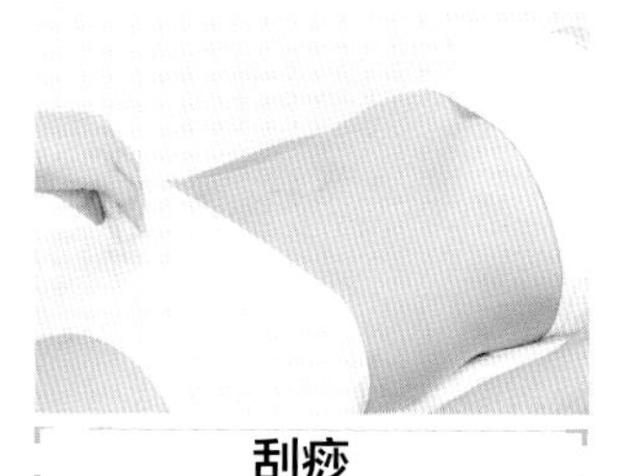

刮痧

用角刮法刮拭中极穴 3 ~ 5 分钟，以局部皮肤潮红为度，可不出痧。

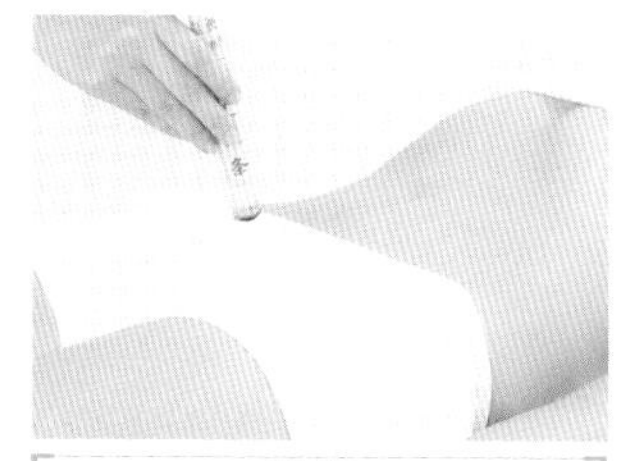

艾灸

用艾条温和灸法灸中极穴 5 ~ 10 分钟，以局部皮肤潮红为度。

04 老中医随症配穴

①**白带异常、滑精：**中极配脾俞、气海、关元，适宜用按摩疗法，可调养肝脾、调理冲任。
②**尿潴留、淋证：**中极配关元、三阴交、阴陵泉、次髎，适宜用刮痧疗法，可化气行水。
③**闭经、恶露不止：**中极配阴交、石门，适宜用艾灸疗法，可活血化瘀。

任脉穴

关元·固本培元

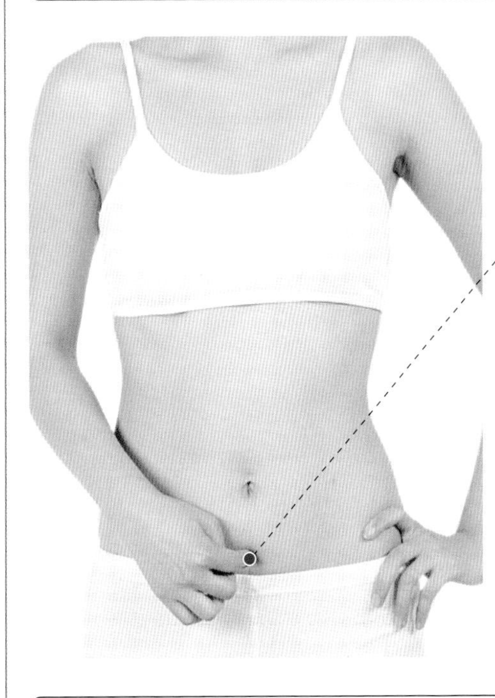

关元穴 是任脉常用穴位之一，穴居丹田，为元气所藏之处，男子藏精，女子蓄血。本穴自古以来就是养生要穴，可补肾壮阳、理气和血，用于治疗元气虚损病症效果显著。

01 穴位定位

位于下腹部，前正中线上，当脐中下 3 寸。

02 功效主治

培肾固本，补气回阳，清热利湿。主治腹痛、小腹胀满、小便赤涩、遗尿、癃闭、水肿、遗精、阳痿、早泄、月经不调、崩漏、白带异常、阴痒、胞衣不下等病症。

03 经穴疗法

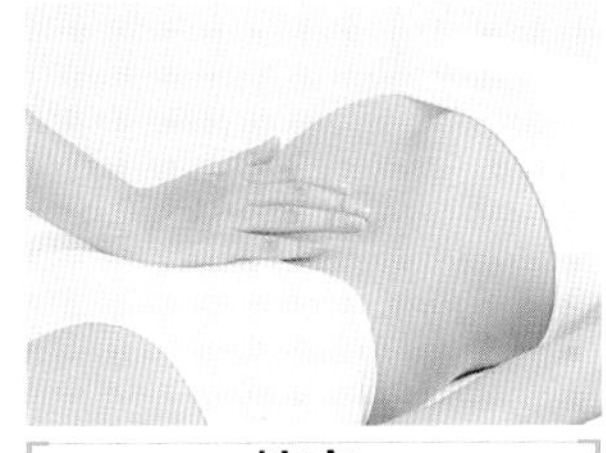

按摩

用手掌根部推揉关元穴 2 ～ 3 分钟，以局部透热为度。

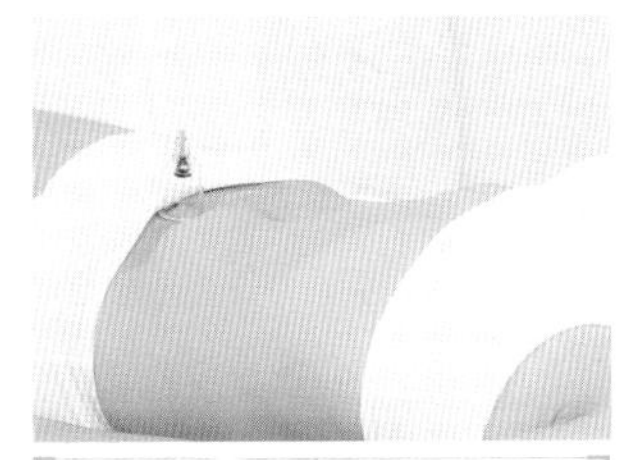

拔罐

将气罐吸附在关元穴上，留罐 10 ～ 15 分钟，以局部皮肤潮红为度。

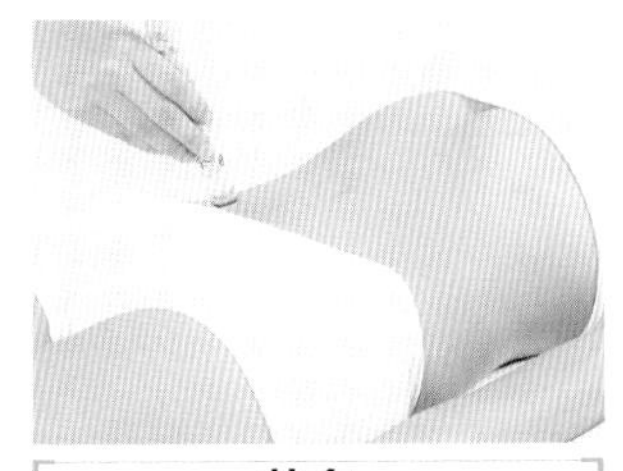

艾灸

用艾条温和灸法灸关元穴 5 ～ 10 分钟，以患者感觉温热、舒适为度。

04 老中医随症配穴

①**胸胁痞满：**关元配中极、阴交、期门，适宜用按摩疗法，可条达肝气。

②**小便黄赤、癃闭：**关元配阴陵泉，适宜用拔罐疗法，可清热利湿。

③**久泄不止、下腹胀痛：**关元配太溪，适宜用艾灸疗法，可补益肾气。

← 气海 · 益气助阳

任脉穴 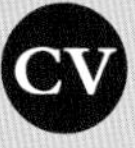

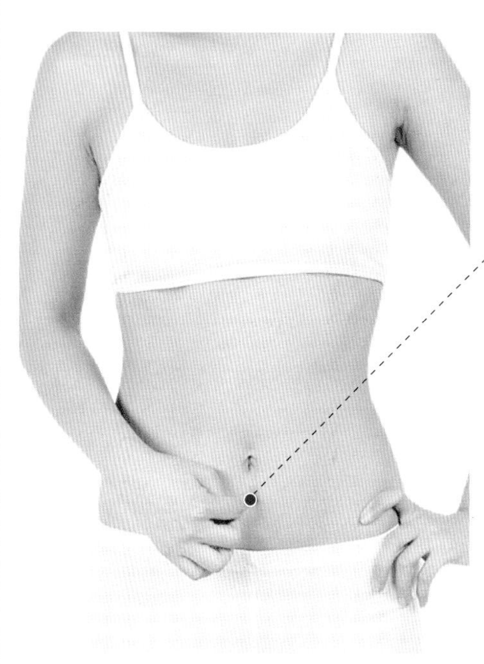

气海穴 是任脉常用穴位之一，穴居脐下，为先天元气之海。本穴是防病强身要穴之一，有培补元气、固肾益精的作用，常用于增强男性性功能、增强人体的免疫力、延年益寿等。

01 穴位定位

位于下腹部，前正中线上，当脐中下 1.5 寸。

02 功效主治

补气理气，益肾固精。主治腹痛、腹胀、泄泻、胃下垂、脱肛、遗尿、遗精、阳痿、月经不调、痛经、崩漏、阴挺、尿潴留、肠麻痹、神经衰弱等病症。

03 经穴疗法

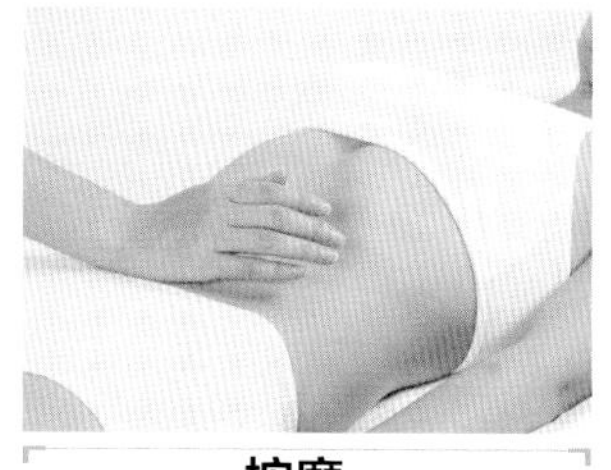

按摩

用手掌鱼际揉按气海穴 3 ~ 5 分钟，以局部有酸胀感为度。

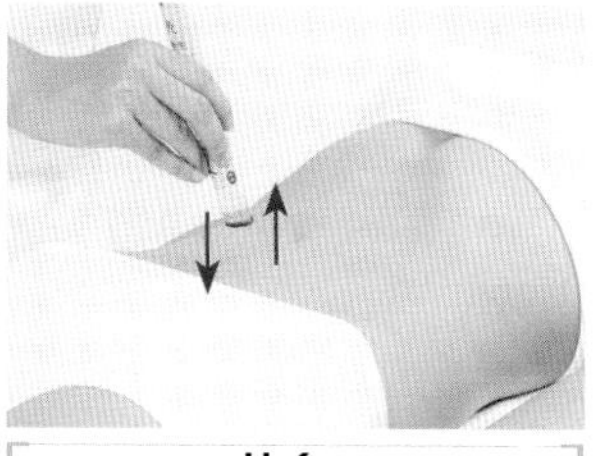

艾灸

用艾条雀啄灸法灸气海穴 5 ~ 10 分钟，以局部皮肤潮红为度。

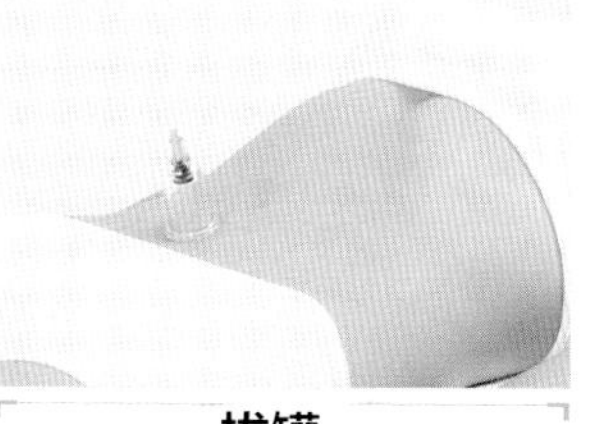

拔罐

将气罐吸附在气海穴上，留罐 10 ~ 15 分钟，以局部皮肤泛红、充血为度。

04 老中医随症配穴

①**遗精、下腹胀痛、经少：**气海配三阴交，适宜用按摩或艾灸疗法，可养阴填精、培元固肾。

②**小腹痞块、经闭不通：**气海配血海，适宜用艾灸疗法，可补气养血、行气活血、通经散瘀。

③**黄白带下：**气海配关元、阴陵泉、行间，适宜用拔罐疗法，可行气通经、清热除湿。

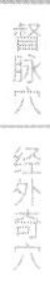

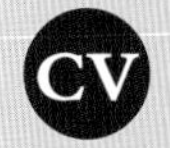

任脉穴

神阙·通经行气 →

01 穴位定位

位于腹中部，脐中央。

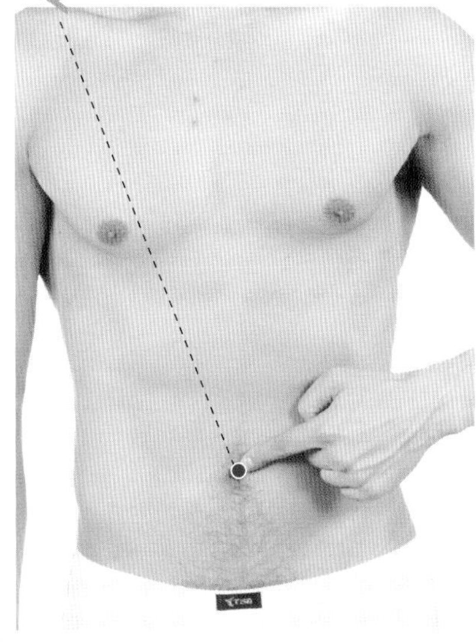

02 功效主治

温阳救逆，利水固脱。主治急慢性肠炎、细菌性痢疾、肠粘连、脐腹冷痛、水肿、便秘、脱肛、中风等病症。

03 经穴疗法

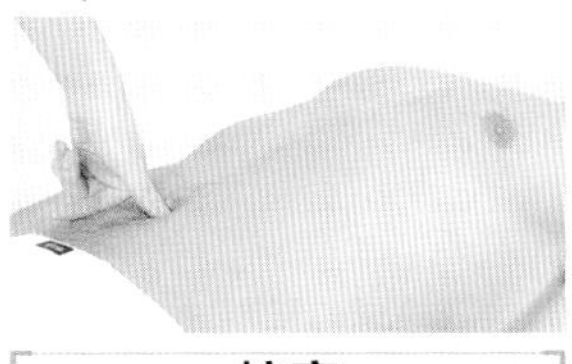

按摩

用拇指指腹点按神阙穴2～3分钟，以局部透热为度。

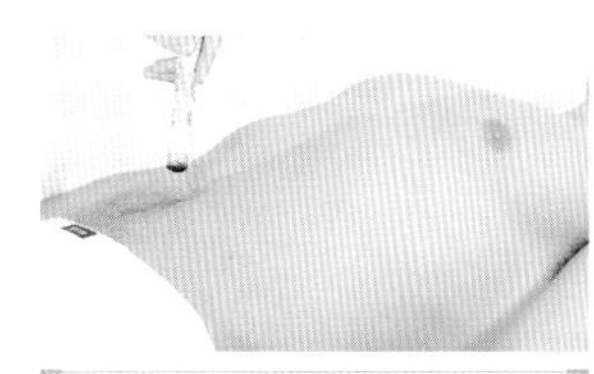

艾灸

用艾条温和灸法灸神阙穴5～10分钟，以患者感觉温热、舒适为度。

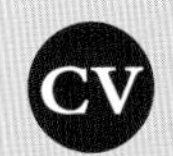

任脉穴

水分·理气止痛 →

01 穴位定位

位于上腹部，前正中线上，当脐中上1寸。

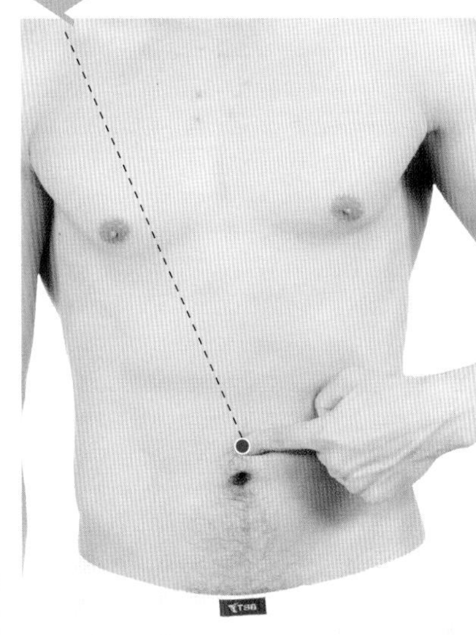

02 功效主治

通调水道，理气止痛。主治腹胀、腹痛、恶心、呕吐、肠鸣、泄泻、水肿、腹水、肠炎、肾炎等病症。

03 经穴疗法

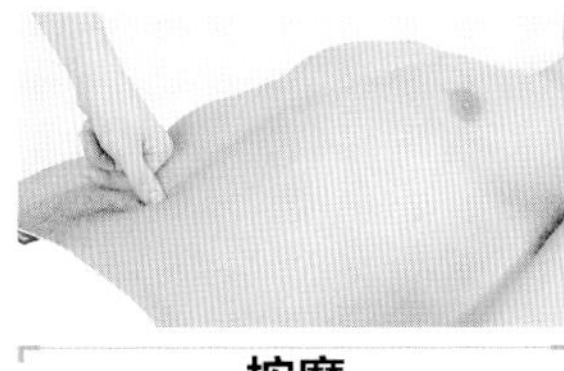

按摩

用拇指指腹点按水分穴3～5分钟，以局部有酸胀感为度。

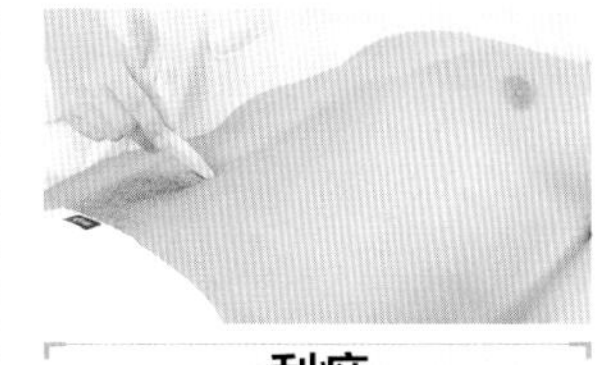

刮痧

用角刮法刮拭水分穴30次，以局部皮肤潮红为度。

←建里·健胃和气

任脉穴 

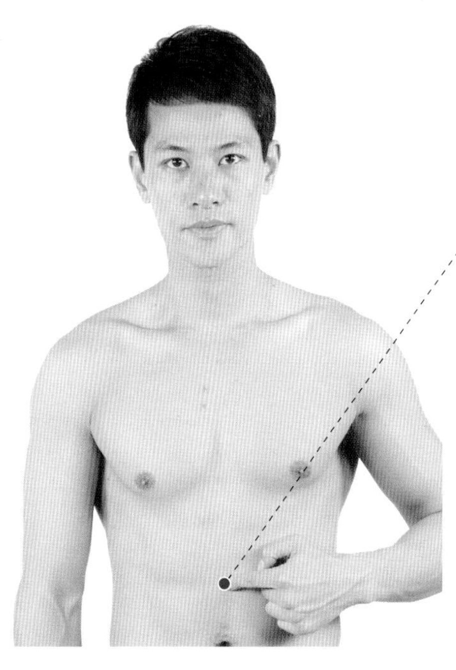

建里穴 为任脉上的重要穴位之一。脾胃是人的后天之本，是滋养五脏六腑的“大粮仓”。脾胃病要三分治七分养，建里穴正居胃腑之上，经常刺激可以夯实人身体的“根基”，增进身体的健康。

01 穴位定位

位于上腹部，前正中线上，当脐中上3寸。

02 功效主治

健脾理气，和胃消积。主治胃脘痛、急慢性胃炎、胃神经官能症、胃下垂、消化不良、腹胀、身肿、腹痛、肠鸣、腹膜炎、腹直肌痉挛等病症。

03 经穴疗法

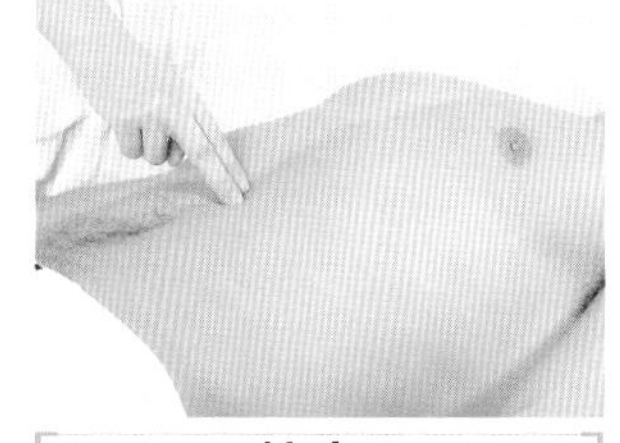

按摩

将食指、中指并拢，用指尖揉按建里穴2～3分钟，以局部有酸胀感为度。

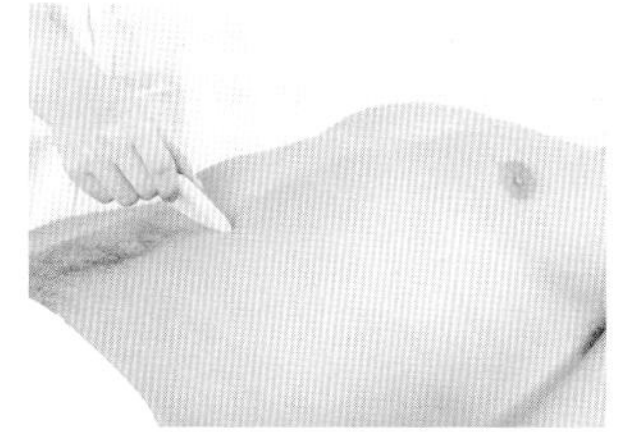

刮痧

用角刮法刮拭建里穴30次，以出痧为度。

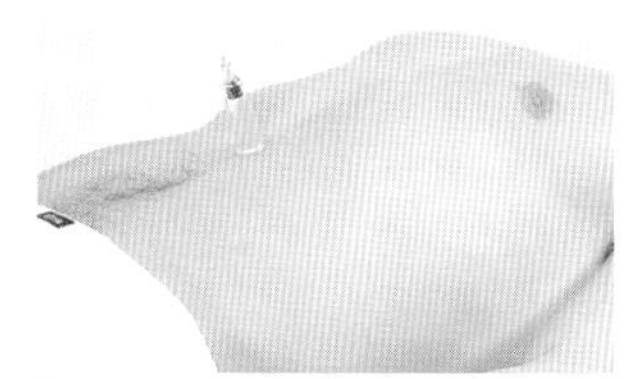

拔罐

将气罐吸附在建里穴上，留罐10～15分钟，以局部皮肤泛红为度。

04 老中医随症配穴

①**胸中苦闷、呃逆：**建里配内关，适宜用按摩疗法，可和胃宽中。

②**肚腹肿胀、呕哕：**建里配水分，适宜用刮痧疗法，可行气利水、健中和胃。

③**霍乱肠鸣、腹痛胀满：**建里配中脘，适宜用拔罐疗法，可行气散结、化湿去滞。

任脉穴

中脘·和胃健脾

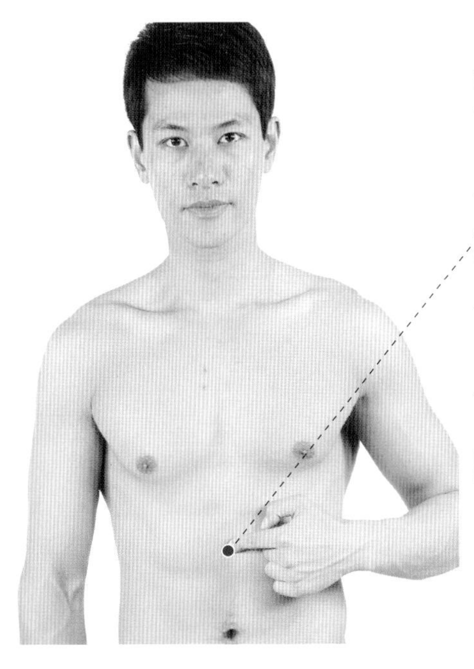

中脘穴 属任脉，为八会穴之腑会，胃之募穴。故本穴可用治一切腑病，尤以胃的疾患为先。经常刺激中脘穴，对胃脘胀痛、食欲不振等小儿脾胃病有很好的疗效。

01 穴位定位

位于上腹部，前正中线上，当脐中上 4 寸。

02 功效主治

理气和胃，化湿降逆。主治腹痛、腹胀、胃脘痛、急慢性胃炎、胃下垂、消化不良、肠鸣、泄泻、痢疾、便秘、失眠、黄疸、疳积、癫狂、虚劳吐血等病症。

03 经穴疗法

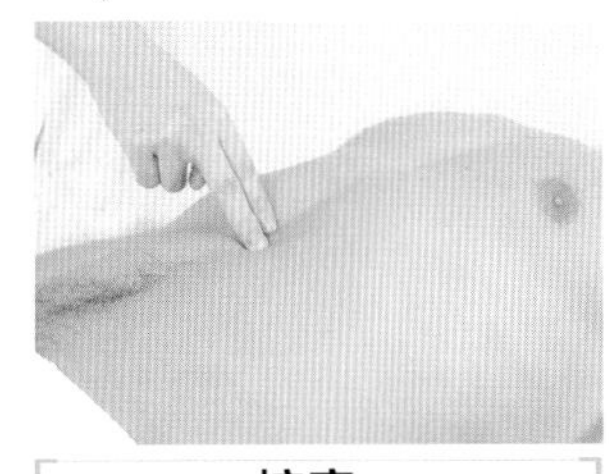

按摩

将食指、中指并拢，用指尖推揉中脘穴 3 ~ 5 分钟，以局部有酸胀感为度。

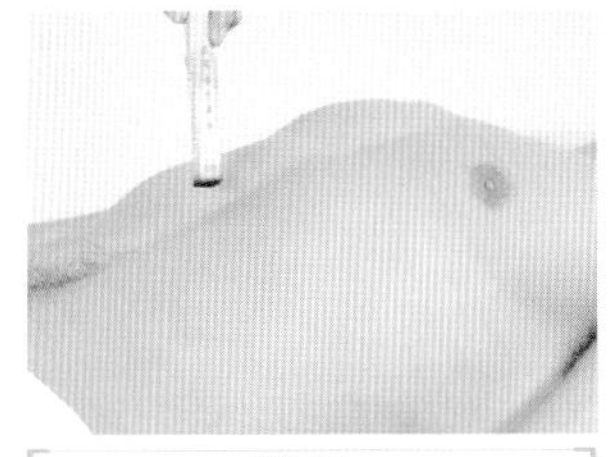

艾灸

用艾条温和灸法灸中脘穴 5 ~ 10 分钟，以局部皮肤潮红为度。

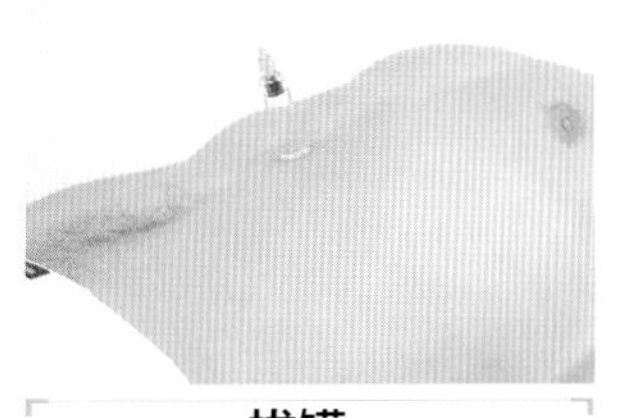

拔罐

将气罐吸附在中脘穴上，留罐 10 ~ 15 分钟，以局部皮肤泛红为度。

04 老中医随症配穴

①**食欲不振、呕吐：**中脘配胃俞，适宜用按摩疗法，可调中和胃、宽中利气。
②**便血、呕血、脘腹胀痛：**中脘配气海，适宜用艾灸疗法，可益气摄血。
③**霍乱吐泻：**中脘配天枢，适宜用拔罐疗法，可和胃降逆、化湿去秽。

←膻中·舒畅心胸

任脉穴 

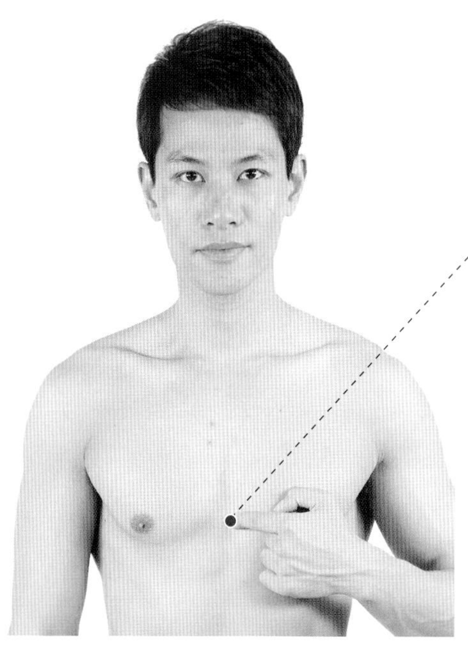

膻中穴 属任脉，是心包经经气及一身宗气聚集之处，为治疗胸闷气急的要穴。现代医学研究也证实，刺激该穴可通过调节神经功能，松弛平滑肌，扩张冠状血管及消化道。

01 穴位定位

位于胸部，当前正中线上，平第四肋间，两乳头连线的中点。

02 功效主治

理气宽胸，清肺化痰。主治胸痹、心痛、心烦、心律不齐、心绞痛、咳嗽、气喘、气管炎、哮喘、产后乳汁少、乳腺炎、胸膜炎、肋间神经痛、小儿吐乳等病症。

03 经穴疗法

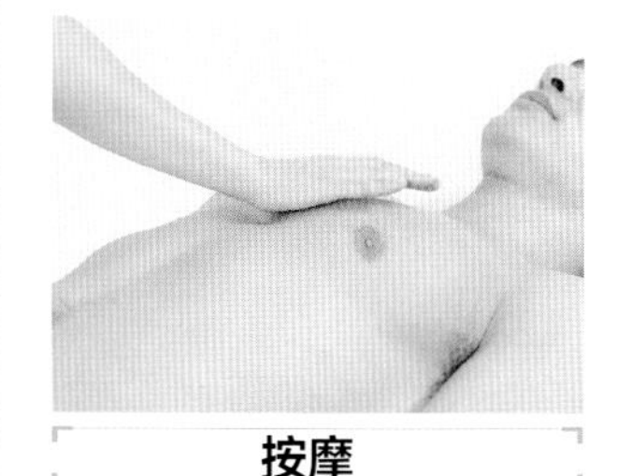

按摩

用手掌大鱼际擦按膻中穴 5 ~ 10 分钟，以局部皮肤潮红为度。

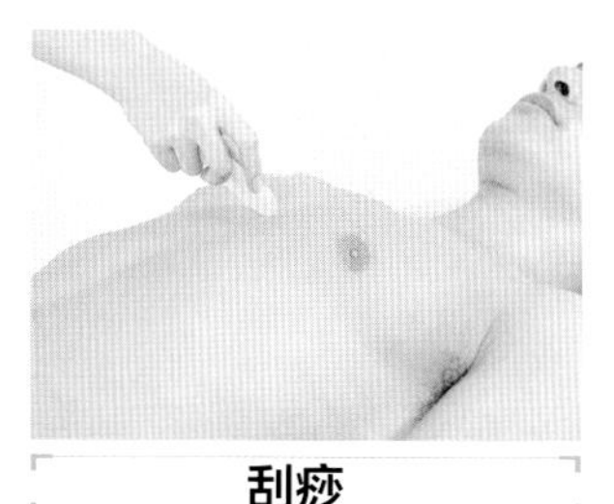

刮痧

用角刮法刮拭膻中穴 30 次，以局部皮肤潮红为度。

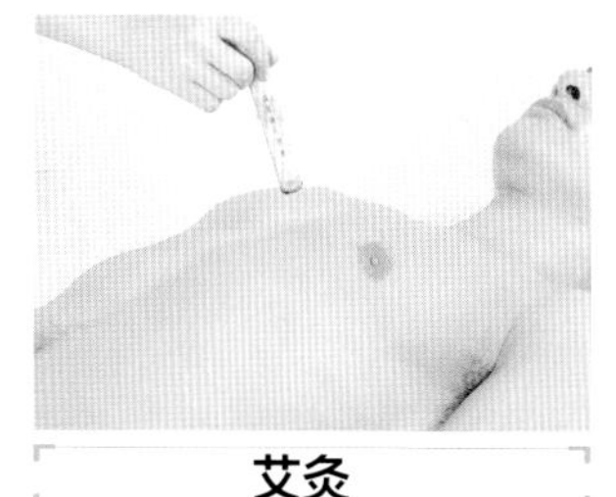

艾灸

用艾条温和灸法灸膻中穴 5 ~ 10 分钟，以患者感觉温热、舒适为度。

04 老中医随症配穴

①**心痛、失眠、怔忡、喘息：**膻中配厥阴俞，适宜用按摩疗法，可宽胸利气、宁心安神。

②**乳痛、胸痛：**膻中配大陵、委中、少泽、俞府，适宜用刮痧疗法，可通经活络、清热止痛。

③**乳少、胸胁闷胀：**膻中配少泽，适宜用艾灸疗法，可通经活络、益气养血。

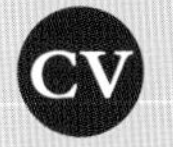

任脉穴

天突·理气平喘

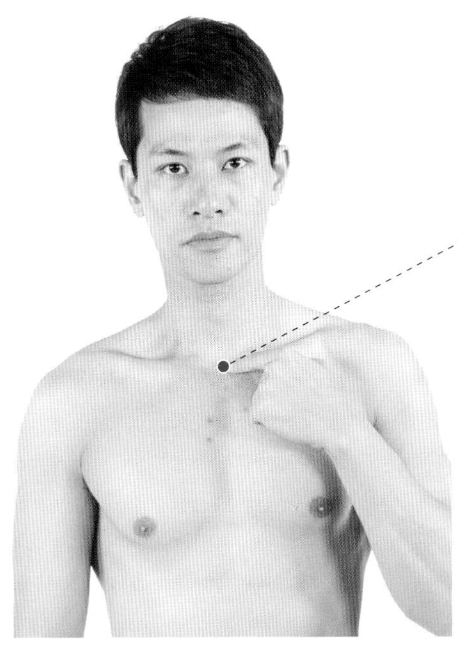

天突穴 是任脉与阴维脉交会穴。寒冷时节往往是慢性支气管炎的发作期，广大患者苦不堪言。刺激本穴可以缓解咳嗽、气短、喘息等症状，减轻患者痛苦。

01 穴位定位

位于颈部，当前正中线上，胸骨上窝中央。

02 功效主治

理气化痰，清咽开音。主治咳嗽、哮喘、胸中气逆、肺痈、咳吐脓血、喉痹、咽干、失音、呕吐、呃逆、喉鸣、梅核气、瘿瘤、膈肌痉挛、神经性呕吐等病症。

03 经穴疗法

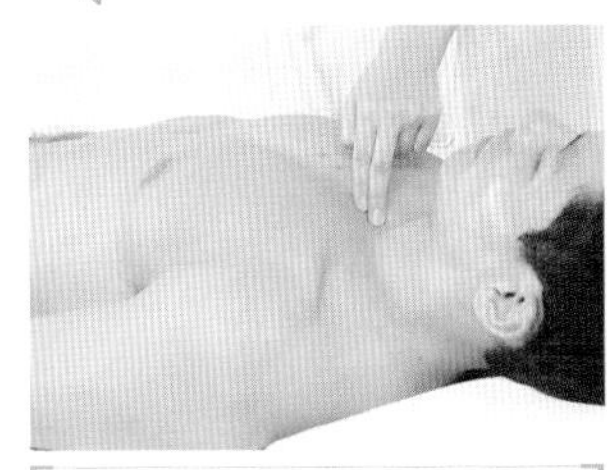

按摩

将食指、中指并拢，用指端揉按天突穴 200 ~ 300 次，以局部有酸胀感为度。

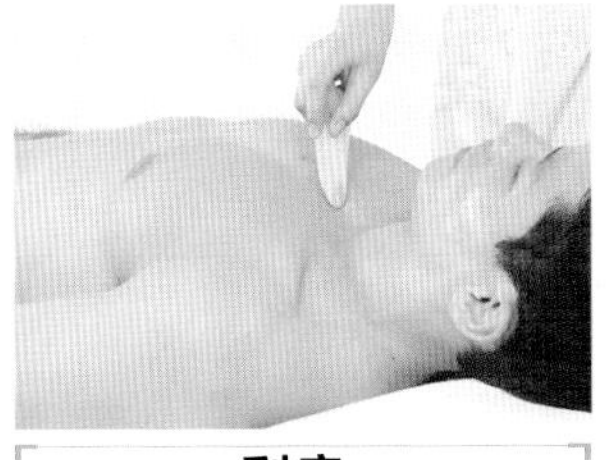

刮痧

用角刮法刮拭天突穴 30 次，以局部皮肤潮红为度。

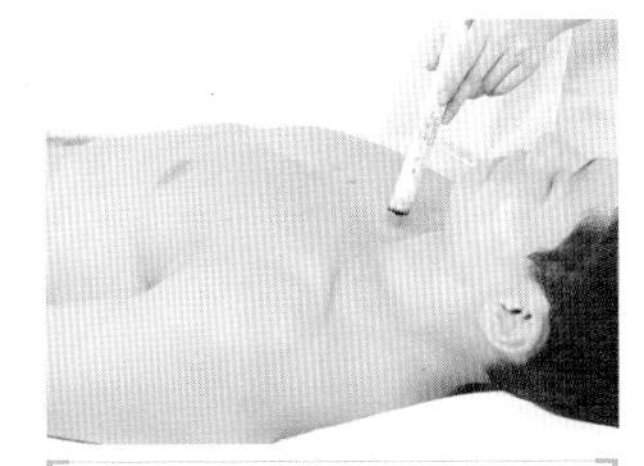

艾灸

用艾条温和灸法灸天突穴 10 分钟，以患者感觉温热、舒适为度。

04 老中医随症配穴

①**喉肿咽痛：**天突配璇玑、风府、照海，适宜用按摩疗法，可行气解表、养阴清热。

②**咽痛久不愈、喑哑：**天突配阴谷、复溜、丰隆，适宜用刮痧疗法，可滋肾、降火、利咽。

③**哮喘、胸痹：**天突配膻中，适宜用艾灸疗法，可降气平喘。

廉泉·开舌窍、利咽喉

任脉穴

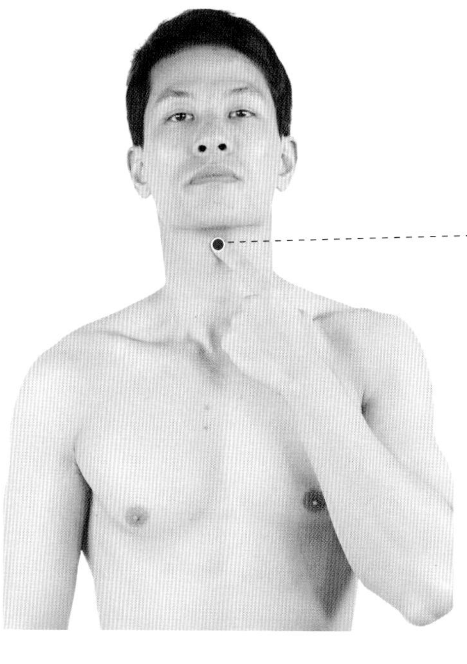

廉泉穴 为任脉与阴维脉交会穴，下方为喉门，有利喉舒舌的作用。咽炎是常见的呼吸道疾病，烟瘾较大的男性，经常刺激该穴，对于防治咽炎，尤其是急性咽炎见效很快。

01 穴位定位

位于颈部，当前正中线上，结喉上方，舌骨上缘凹陷处。

02 功效主治

利喉舒舌，消肿止痛。主治舌下肿痛、舌根缩急、舌强不语、舌肌麻痹、口腔炎、喉痹、咽炎、扁桃体炎、咽食困难、咳逆喘息、胸满胸痛、消渴等病症。

03 经穴疗法

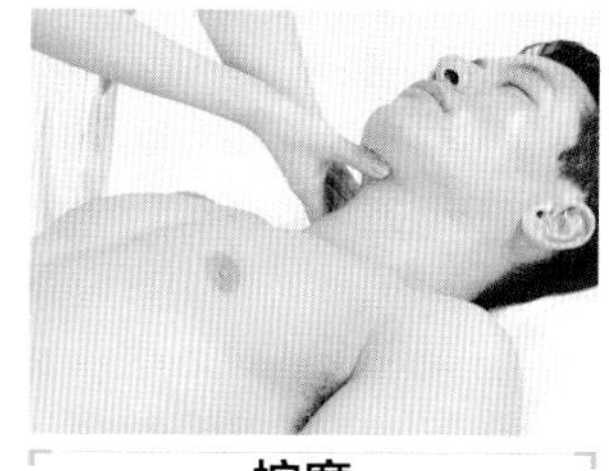

按摩

用拇指指腹揉按廉泉穴2～3分钟，以局部皮肤潮红为度。

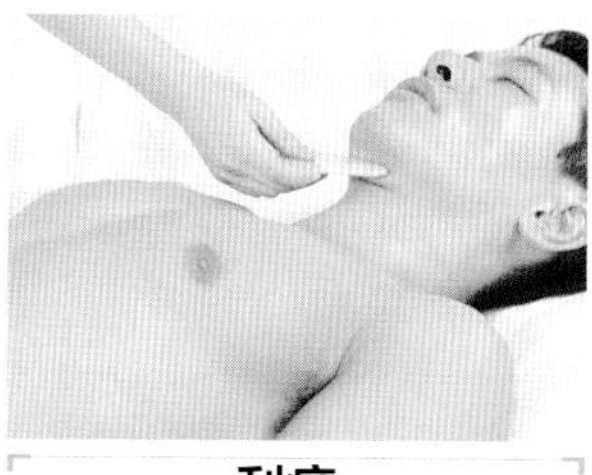

刮痧

用角刮法刮拭廉泉穴1～2分钟，以局部皮肤潮红为度，不出痧。

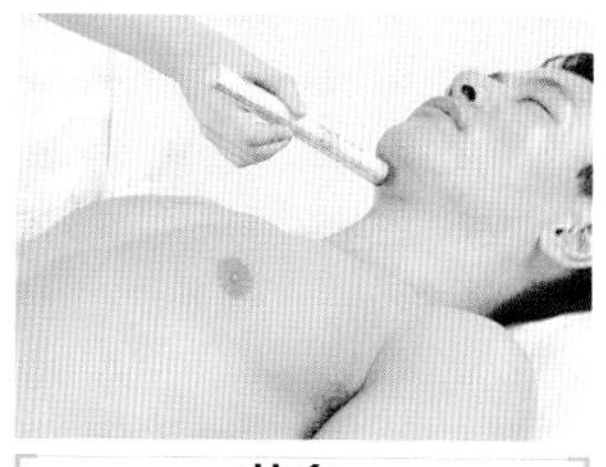

艾灸

用艾条温和灸法灸廉泉穴10～15分钟，以患者感觉温热、舒适为度。

04 老中医随症配穴

①**舌下肿、流涎：** 廉泉配然谷，适宜用按摩疗法，可养阴活络。

②**感冒、咳嗽、喉痹：** 廉泉配天井、太渊，适宜用刮痧疗法，可疏风解表。

③**中风舌强不语：** 廉泉配风池、风府、四神聪，适宜用艾灸疗法，可活络开窍。

承浆·舒筋活络

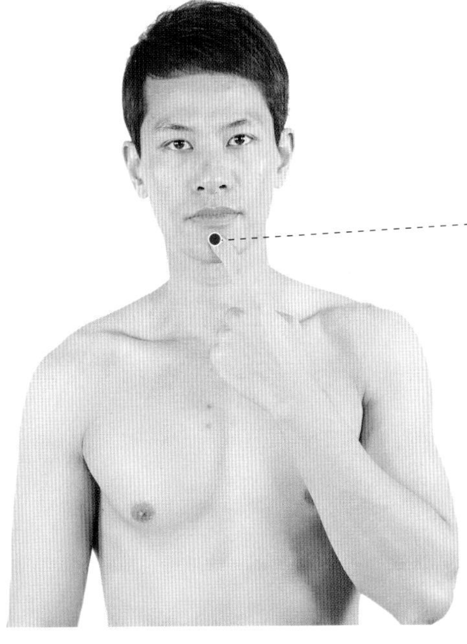

承浆穴 属任脉，是任脉与足阳明胃经的交会穴。秋冬和初春时节，气候干燥，身体津液消耗大，刺激承浆穴口腔内会涌出分泌液，这种分泌液可以预防秋燥。

01 穴位定位

位于面部，当颏唇沟的正中凹陷处。

02 功效主治

祛风，通络，消肿。主治中风口㖞、口噤、流涎、舌强、面肿、三叉神经痛、口腔溃疡、齿龈肿痛、消渴、精神病、遗尿等病症。

03 经穴疗法

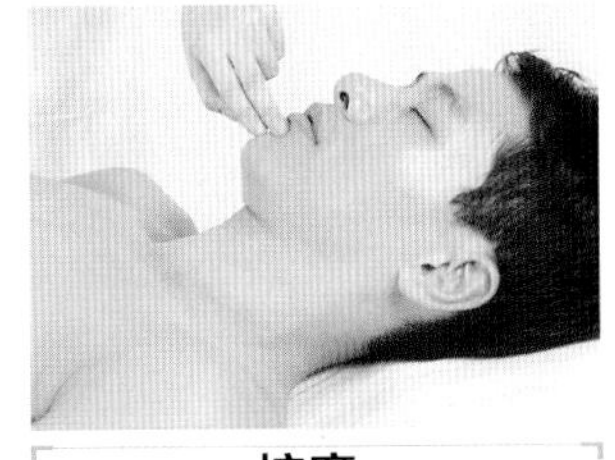

按摩

将食指、中指并拢，用指腹揉按承浆穴3～5分钟，以局部有酸胀感为度。

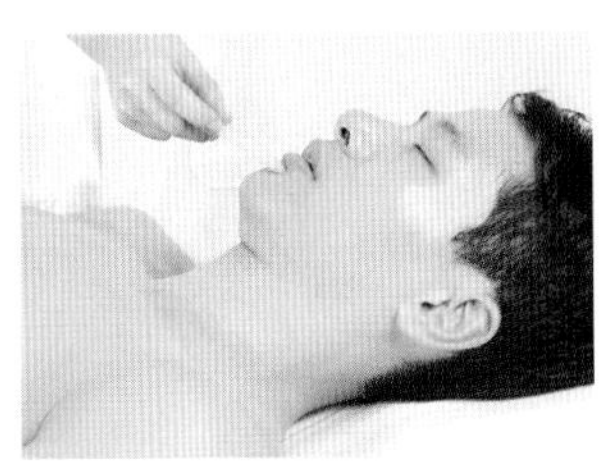

刮痧

用角刮法刮拭承浆穴3～5分钟，以出痧为度。

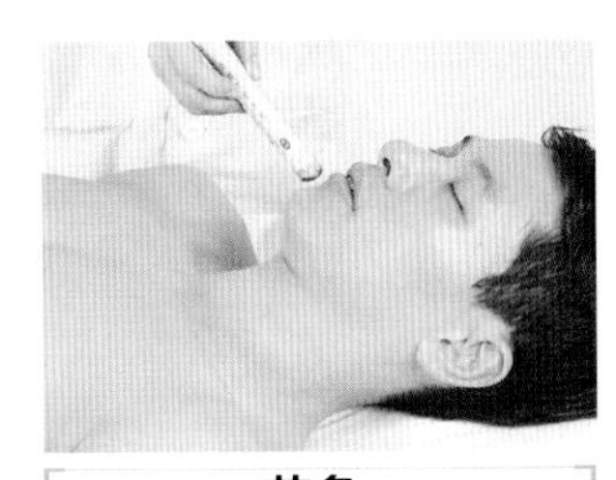

艾灸

用艾条温和灸法灸承浆穴10～15分钟，以患者感觉温热、舒适为度。

04 老中医随症配穴

①**小便不禁、小腹胀痛：** 承浆配阴陵泉、委中、太冲、膀胱俞，适宜用按摩疗法，可清热利尿、行气止痛。

②**口舌生疮、口臭、口干：** 承浆配劳宫，适宜用刮痧疗法，可清热解毒、养阴生津。

③**感冒、头项强痛：** 承浆配风府，适宜用艾灸疗法，可疏风解表、通经活络。

长强 · 解痉止痛

督脉穴 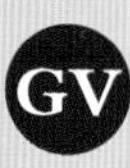

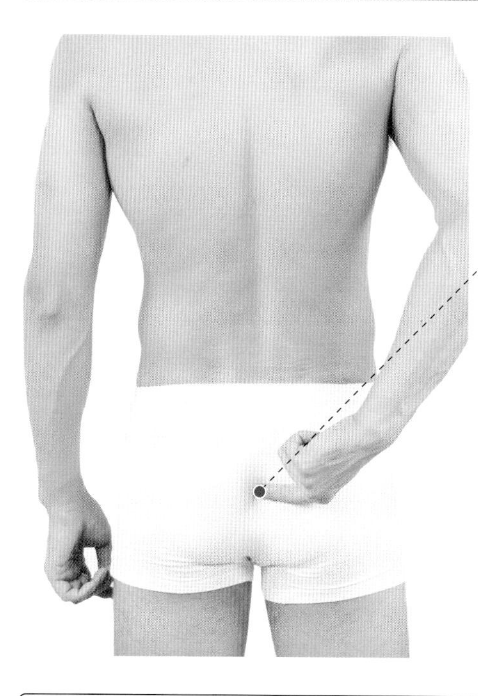

长强穴 属于督脉的络穴。督脉统领人体阳气，而本穴为督脉起始穴，又是位于尾骨端与肛门之间的一个穴道，升阳举陷之力甚强。经常刺激本穴，可以改善脱肛、痔疮等肛周病症。

01 穴位定位

位于尾骨端下，当尾骨端与肛门连线的中点处。

02 功效主治

解痉止痛，调畅通淋。主治阴囊湿疹、前列腺炎、遗精、阳痿、痔疮、脱肛、肠炎、痢疾、便秘、便血、癫痫、精神分裂症、小儿囟陷、腰脊及尾骶部疼痛等病症。

03 经穴疗法

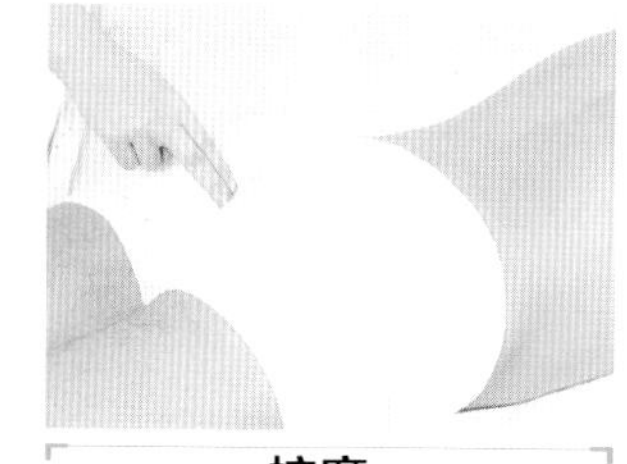

按摩

将食指、中指并拢，用指端揉按长强穴 3 ~ 5 分钟，以局部有酸胀感为度。

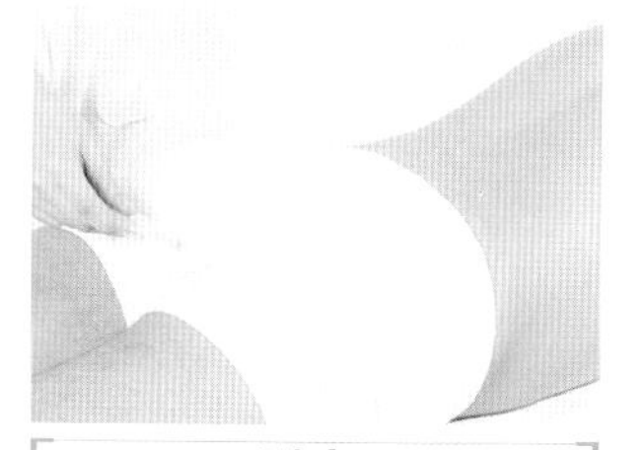

刮痧

用角刮法刮拭长强穴 30 次，以局部皮肤发热为度。

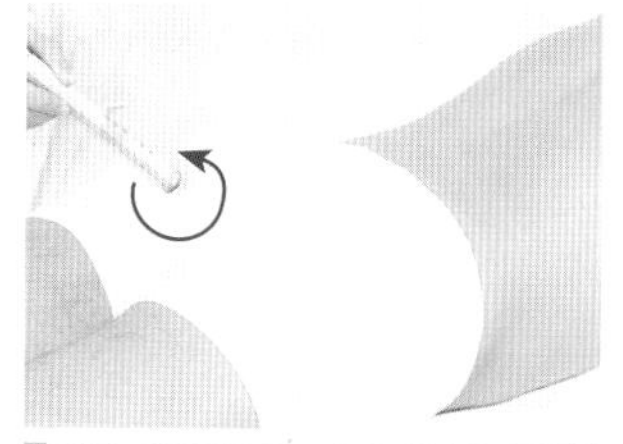

艾灸

用艾条回旋灸法灸长强穴 10 分钟，以患者感觉温热、舒适为度。

04 老中医随症配穴

①**痔疮、便结：**长强配承山，适宜用按摩疗法，可清热通便、活血化瘀。
②**大小便难、淋症：**长强配小肠俞，适宜用刮痧疗法，可行气通腑、分清泌浊。
③**脱肛、头昏：**长强配百会，适宜用艾灸疗法，可通调督脉、益气升阳。

GV 督脉穴

腰阳关·强腰膝

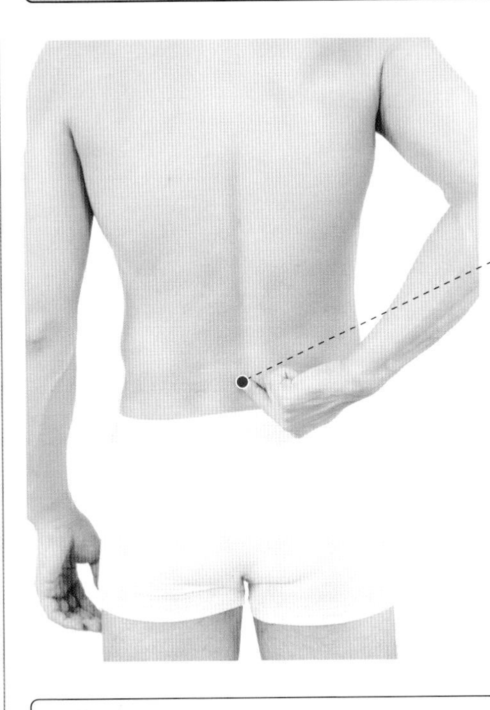

腰阳关穴 属于督脉，是阳气通行的关隘。很多人到了冬天经常感到腰背发凉，很大原因就是这里的经络不通，阳气无法上行。这时候，只要在腰阳关采用经穴疗法，问题就会迎刃而解。

01 穴位定位

位于腰部，后正中线上，第四腰椎棘突下凹陷中。

02 功效主治

祛寒除湿，舒筋活络。主治月经不调、白带异常、功能性子宫出血、睾丸炎、遗精、阳痿、肾下垂、脊髓炎、腰骶痛、坐骨神经痛、下肢痿痹及慢性肠炎等病症。

03 经穴疗法

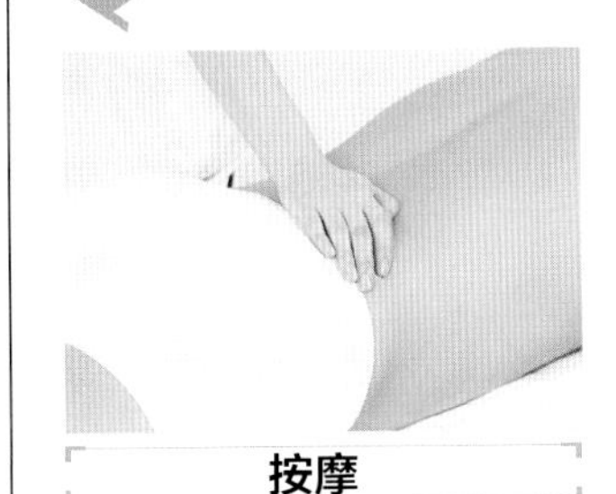

按摩

用手掌大鱼际揉按腰阳关穴 2 ~ 3 分钟，以局部有酸胀感为度。

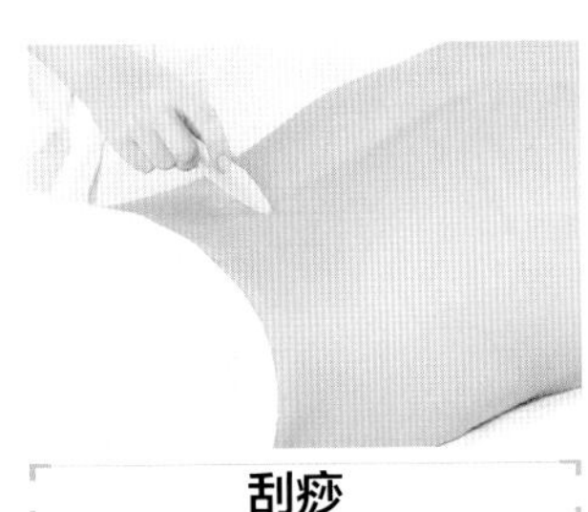

刮痧

用角刮法刮拭腰阳关穴 1 ~ 2 分钟，以出痧为度。

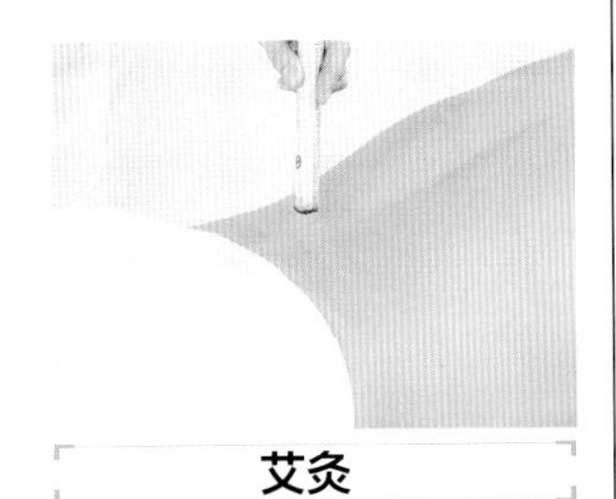

艾灸

用艾条温和灸法灸腰阳关穴 10 ~ 15 分钟，以局部皮肤潮红为度。

04 老中医随症配穴

①**膀胱麻痹：**腰阳关配关元、中极、曲骨，适宜用按摩疗法，可调理下焦。

②**坐骨神经痛：**腰阳关配肾俞、环跳、足三里、委中，适宜用刮痧疗法，可行气止痛。

③**寒湿性腰痛、腿痛：**腰阳关配肾俞、次髎、委中，适宜用艾灸疗法，可温经散寒、通经活络。

←命门·补肾壮阳

督脉穴 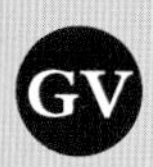

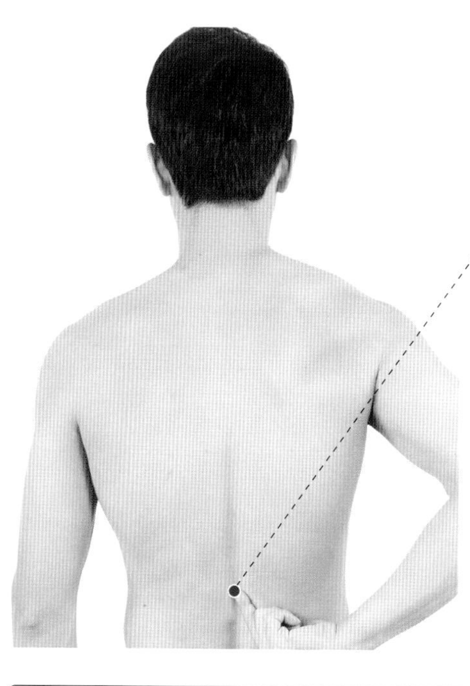

命门穴 属于督脉，在男子能藏生殖之精，在女子则紧密联系着胞宫，对两性生殖功能有重要影响。可以说，整个人体的生命活动都由命门激发和主持。

01 穴位定位

位于腰部，后正中线上，第二腰椎棘突下凹陷中。

02 功效主治

培元补肾，强健腰脊。主治腰脊神经痛、脊柱炎、急性腰扭伤、小儿麻痹后遗症、前列腺炎、遗精、阳痿、早泄、盆腔炎、子宫内膜炎、白带异常、肾炎、小便不利、遗尿等病症。

03 经穴疗法

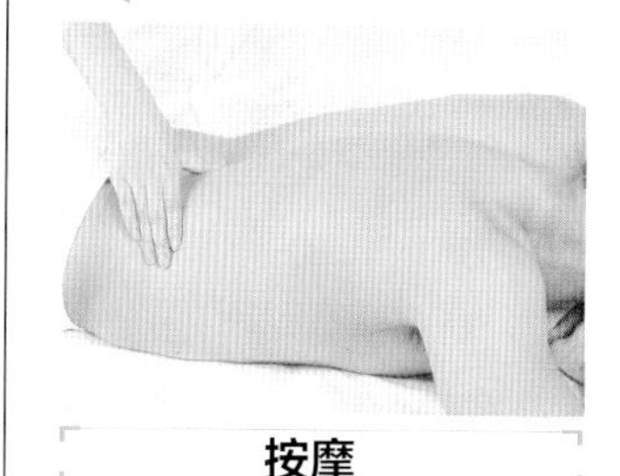

按摩

用拇指指腹揉按命门穴100～200次，以局部有酸胀感为度。

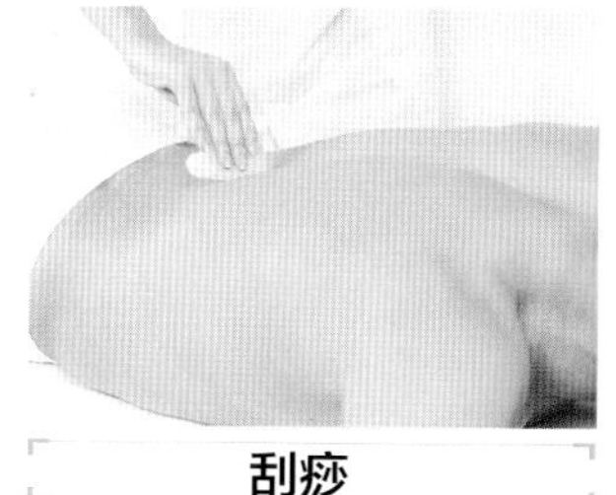

刮痧

用角刮法刮拭命门穴1～2分钟，以出痧为度。

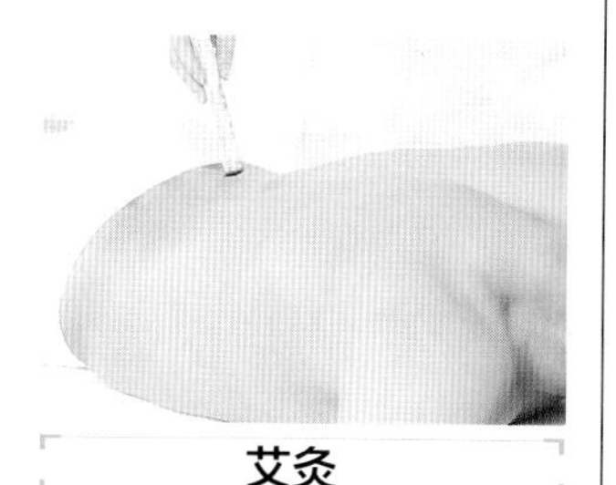

艾灸

用艾条温和灸法灸命门穴10分钟，以患者感觉温热、舒适为度。

04 老中医随症配穴

①**阳痿、早泄、滑精：**命门配肾俞、气海，适宜用按摩或艾灸疗法，可补益肾气、固涩精关。

②**腰酸背痛：**命门配肾俞，适宜用刮痧疗法，可强腰利膝。

③**五更泄泻：**命门配天枢、气海、关元，适宜用艾灸疗法，可温肾健脾。

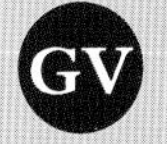

督脉穴

至阳·利膈退黄疸→

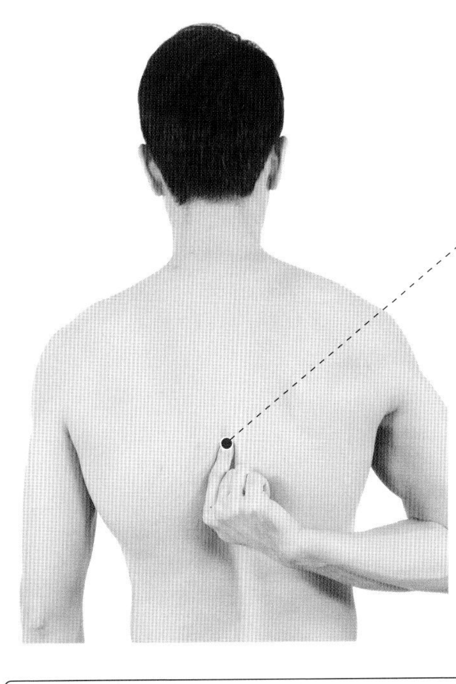

至阳穴 属于督脉，督脉循行脊中，故可治疗脊强。本穴位于背部，故可治疗胸背痛，适当第七胸椎之下，背属阳，督脉为阳脉，七为阳数，故本穴为阳之极，可助脾阳除湿热、退黄疸。

01 穴位定位

位于背部，后正中线上，第七胸椎棘突下凹陷中。

02 功效主治

利胆退黄，宽胸利膈。主治胸胁胀痛、脊强、腰背疼痛、黄疸、胆囊炎、胆道蛔虫症、胃肠炎、肋间神经痛等病症。

03 经穴疗法

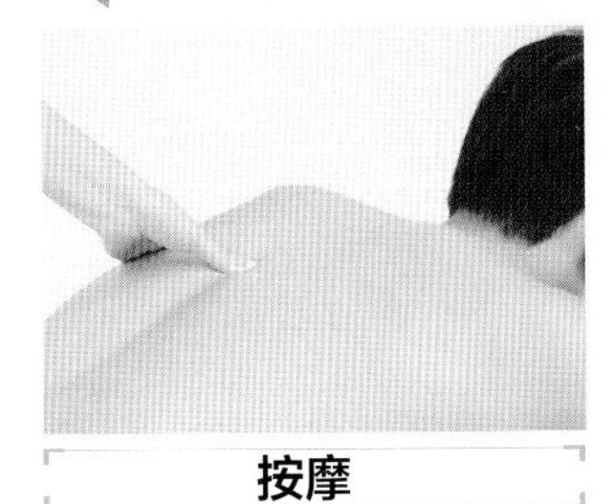

按摩

用拇指指腹揉按至阳穴1～2分钟，以局部有酸胀感为度。

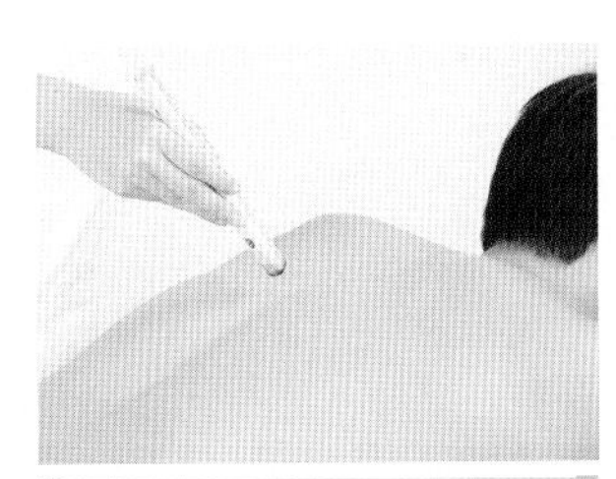

艾灸

用艾条温和灸法灸至阳穴5～10分钟，以患者感觉温热、舒适为度。

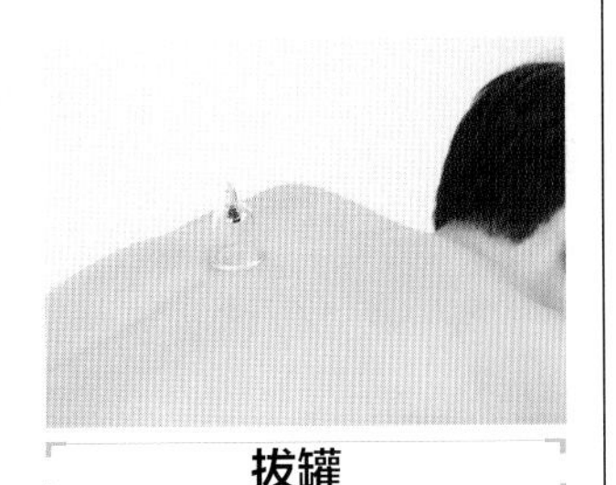

拔罐

将气罐吸附在至阳穴上，留罐10～15分钟，以局部皮肤泛红、充血为度。

04 老中医随症配穴

①**咳嗽、胸痛：**至阳配列缺，适宜用按摩疗法，可理气止痛、止咳化痰。

②**心律不齐、胸闷：**至阳配心俞、内关，适宜用艾灸疗法，可宽胸利气、温阳通络。

③**肋肋痛、黄疸、呕吐：**至阳配阳陵泉、日月，适宜用拔罐疗法，可疏肝利胆、清热止痛。

←身柱·宣肺清热，宁神镇咳

督脉穴 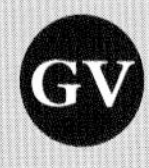

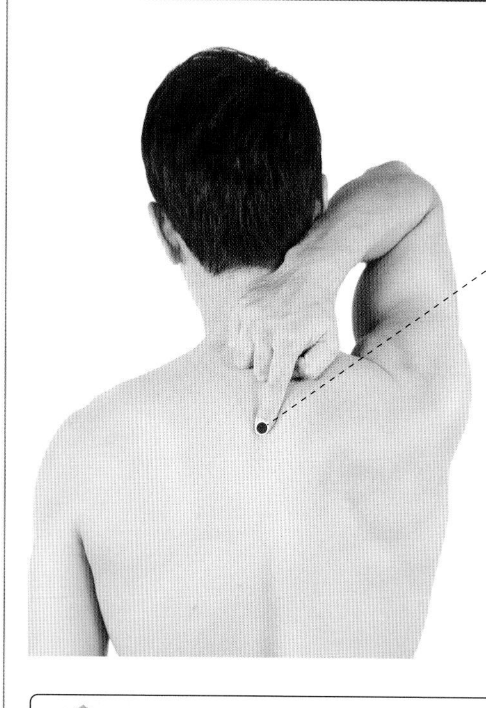

身柱穴 属于督脉，位于背部，近心肺，居两肺俞之间，肺主气，心主神明，故经常按揉身柱穴对呼吸系统及神经系统有较好的保健作用。

01 穴位定位

位于背部，后正中线上，第三胸椎棘突下凹陷中。

02 功效主治

宣肺泻热，清心宁神。主治咳嗽、气喘、肺炎、支气管炎及哮喘、肺结核、百日咳、感冒、身热头痛、癫狂、痫症、惊厥、神经衰弱、癔病、胸脊强痛等病症。

03 经穴疗法

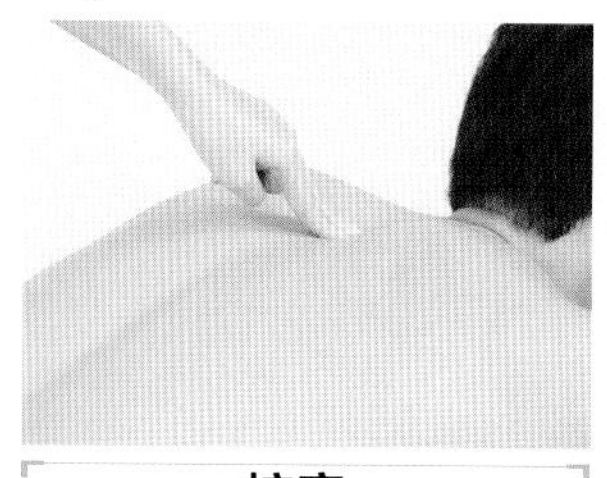

按摩

将食指、中指并拢，用指腹推按身柱穴2～3分钟，以局部有酸胀感为度。

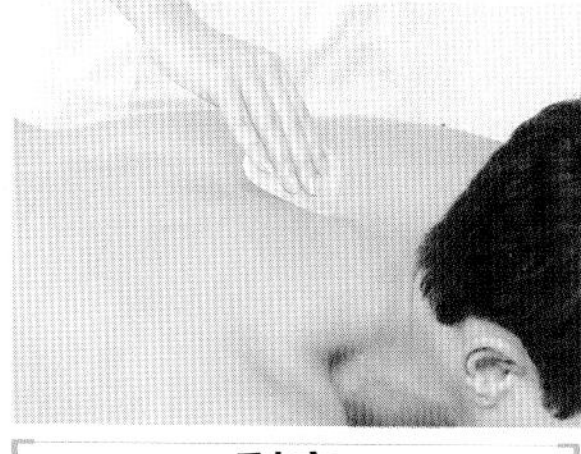

刮痧

用角刮法刮拭身柱穴30次，以出痧为度。

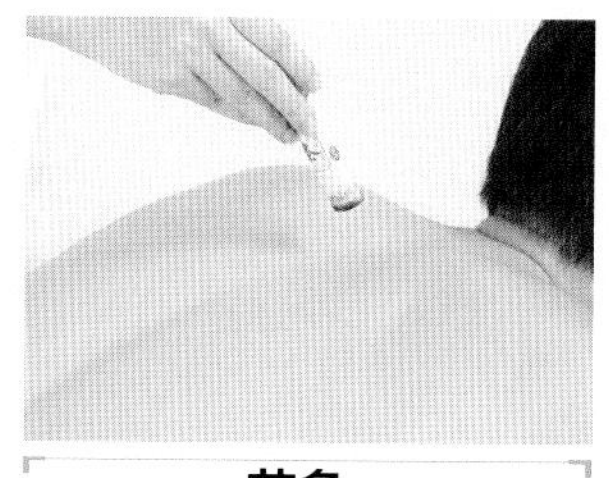

艾灸

用艾条温和灸法灸身柱穴10分钟，以患者感觉温热、舒适为度。

04 老中医随症配穴

①**慢性支气管炎：**身柱配大椎、肺俞，适宜用按摩疗法，可止咳化痰。

②**头痛、目眩：**身柱配本神，适宜用刮痧疗法，可行气疏风。

③**佝偻病：**身柱配关元、足三里，适宜用艾灸疗法，可补虚健体。

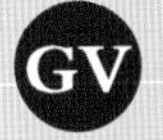

督脉穴

大椎·祛风散寒

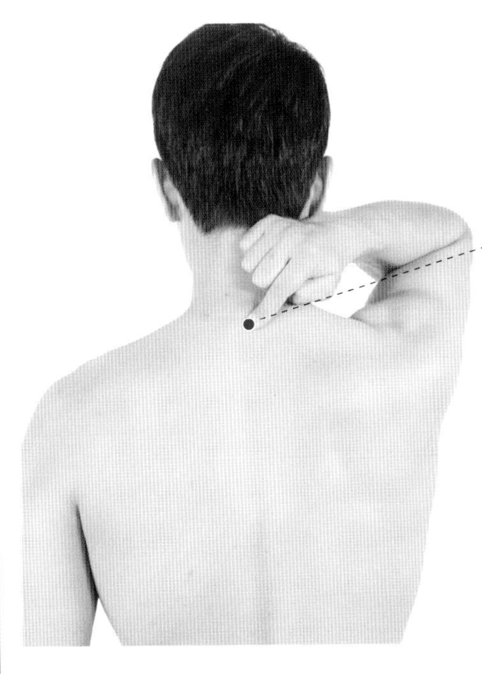

大椎穴 属于督脉，是督脉与十二正经中所有阳经的交会点，总督一身之阳，故本穴可清阳明之里，启太阳之开，和解少阳以驱邪外出而主治全身热病及外感之邪。

01 穴位定位

位于后正中线上，第七颈椎棘突下凹陷中。

02 功效主治

祛风散寒，截疟止痫。主治感冒、恶寒发热、头项强痛、疟疾、咳嗽、喘逆、胸背疼痛、支气管炎及哮喘、肺结核、骨蒸潮热、盗汗、五劳七伤、神经衰弱、癫狂、腰脊强等病症。

03 经穴疗法

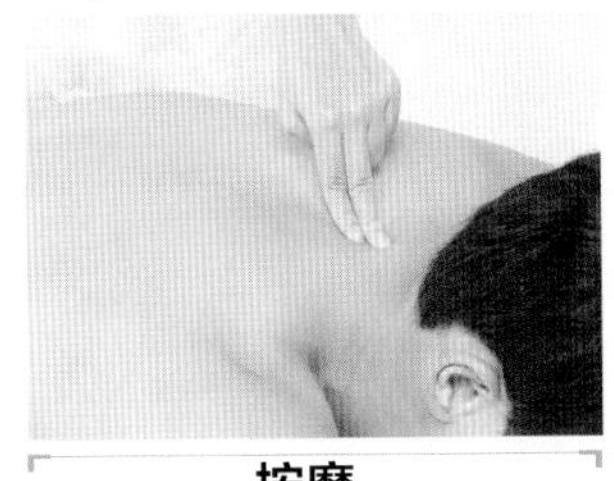

按摩

将食指、中指并拢，用指端揉按大椎穴 100 ~ 200 次，以局部有酸胀感为度。

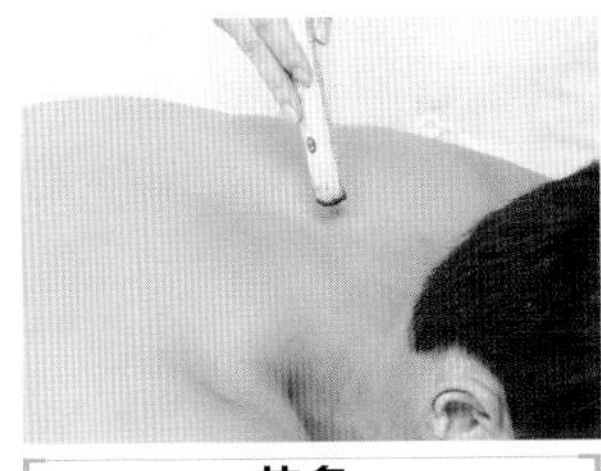

艾灸

用艾条温和灸法灸大椎穴 10 ~ 15 分钟，以局部皮肤潮红为度。

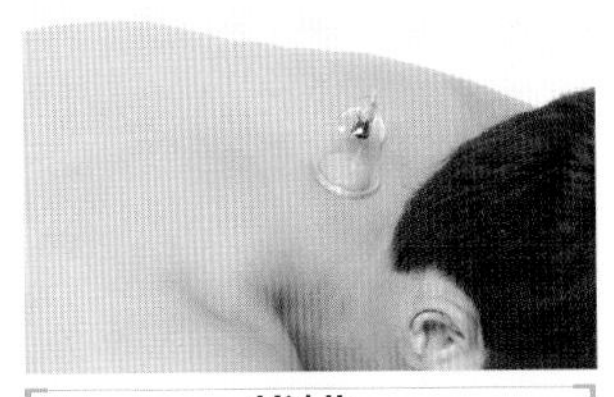

拔罐

将气罐吸附在大椎穴上，留罐 10 ~ 15 分钟，以局部皮肤泛红、充血为度。

04 老中医随症配穴

①**伤寒发热、头昏：**大椎配合谷、中冲，适宜用按摩疗法，可解表泻热。
②**脊背强痛：**大椎配长强，适宜用艾灸疗法，可通调督脉。
③**疟疾：**大椎配腰俞，适宜用拔罐疗法，可通督行气、清热截疟。

←百会·提神醒脑、防脱发

督脉穴 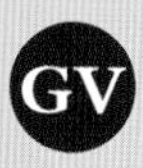

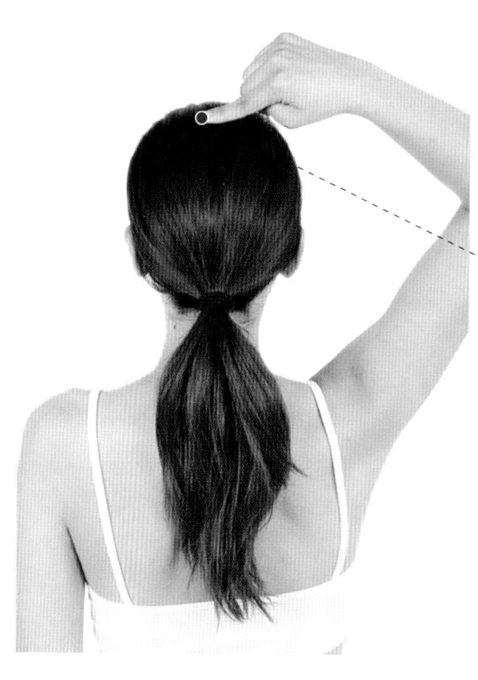

百会穴 为督脉与足太阳经交会穴。因头为诸阳之会，穴居颠顶，是调节大脑功能的要穴。同时，本穴为百脉之宗，是各经脉气会聚之处，连贯周身经穴，对于调节机体的阴阳平衡起着重要的作用。

01 穴位定位

位于头部，当前发际正中直上 5 寸，或两耳尖连线的中点处。

02 功效主治

熄风醒脑，升阳固脱。主治头风、头痛目眩、耳聋、耳鸣、鼻塞、鼻出血、小儿惊痫、脱肛、泄泻、痔疾、中风昏迷、神经衰弱、胃下垂、子宫脱垂等病症。

03 经穴疗法

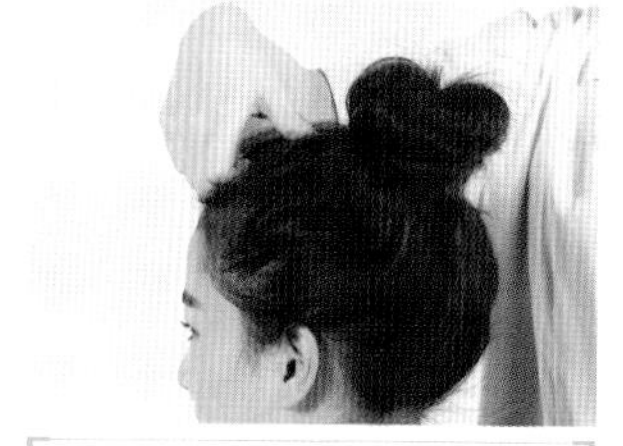

按摩

用拇指指腹揉按百会穴 60 ~ 100 次，以局部有酸胀感为度。

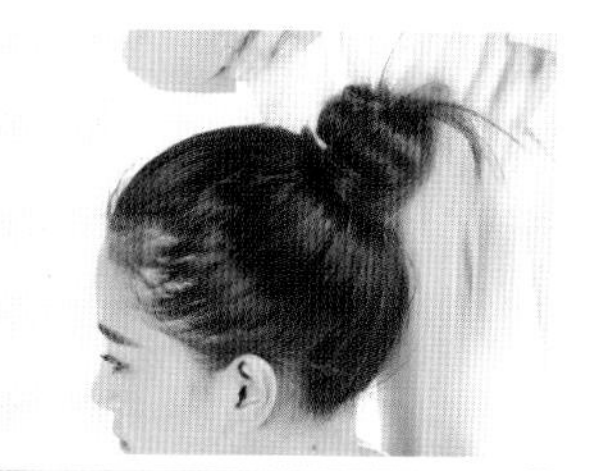

刮痧

用角刮法刮拭百会穴 1 ~ 2 分钟，以局部皮肤潮红为度。

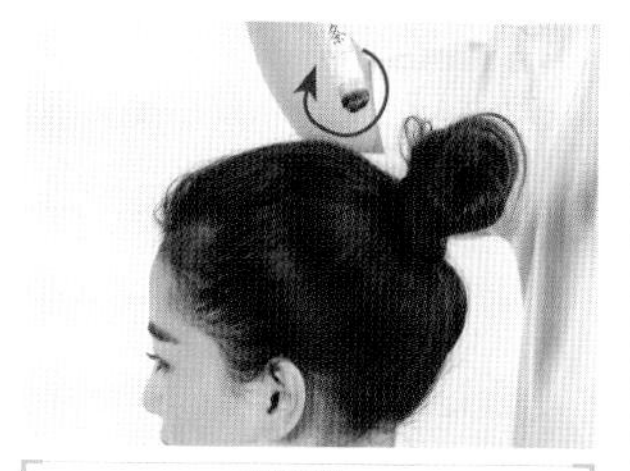

艾灸

用艾条回旋灸法灸百会穴 10 ~ 15 分钟，以患者感觉温热、舒适为度。

04 老中医随症配穴

①**头风、眼花：**百会配脑空、天柱，适宜用按摩疗法，可疏散风邪。
②**喜哭不休：**百会配水沟，适宜用刮痧疗法，可醒神开窍。
③**脱肛、痔漏：**百会配胃俞、长强，适宜用艾灸疗法，可通调督脉、益气固脱。

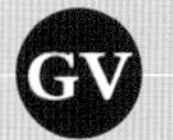
督脉穴

哑门·开窍醒神

01 穴位定位

位于项部，当后发际正中直上 0.5 寸。

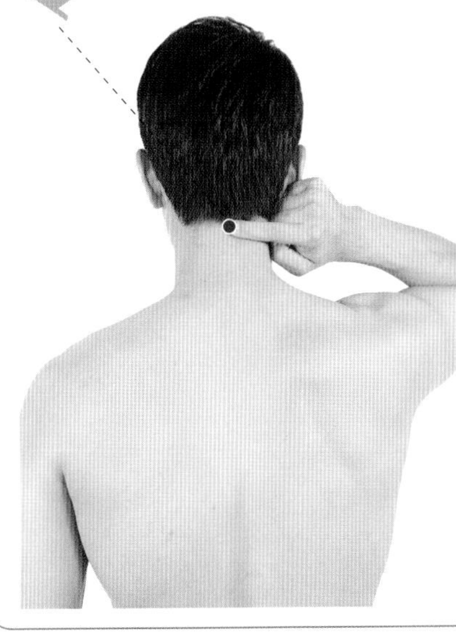

02 功效主治

散风熄风，开窍醒神。主治音哑、言语涩滞、舌缓不语、咽喉肿痛、头痛、颈项强急、脊强反折等病症。

03 经穴疗法

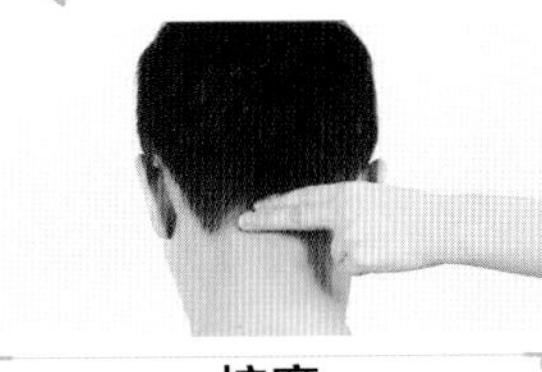

按摩

将食指、中指并拢，用指端揉按哑门穴 2 ~ 3 分钟，以局部有酸胀感为度。

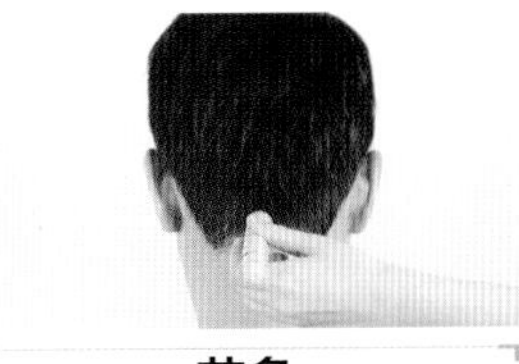

艾灸

用艾条温和灸法灸哑门穴 10 ~ 15 分钟，以出现循经感传现象为度。

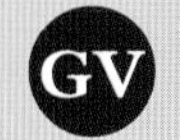
督脉穴

风府·理气解郁

01 穴位定位

位于项部，当后发际正中直上 1 寸，两侧斜方肌之间凹陷中。

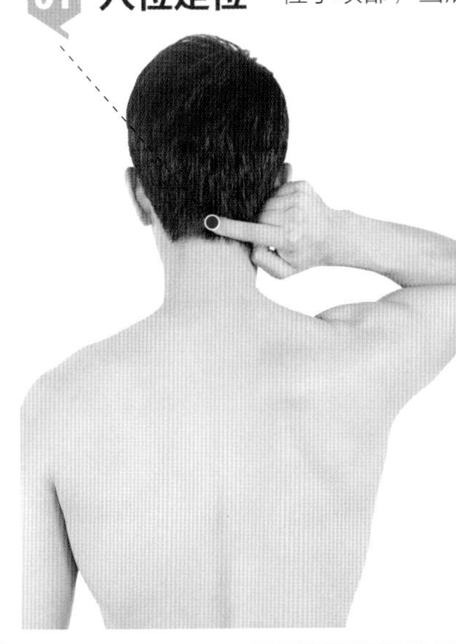

02 功效主治

散风熄风，通关开窍。主治流行性感冒、神经性头痛、颈项强痛、目眩、鼻塞、失音、咽喉肿痛等病症。

03 经穴疗法

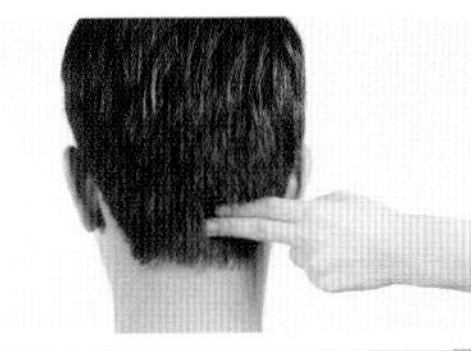

按摩

将食指、中指并拢，用指端揉按风府穴 2 ~ 3 分钟，以局部有酸胀感为度。

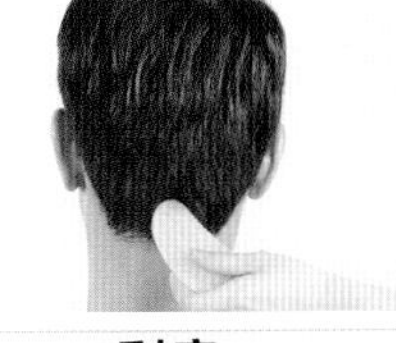

刮痧

用角刮法刮拭风府穴 30 次，以局部皮肤潮红为度。

神庭 · 清热宁神

督脉穴 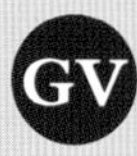

01 穴位定位 位于头部，当前发际正中直上 0.5 寸。

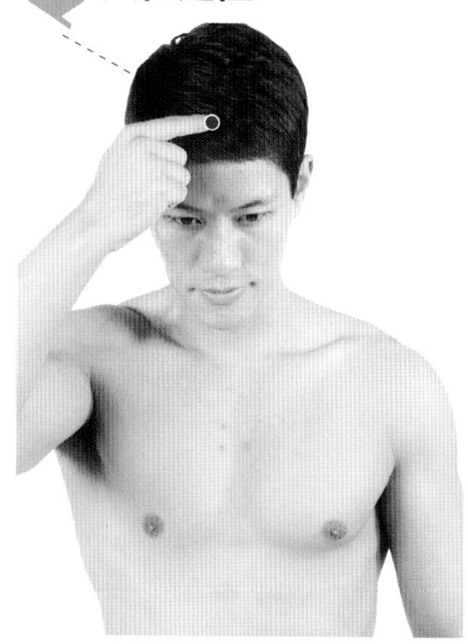

02 功效主治

清头明目，宁心安神。主治头痛、眩晕、目赤肿痛、急性结膜炎、鼻出血、惊悸、失眠、癫痫等病症。

03 经穴疗法

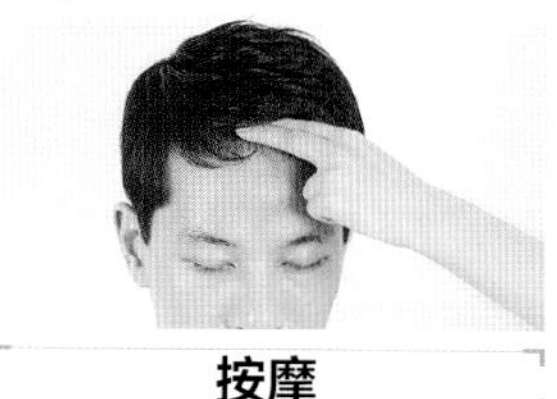

按摩

将食指、中指并拢，用指端揉按神庭穴 100 次，以局部有酸胀感为度。

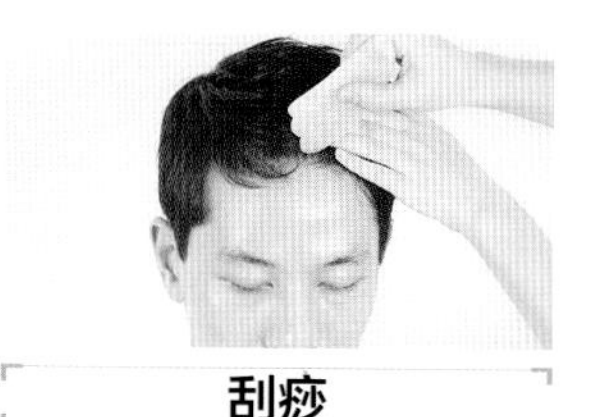

刮痧

用角刮法刮拭神庭穴 2 ~ 3 分钟，以局部皮肤潮红为度，可不出痧。

人中 · 回阳救逆，疏通气血

督脉穴 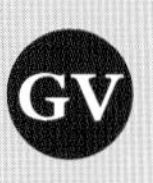

01 穴位定位 位于面部，当人中沟的上 1/3 与中 1/3 交点处。

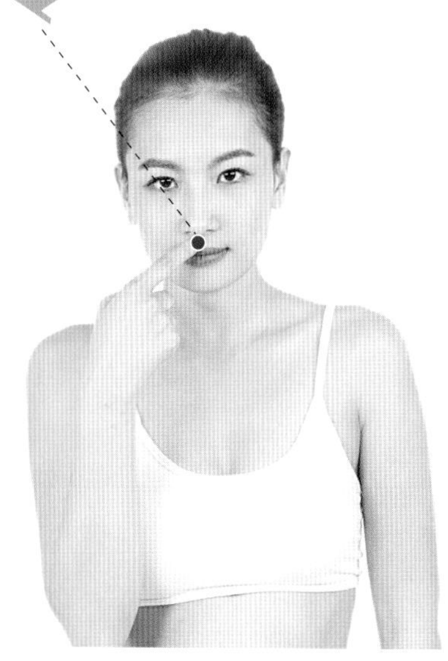

02 功效主治

醒神开窍，回阳救逆。主治中风、牙关紧闭、口歪、齿痛、鼻塞、闪挫腰痛、昏迷、晕厥、抽搐等病症。

03 经穴疗法

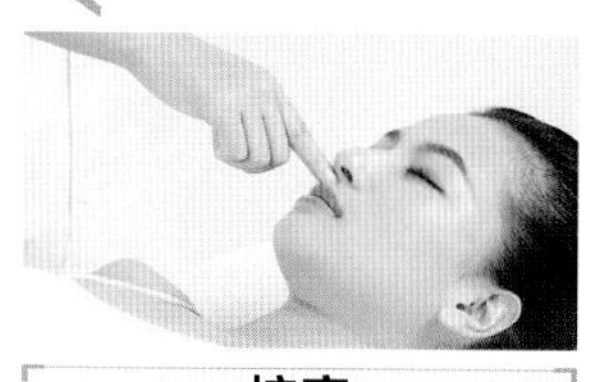

按摩

用食指指腹揉按人中穴 30 ~ 50 次，以局部有酸痛感为度。

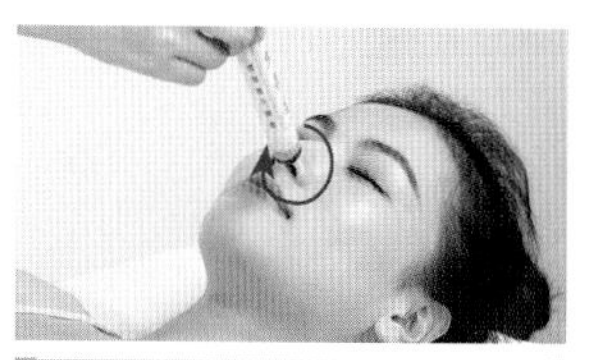

艾灸

用艾条回旋灸法灸人中穴 15 分钟，以患者感觉温热、舒适为度。

EX 经外奇穴

印堂·安神定惊

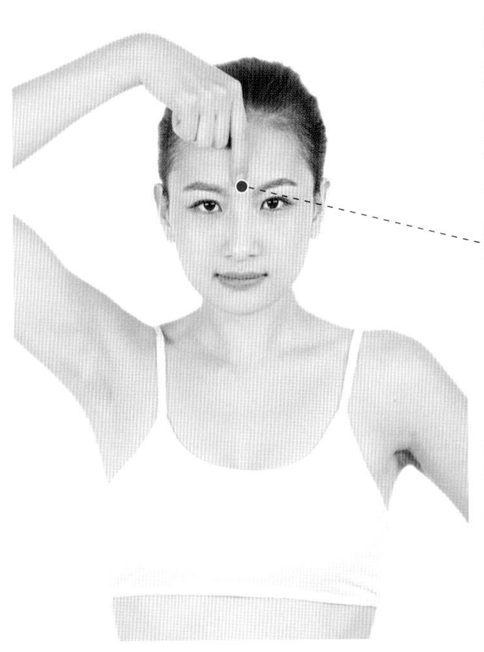

印堂穴 属经外奇穴，有提神醒脑、改善头痛的作用，经常刺激此穴，可增强鼻黏膜上皮细胞的增生能力，并能刺激嗅觉细胞，使嗅觉灵敏；还能疏通面部气血，祛除脸上的痘痘。

01 穴位定位

位于额部，当两眉头之中间。

02 功效主治

清头明目，通鼻开窍。主治头痛、前头痛、失眠、高血压、鼻塞、鼻炎、目眩、目赤肿痛、眼部疾病、三叉神经痛等病症。

03 经穴疗法

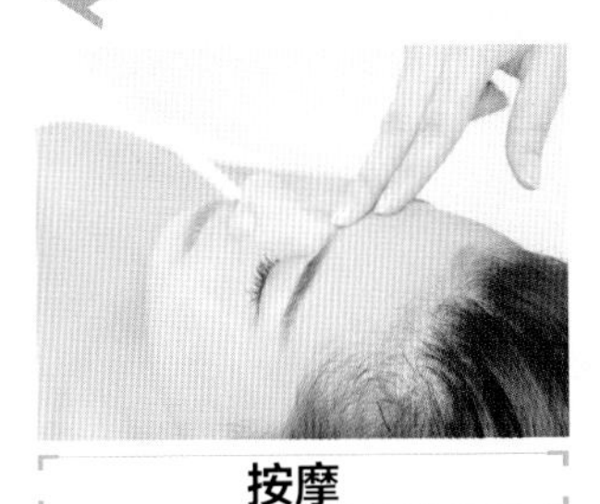

按摩

将食指、中指并拢，用指端揉按印堂穴2～3分钟，以局部有酸胀感为度。

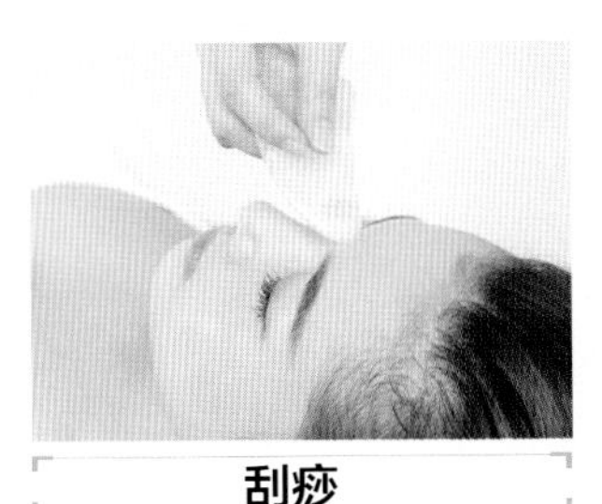

刮痧

用角刮法刮拭印堂穴2分钟，以局部皮肤潮红为度。

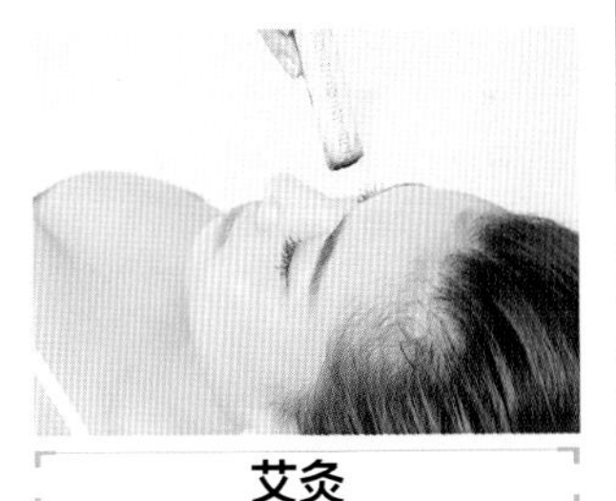

艾灸

用艾条温和灸法灸印堂穴10分钟，以患者感觉温热、舒适为度。

04 老中医随症配穴

①**头重如石：**印堂配攒竹，适宜用按摩疗法，可清利头目。
②**头痛、眩晕：**印堂配太阳、太冲，适宜用刮痧疗法，可平肝潜阳、行气止痛。
③**鼻渊、鼻塞：**印堂配迎香、合谷，适宜用艾灸疗法，可宣肺、利鼻窍。

←四神聪·镇静安神

经外奇穴

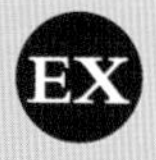

01 穴位定位

位于头顶部，当百会前后左右各 1 寸，共四穴。

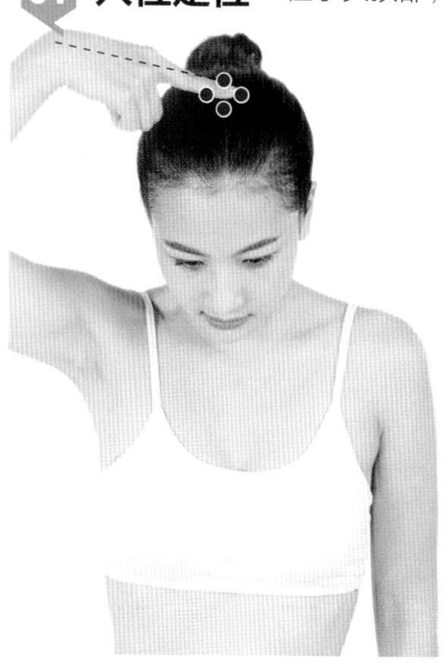

02 功效主治

醒脑安神，清头明目。主治头痛、眩晕、失眠、健忘、癫痫、精神病、脑血管病后遗症、大脑发育不全等病症。

03 经穴疗法

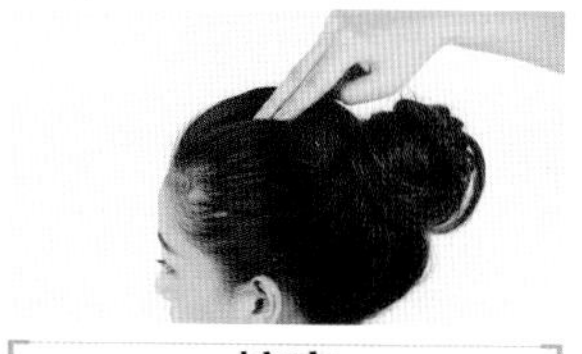

按摩

将食指、中指并拢，并用指尖依次揉按四神聪穴各 100 ~ 200 次。

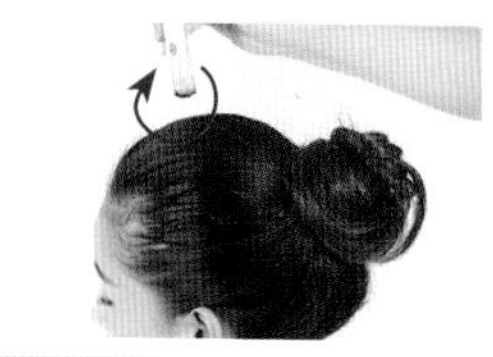

艾灸

用艾条回旋灸法灸四神聪穴 10 ~ 15 分钟，以感觉温热、舒适为度。

←鱼腰·清热明目

经外奇穴

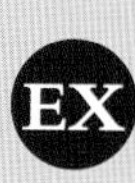

01 穴位定位

位于额部，瞳孔直上，眉毛中间。

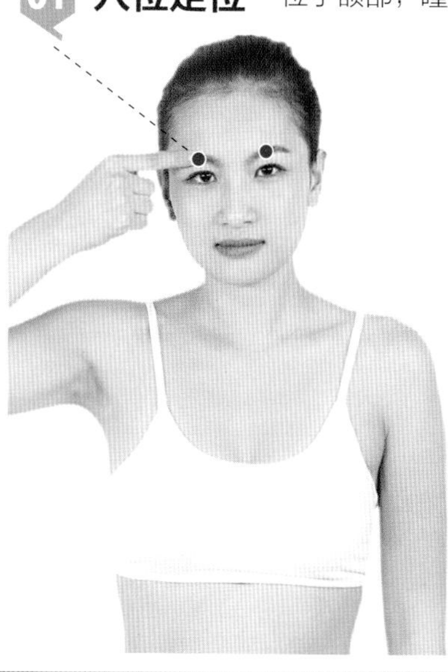

02 功效主治

镇惊安神，疏风通络。主治目赤肿痛、眼睑下垂、近视、急性结膜炎、面神经麻痹、三叉神经痛等病症。

03 经穴疗法

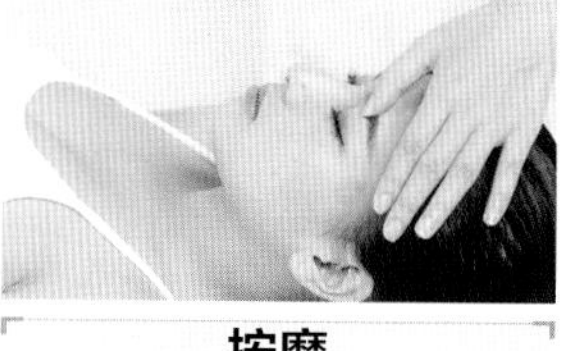

按摩

用拇指指腹揉按鱼腰穴 2 ~ 3 分钟，以局部有酸胀感为度。

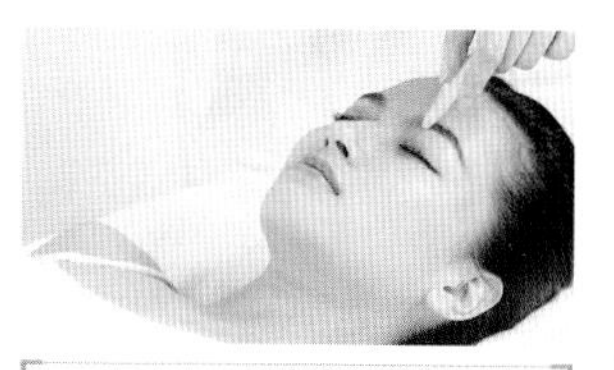

刮痧

用角刮法刮拭鱼腰穴 2 ~ 3 分钟，以局部皮肤潮红为度。

EX 经外奇穴

太阳·明目治头痛→

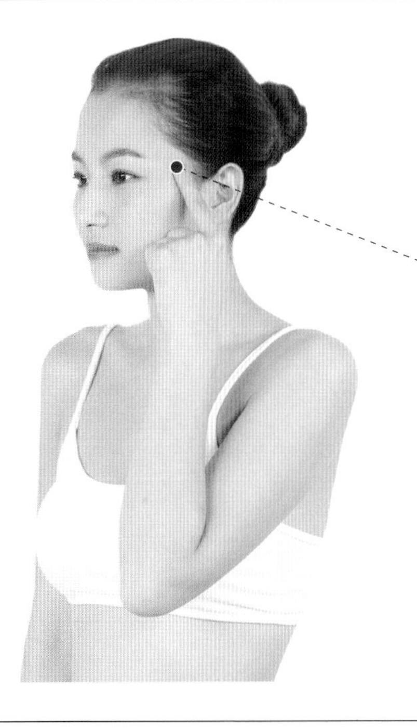

太阳穴 属经外奇穴，《达摩秘方》中将按揉此穴列为“回春法”，认为常用此法可保持大脑的青春常在，返老还童。当人们长时间连续用脑后，按摩本穴可以给大脑以良性刺激，缓解疲劳。

01 穴位定位

位于颞部，当眉梢与目外眦之间，向后约一横指的凹陷处。

02 功效主治

清肝明目，通络止痛。主治头痛、偏头痛、感冒、眩晕、牙痛、目赤肿痛、三叉神经痛、面神经麻痹、急性结膜炎、麦粒肿等病症。

03 经穴疗法

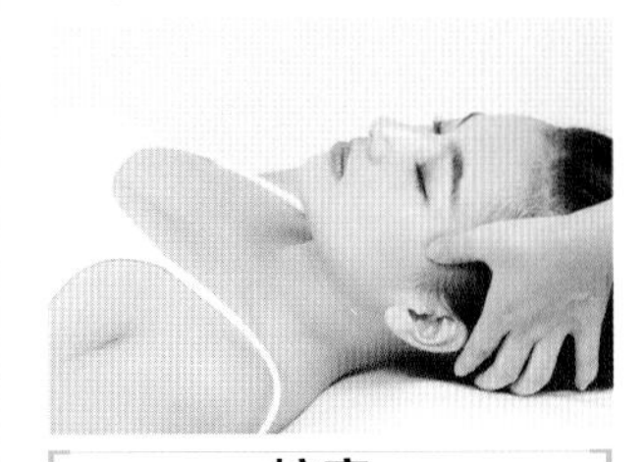

按摩

用拇指指腹揉按太阳穴 30 ~ 50 次，以局部有酸胀感为度。

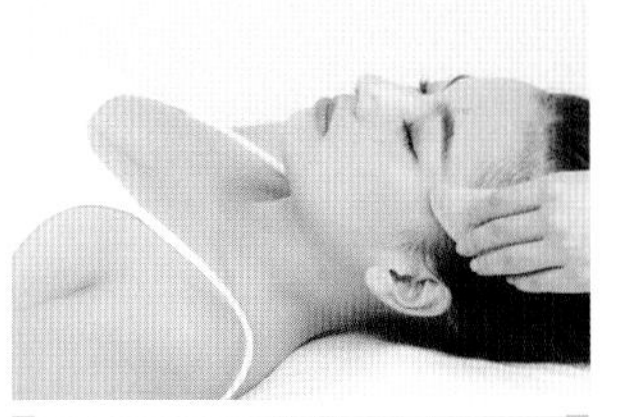

刮痧

用角刮法刮拭太阳穴 1 ~ 2 分钟，以出痧为度。

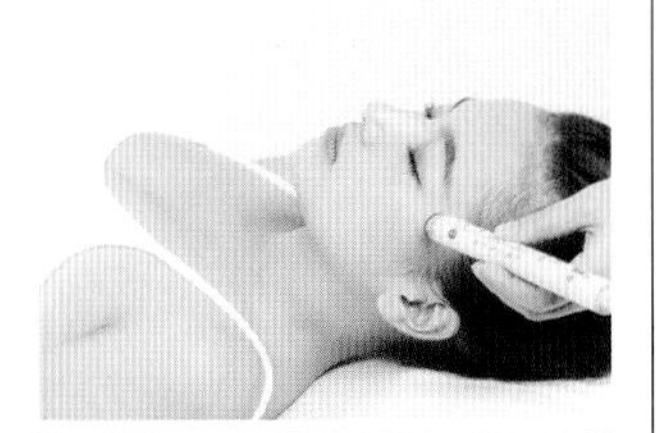

艾灸

用艾条温和灸法灸太阳穴 10 分钟，以患者感觉温热、舒适为度。

04 老中医随症配穴

①**偏头痛：**太阳配头维、率谷、风池，适宜用按摩疗法，可通经活络。

②**目赤肿痛：**太阳配委中、风池、合谷，适宜用刮痧疗法，可清热解毒、疏风散邪。

③**视物模糊、耳鸣：**太阳配肝俞、太冲、光明、肾俞，适宜用艾灸疗法，可滋补肝肾、养肝明目。

←子宫·调经止带

经外奇穴 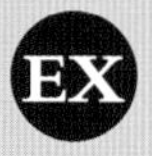

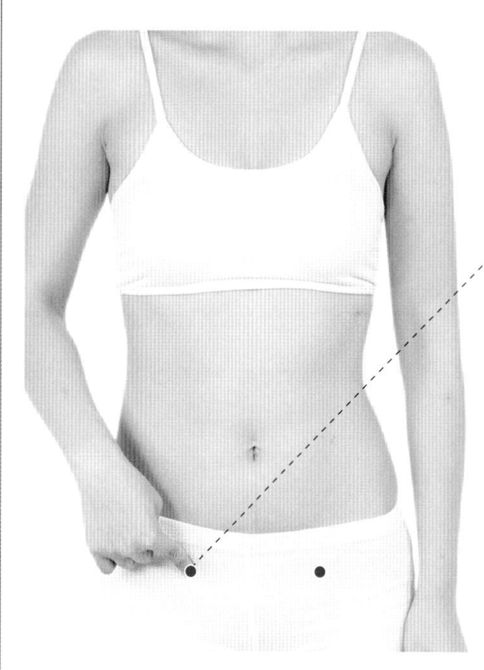

子宫穴 属经外奇穴，在日常生活中女性按摩此穴可以起到防治妇科疾病的作用。除此之外，它还是女性保健的常用穴，能调节女性生殖功能，可用于配合治疗妇女不孕、习惯性流产等病症。

01 穴位定位

位于下腹部，当脐中下 4 寸，中极旁开 3 寸。

02 功效主治

调经理气，升提下陷。主治子宫下垂、月经不调、痛经、功能性子宫出血、子宫内膜炎、不孕症等病症。

03 经穴疗法

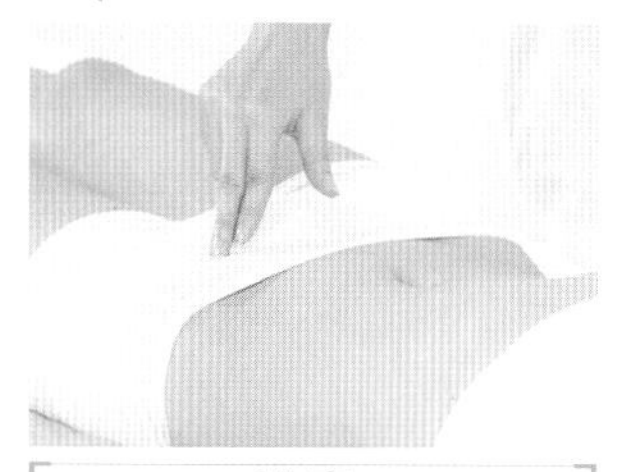

按摩

将食指、中指并拢，用指端按压子宫穴 2 ~ 3 分钟，以局部有酸胀感为度。

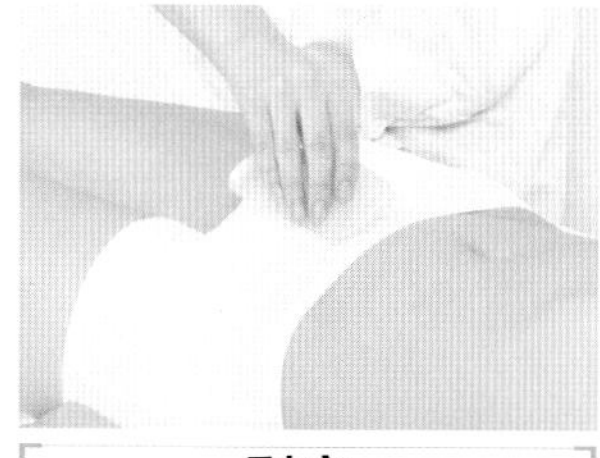

刮痧

用面刮法刮拭子宫穴 30 次，以局部皮肤潮红为度。

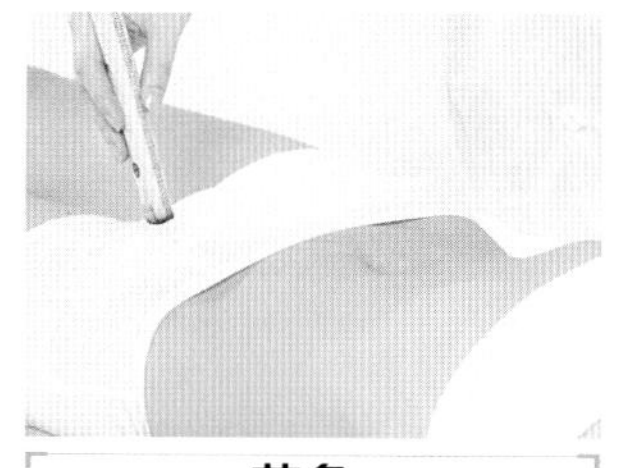

艾灸

用艾条温和灸法灸子宫穴 5 ~ 10 分钟，以患者感觉温热、舒适为度。

04 老中医随症配穴

①**月经不调、痛经：**子宫配肾俞、血海，适宜用按摩疗法，可调经止痛。
②**白带异常：**子宫配关元、气海、阴陵泉，适宜用刮痧疗法，可清热燥湿。
③**子宫脱垂：**子宫配足三里，适宜用艾灸疗法，可培补中气、固摄胞宫。

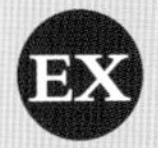

经外奇穴

定喘·止咳平喘

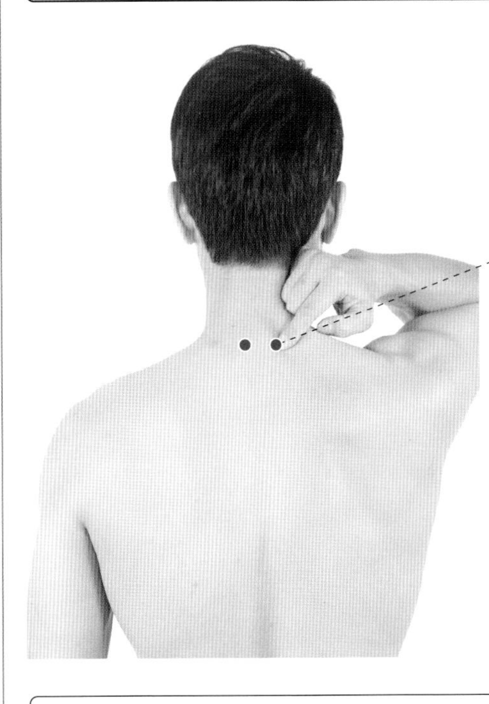

定喘穴 属经外奇穴，顾名思义，本穴有止咳平喘的作用，可治疗各种肺部疾患所引起的咳喘。若哮喘突发，喘息不止或因过敏刺激，呛咳不停，按揉此穴，可有效缓解症状。

01 穴位定位

位于背部，当第七颈椎棘突下，旁开 0.5 寸。

02 功效主治

止咳平喘，通宣理肺。主治支气管炎、支气管哮喘、百日咳、肩关节软组织损伤、落枕等病症。

03 经穴疗法

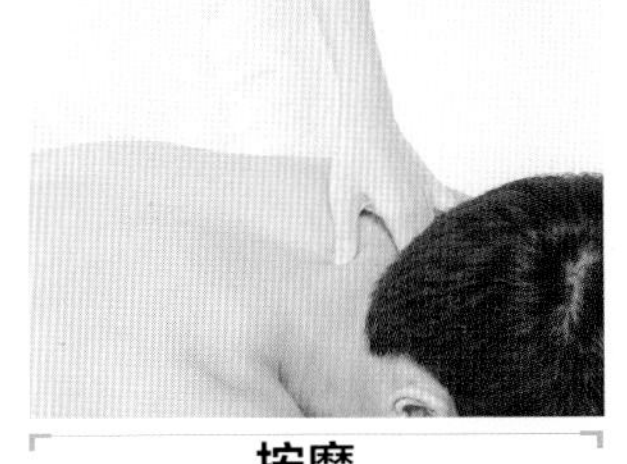

按摩

用拇指指腹推按定喘穴 1 ~ 3 分钟，以局部有酸胀感为度。

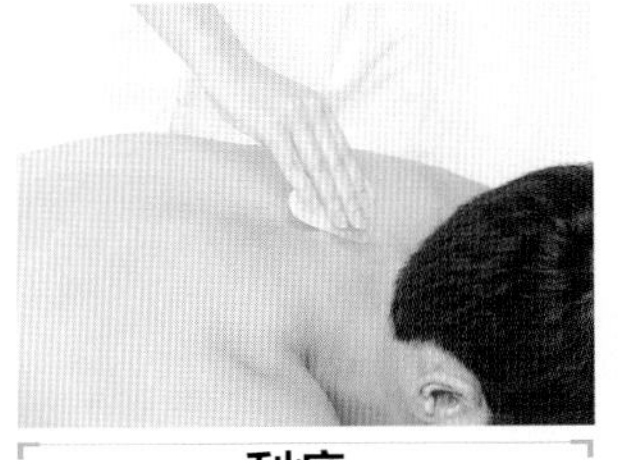

刮痧

用角刮法刮拭定喘穴 30 次，以出痧为度。

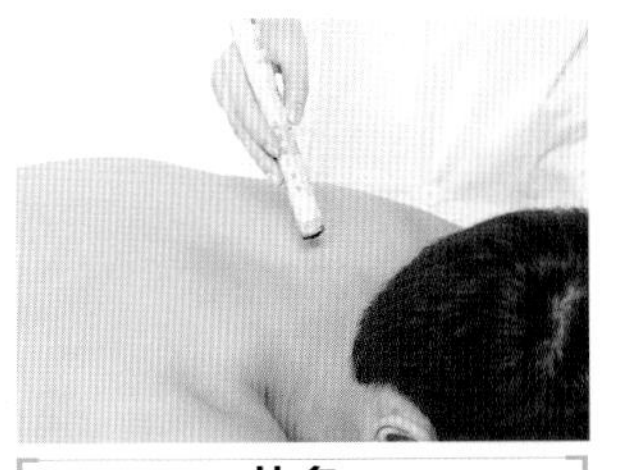

艾灸

用艾条温和灸法灸定喘穴 5 ~ 10 分钟，以患者感觉温热、舒适为度。

04 老中医随症配穴

①**哮喘发作期：**定喘配列缺、尺泽、合谷、膻中，适宜用按摩疗法，可宣肺解表、理气化痰。
②**咳喘：**定喘配肺俞、中府，适宜用刮痧疗法，可降气平喘。
③**肩背冷痛：**定喘配肩井、肩中俞，适宜用艾灸疗法，可活血、散寒、通络。

←夹脊·调节脏腑

经外奇穴 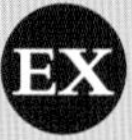

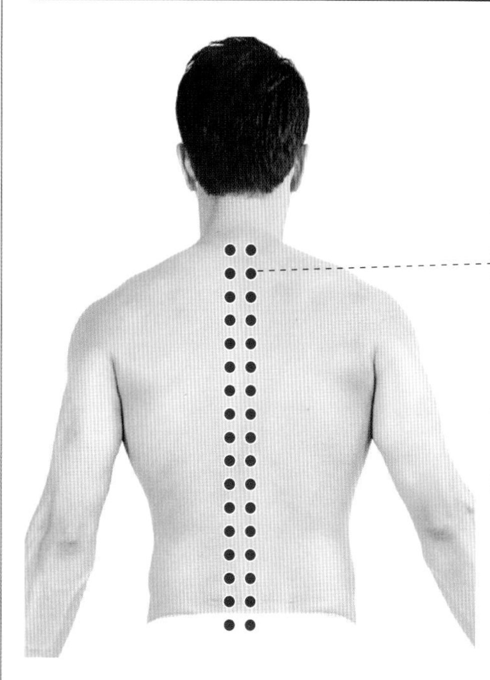

夹脊穴 属经外奇穴，乃华佗所创。本穴可调节脏腹机能，是脏腑保健常用穴，现代常用于治疗五脏六腑相应之病变。还可用本穴治疗与自主神经功能相关的一些疾病，如血管性头痛。

01 穴位定位

位于背腰部，当第一胸椎至第五腰椎棘突下两侧，后正中线旁开 0.5 寸，一侧 17 穴。

02 功效主治

调节脏腑，舒筋活络。主治咳嗽、喘息、消化系统疾病、神经衰弱、神志病及慢性疾患、中枢型类风湿性关节炎等病症。

03 经穴疗法

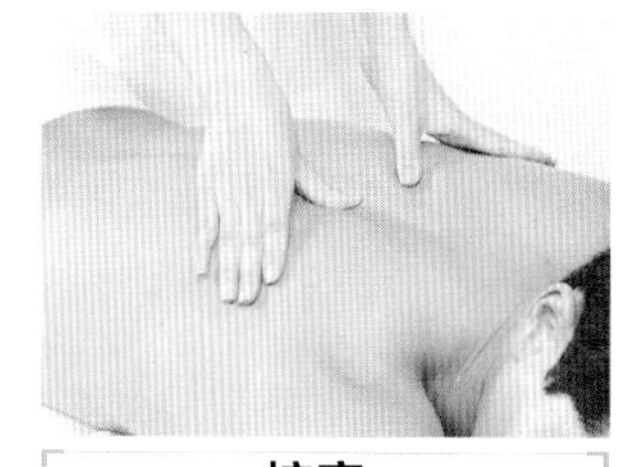

按摩

用拇指指腹沿脊柱两侧由上至下反复推揉夹脊穴 5 分钟，以皮肤潮红为度。

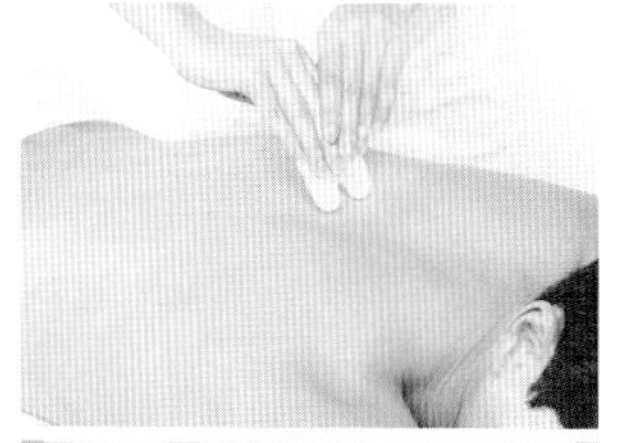

刮痧

用角刮法由上至下刮拭夹脊穴 30 次，以出痧为度。

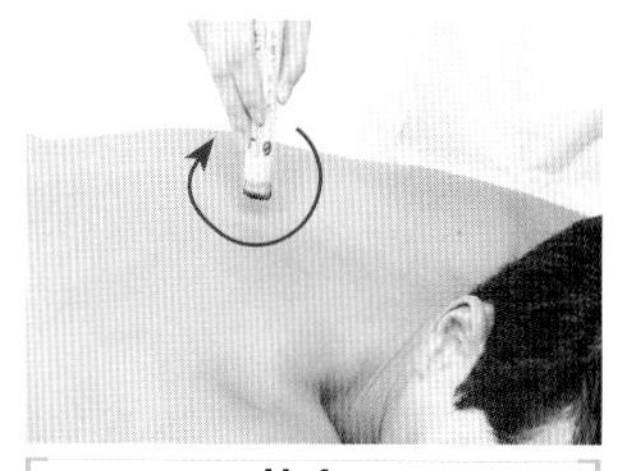

艾灸

用艾条回旋灸法灸夹脊穴，每穴各灸 5 分钟，以患者感觉温热、舒适为度。

04 老中医随症配穴

①**肢体痿痹：**夹脊配风池、大杼，适宜用按摩或艾灸疗法，可强筋健骨。

②**腰背酸痛：**夹脊配肾俞、腰阳关，适宜用刮痧疗法，可舒筋活络。

③**气喘、胸闷：**夹脊配肺俞、心俞、膻中，适宜用艾灸疗法，可益气平喘。

EX 经外奇穴

鹤顶·通利关节 →

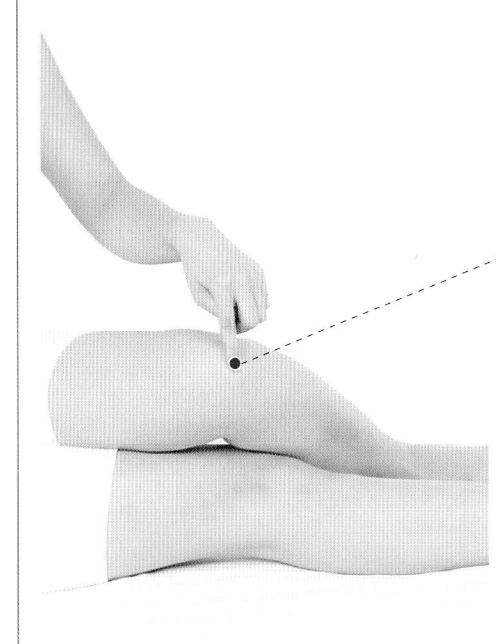

鹤顶穴 属经外奇穴，位于膝部，经常刺激本穴有通利关节、祛风除湿、活络止痛的作用，善于防治各种下肢疾患，对于膝关节病症，疗效尤其显著。常常按揉本穴，还可防治老寒腿。

01 穴位定位

位于膝上部，髌底的中点上方凹陷处。

02 功效主治

通利关节。主治膝关节炎、鹤膝风、膝关节红肿、下肢痿痹、脑血管病后遗症等病症。

03 经穴疗法

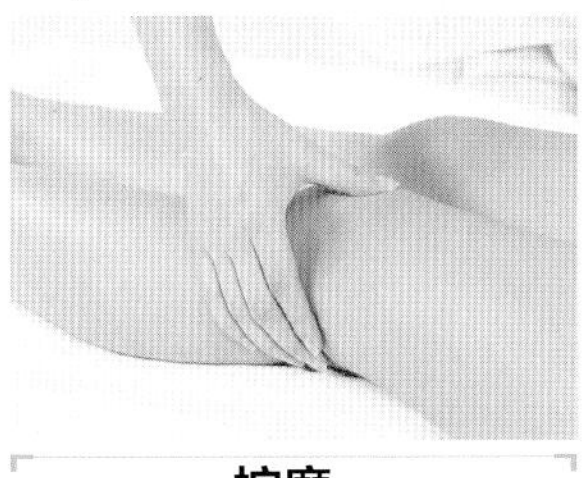

按摩

用拇指指腹揉按鹤顶穴3～5分钟，以局部有酸胀感为度。

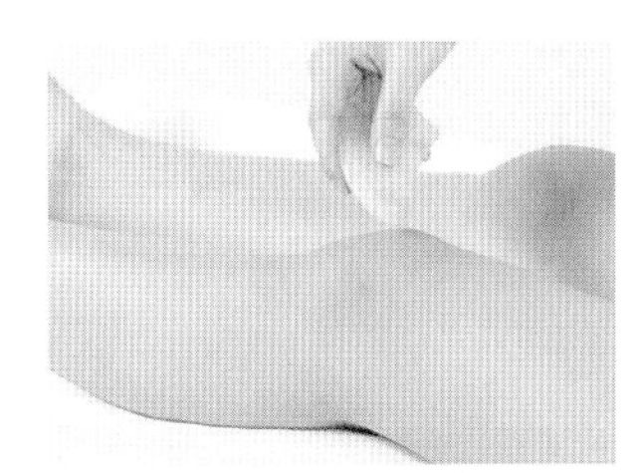

刮痧

用角刮法刮拭鹤顶穴1～2分钟，以出痧为度。

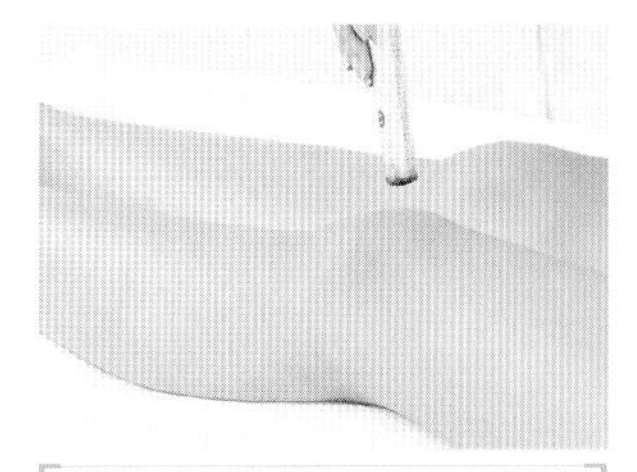

艾灸

用艾条温和灸法灸鹤顶穴5～10分钟，以患者感觉温热、舒适为度。

04 老中医随症配穴

①**膝关节痛：**鹤顶配膝眼、阳陵泉、曲泉，适宜用按摩疗法，可活络止痛。

②**鹤膝风：**鹤顶配犊鼻、内膝眼、血海，适宜用刮痧疗法，可通利关节。

③**下肢痿痹：**鹤顶配足三里、三阴交、阳陵泉，适宜用艾灸疗法，可强健腰膝。

←胆囊·疏肝利胆

经外奇穴 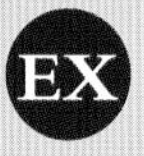

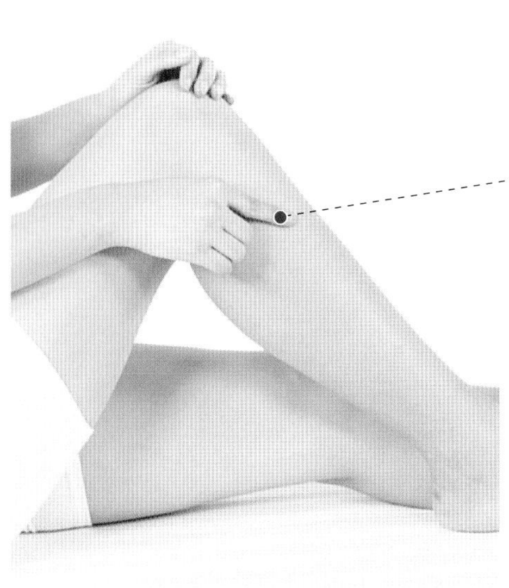

胆囊穴 属经外奇穴，为治疗胆腑疾病的经验穴。经常刺激胆囊穴有利胆通络的作用，对于胆道本身病变或因其引起的疼痛、消化系统不适等均有较好的疗效。

01 穴位定位

位于小腿外侧上部，当腓骨小头前下方凹陷处（阳陵泉）直下2寸。

02 功效主治

利胆通腑。主治慢性胆囊炎、胆石症、胆道蛔虫症、下肢痿痹、胆道感染、胆道蛔虫、胸胁痛、下肢麻痹、耳聋等病症。

03 经穴疗法

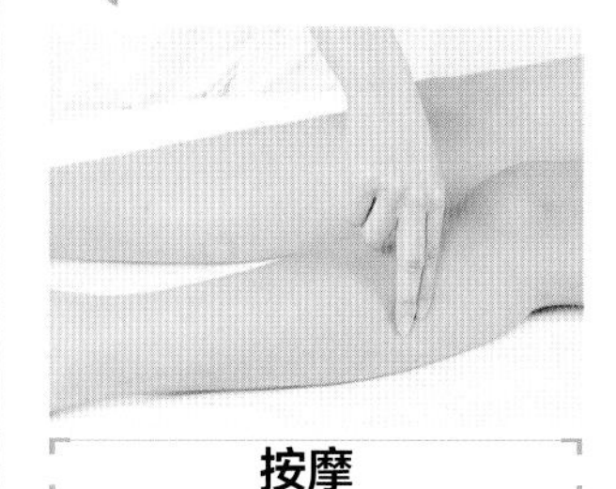

按摩

将食指、中指并拢，用指端揉按胆囊穴3～5分钟，以局部有酸胀感为度。

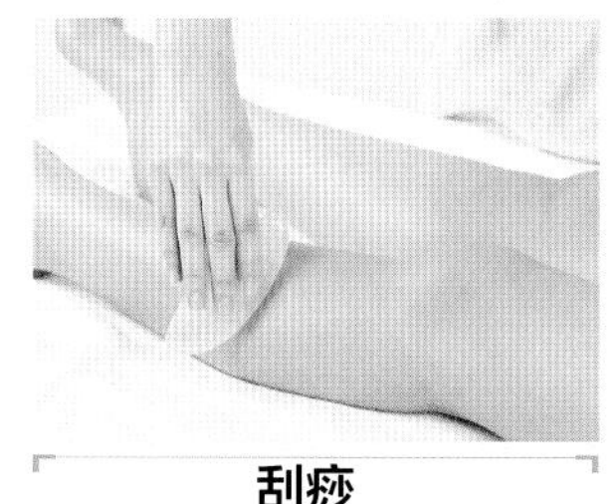

刮痧

用面刮法刮拭胆囊穴30次，以出痧为度。

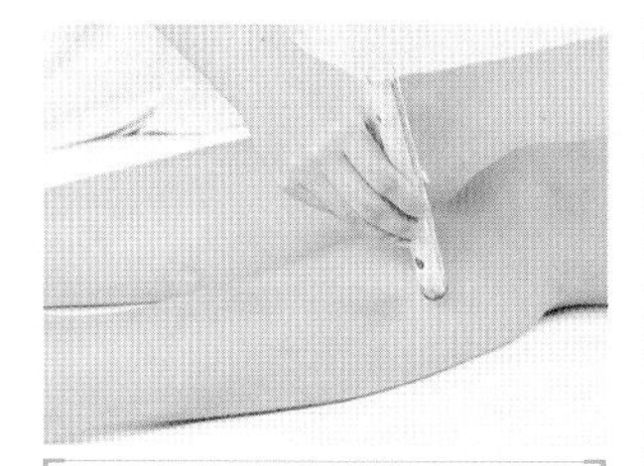

艾灸

用艾条温和灸法灸胆囊穴10～15分钟，以患者感觉温热、舒适为度。

04 老中医随症配穴

①**胁肋胀痛：**胆囊配日月、期门，适宜用按摩疗法，可理气止痛。

②**肩周炎：**胆囊配肩井，适宜用刮痧疗法，可舒筋活络。

③**下肢痿弱不用：**胆囊配足三里，适宜用艾灸疗法，可补虚健体。

PART 3

活“穴”活用，手到病除

经穴理疗是祖先留给我们的宝藏，操作简单，易学好用，只要多用心，就可以达到防病治病的目的，而且随时随地都可以进行。本章详解 41 种病症的特效理疗方法，活学活用，以经穴保日常、中老年、两性健康，改善亚健康状态。每天抽一点时间，做一做经穴理疗，让健康常伴您身旁。

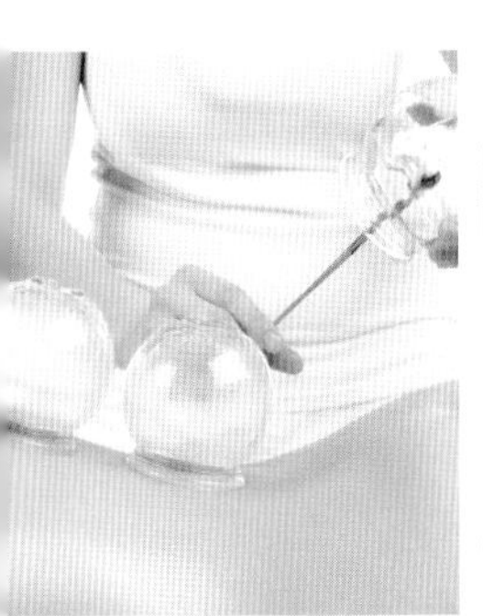
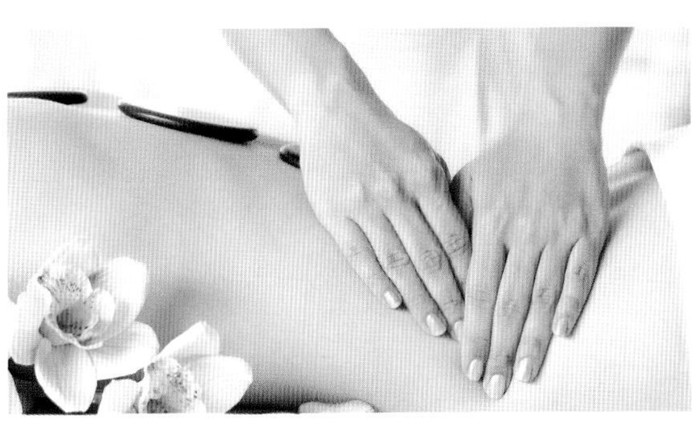
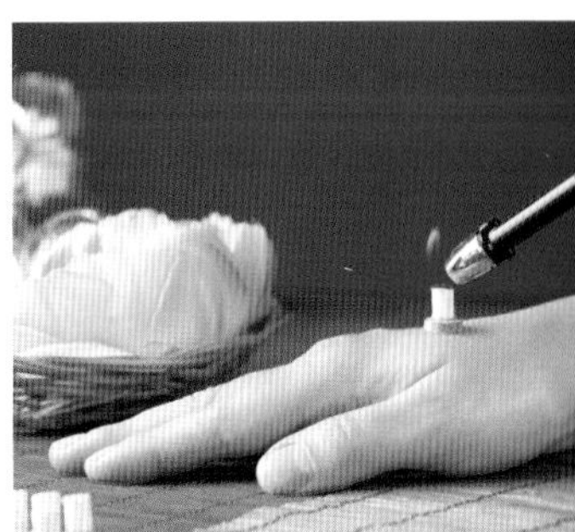

感冒 想要摆脱，拔罐理疗不错

感冒 是一种由病毒或细菌引起的急性上呼吸道感染，以头痛、鼻塞、流涕、喷嚏、恶寒、发热等为主要特征。本病春冬易发，体质较弱者易感。感冒初期进行拔罐有立竿见影的效果，无论是风寒、风热还是暑湿引起的感冒，均可收效。

01 病症特效穴位

大椎

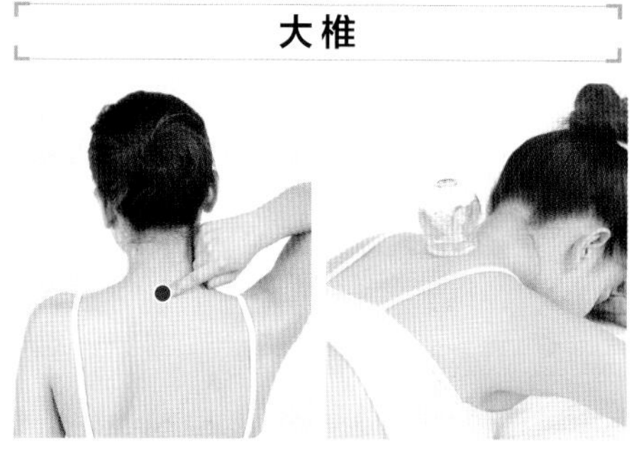

将火罐扣在大椎穴上，留罐 15 分钟，以局部皮肤潮红、充血为度。

风门

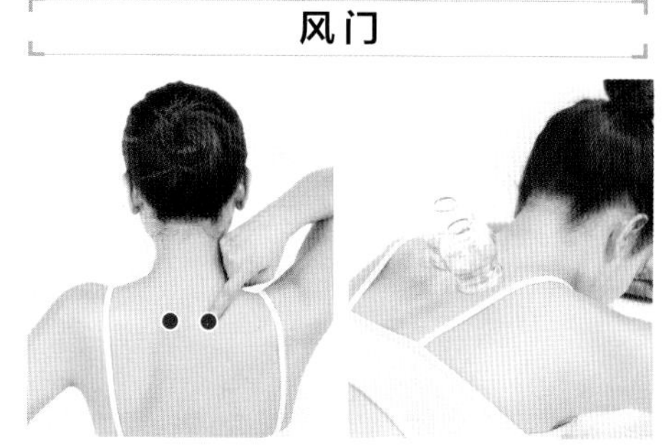

将火罐扣在风门穴上，留罐 15 分钟，以局部皮肤潮红、充血为度。

肺俞

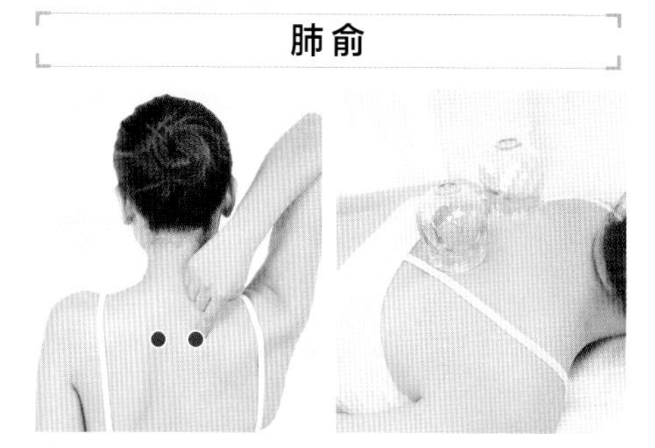

将火罐扣在肺俞穴上，留罐 15 分钟，以局部皮肤潮红、充血为度。

委中

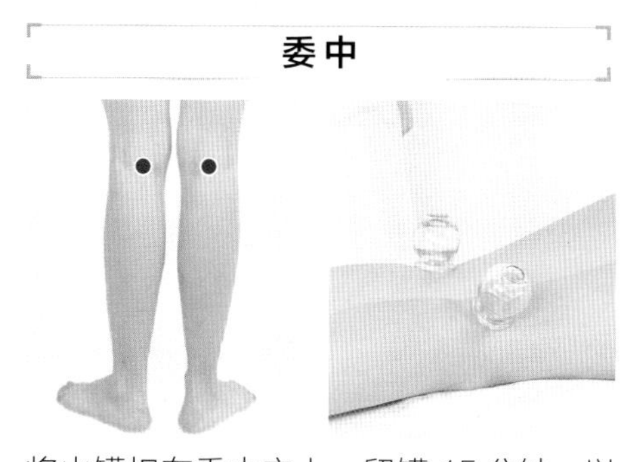

将火罐扣在委中穴上，留罐 15 分钟，以局部皮肤潮红为度。

02 特效穴治病解析

大椎清热解表、截疟止痫，风门宣肺解表、益气固表，肺俞解表宣肺、清热理气，委中清热凉血、舒筋通络，四穴搭配，可增强解表固表之功，缓解感冒及其引起的头痛、肢体酸痛、咳嗽等病症。

发热 周身难受，理疗刮痧效奏

发热 是指体温高出正常标准。中医分为外感发热和内伤发热，外感发热见于感冒、伤寒等病症，内伤发热有阴虚发热、阳虚发热、血虚发热、气虚发热等。发热初期进行刮痧可退热除烦，无论是外感还是内伤引起的发热，均可收效。

01 病症特效穴位

风池

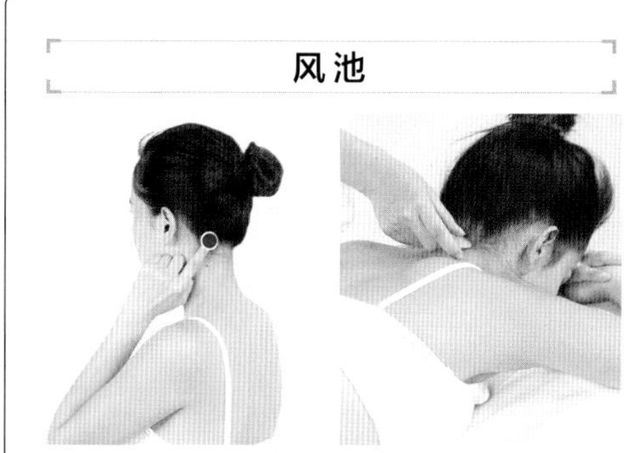

用角刮法自上而下刮拭风池穴 30 次，力度稍重，以出痧为度。

大椎

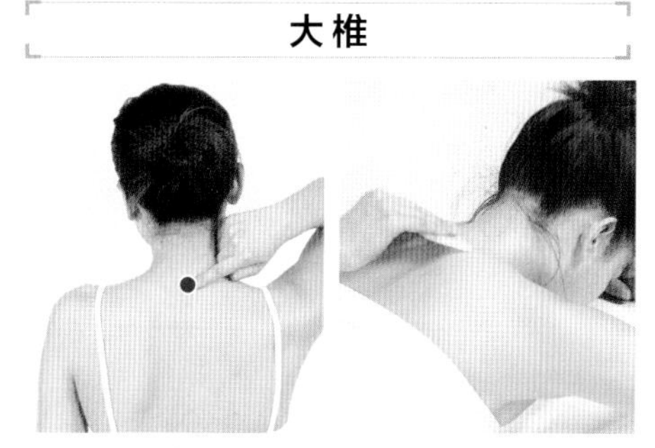

用面刮法自上而下刮拭大椎穴 30 次，以出痧为度。

大杼

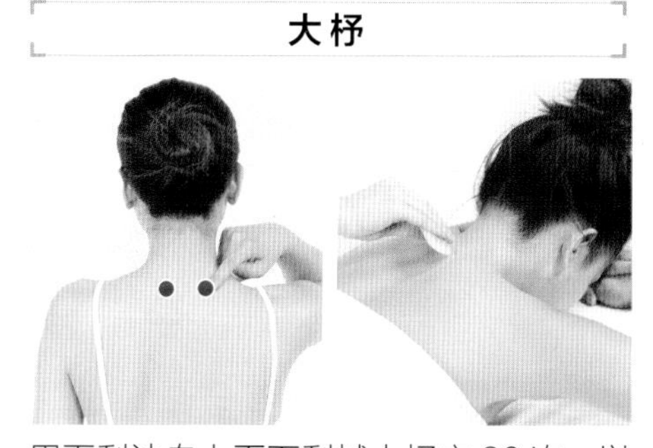

用面刮法自上而下刮拭大杼穴 30 次，以出痧为度。

肺俞

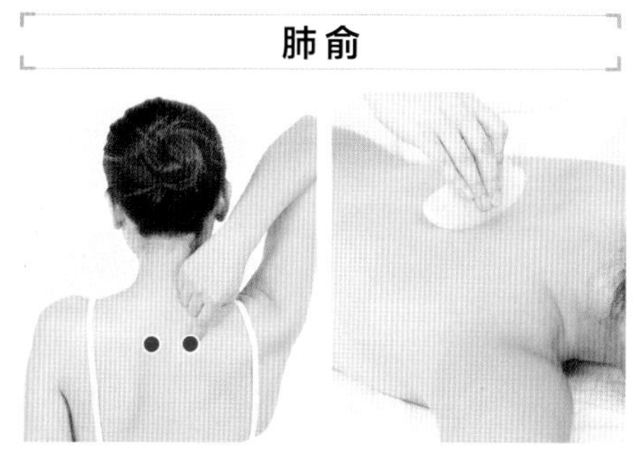

用面刮法自上而下刮拭肺俞穴 30 次，以出痧为度。

02 特效穴治病解析

风池醒脑开窍、疏风清热，大椎清热解表、截疟止痫，大杼祛风解表、宣肃肺气，肺俞调肺和营、清热理气，四穴搭配，可增强清热宣肺之功，缓解发热及其引起的鼻塞、流涕、咳嗽等病症。

咳嗽 难停止，刮痧理疗治

咳嗽 是呼吸系统疾病的主要症状，中医认为咳嗽是因外感六淫影响于肺所致的有声有痰之症。咳嗽的原因有上呼吸道感染、支气管炎、喉炎等。咳嗽的主要症状：痰多色稀白或痰色黄稠，喉间有痰声，似水笛哮鸣声，易咳出等。咳嗽初期进行刮痧可清热润肺、化痰止咳，无论是风寒、风热还是痰湿引起的咳嗽，均可收效。

01 病症特效穴位

大椎

用角刮法刮拭大椎穴 20 次，力度轻柔，速度缓慢，可不出痧。

大杼

用面刮法刮拭大杼穴 30 次，力度微重，速度适中，以出痧为度。

肺俞

用面刮法刮拭肺俞穴 30 次，力度微重，速度适中，以出痧为度。

至阳

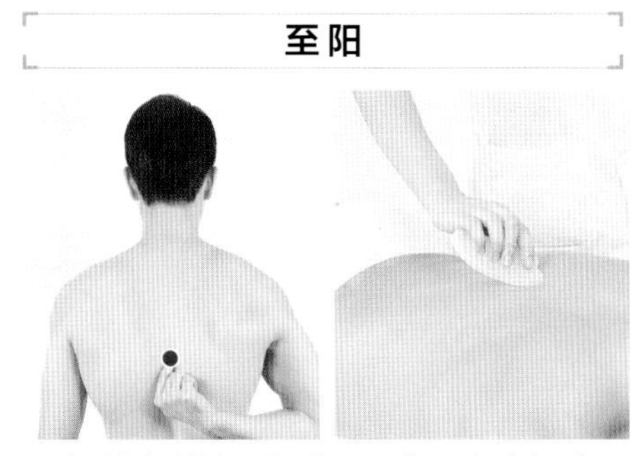

用角刮法刮拭至阳穴 30 次，力度适中，速度适中，可不出痧。

02 特效穴治病解析

大椎清热解表、截疟止痫，大杼祛风解表、宣肃肺气，肺俞解表宣肺、清热理气，至阳理气宽胸、疏肝和胃，四穴搭配，可增强宣肺理气、止咳平喘之功，缓解咳嗽及其引起的胸闷、气急等病症。

支气管炎 常喘息，按摩理疗来理气 ➡

支气管炎 是指气管、支气管黏膜及其周围组织的慢性非特异性炎症，临床上以长期咳嗽、咳痰、喘息以及反复呼吸道感染为特征。部分患者起病之前先有急性上呼吸道感染。支气管炎初期进行按摩可清热化痰、止咳平喘，无论是风寒、风热还是痰湿引起的支气管炎，均可起到一定效果。

01 病症特效穴位

中府

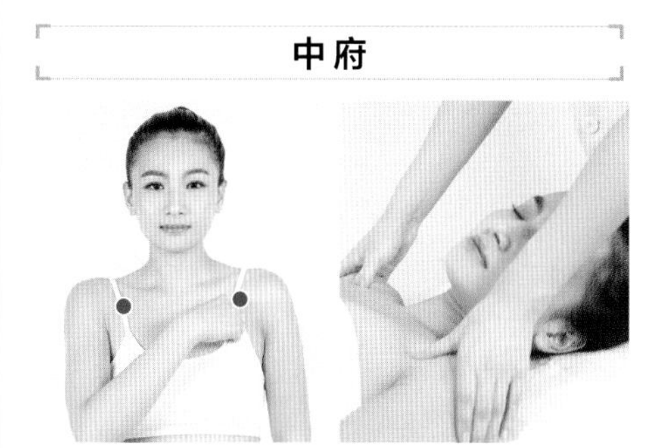

用拇指指腹揉按中府穴 0.5 ~ 1 分钟，以局部有酸胀感为度。

膻中

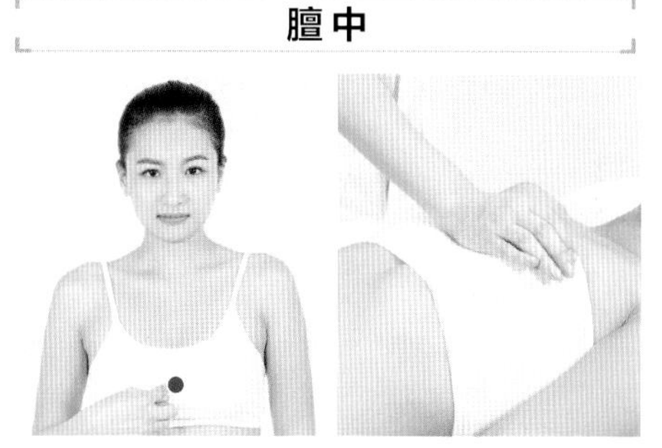

用手掌根部揉按膻中穴 1 分钟，以局部皮肤潮红为度。

尺泽

用拇指指腹揉按尺泽穴 1 分钟，以局部有酸胀感为度。

列缺

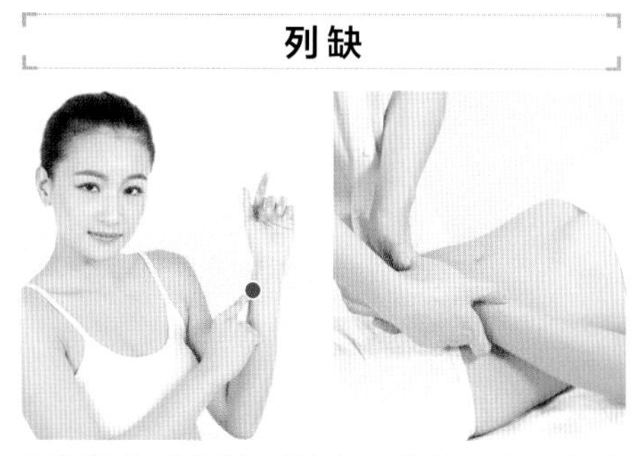

用拇指指腹揉按列缺穴 1 分钟，以局部皮肤潮红、发热为度。

02 特效穴治病解析

中府止咳平喘、清泻肺热，膻中理气宽胸、清肺化痰，尺泽清热和胃、通络止痛，列缺宣肺祛风、疏经活络，四穴搭配，可增强止咳平喘、宽胸理气之功，缓解支气管炎及其引起的咳嗽、咳痰、喘息等病症。

哮喘 短气胸闷，按摩理疗效正

哮喘 是一种常见的气道慢性炎症性疾病，主要特征是广泛而多变的可逆性气流阻塞和支气管痉挛。常常表现为喘息、气促、咳嗽、胸闷等症状突然发生。哮喘初期进行按摩可宣肺理气、止咳平喘，无论是风寒、痰热还是肾气虚引起的哮喘，均可起到一定效果。

01 病症特效穴位

天突

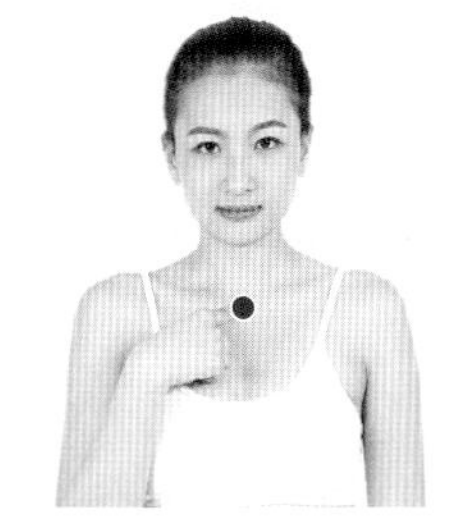

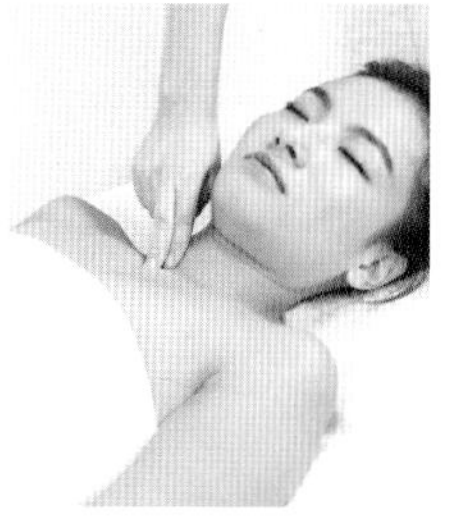

将食指、中指并拢，用指端环形揉按天突穴 50 次，力度轻柔，速度适中。

列缺

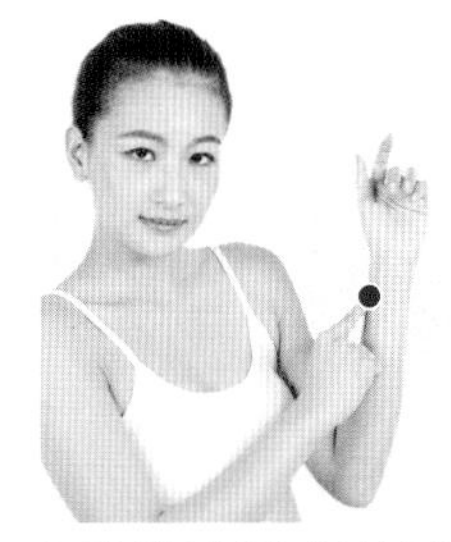

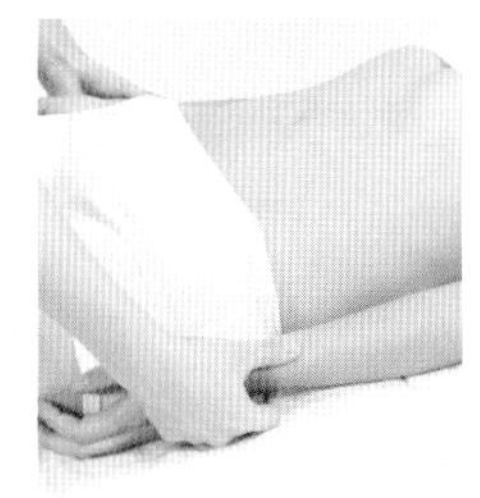

用拇指指腹揉按列缺穴 3 ~ 5 分钟，以局部有酸痛感为度。

曲池

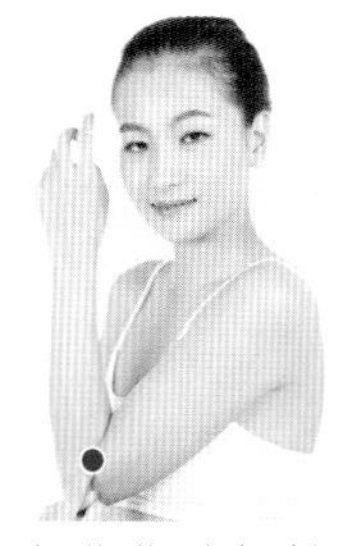

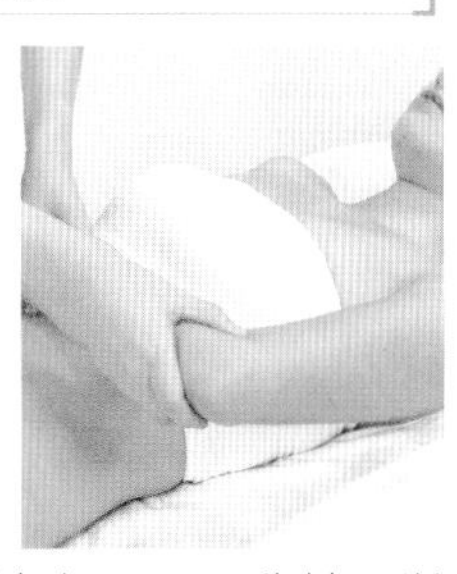

用拇指指腹揉按曲池穴 3 ~ 5 分钟，以局部有酸痛感为度。

内关

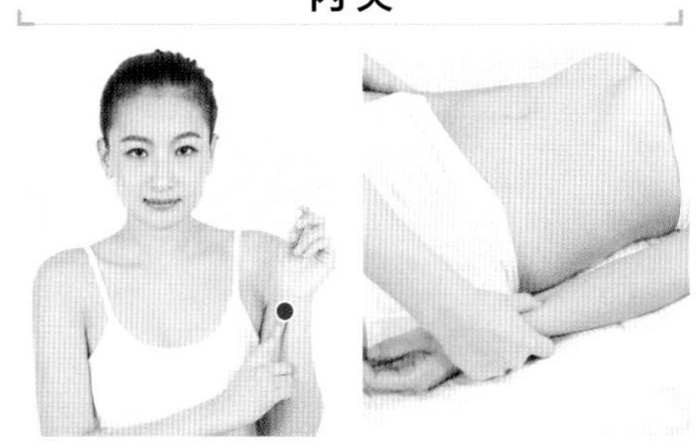

用拇指指腹揉按内关穴 3 ~ 5 分钟，以局部皮肤潮红、发热为度。

02 特效穴治病解析

天突理气化痰、清咽开音，列缺止咳平喘、通经活络，曲池清热和营、降逆活络，内关宁心安神、理气镇痛，四穴搭配，可增强止咳平喘、补气理气之功，缓解哮喘及其引起的胸闷等病症。

牙痛 要想解决，试试刮痧特效穴 →

牙痛 又称齿痛，是一种常见的口腔科疾病。主要是由牙齿本身、牙周组织及颌骨的疾病等所引起。临床主要表现为牙齿疼痛、牙龈肿胀、龈肉萎缩、牙齿松动、牙龈出血等。遇冷、热、酸、甜等刺激，则疼痛加重。牙痛初期进行刮痧可泄热止痛，无论是胃火上逆还是风火引起的牙痛，均可以得到缓解。

01 病症特效穴位

下关

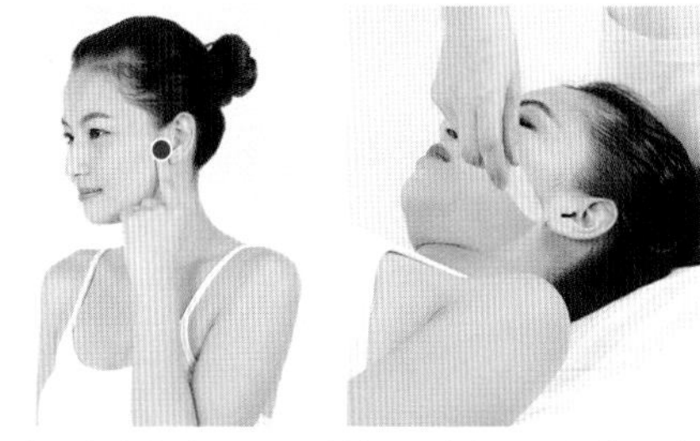

用角刮法自上而下刮拭下关穴 3 分钟，力度轻柔，以局部皮肤潮红为度。

颊车

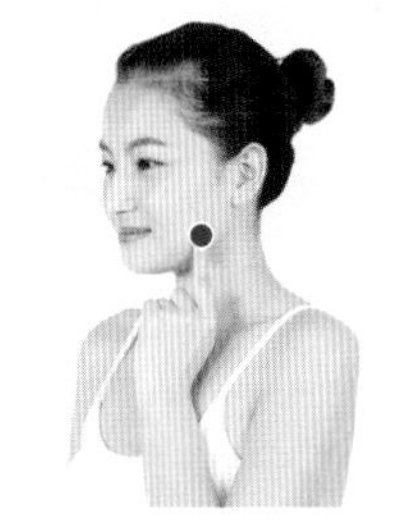

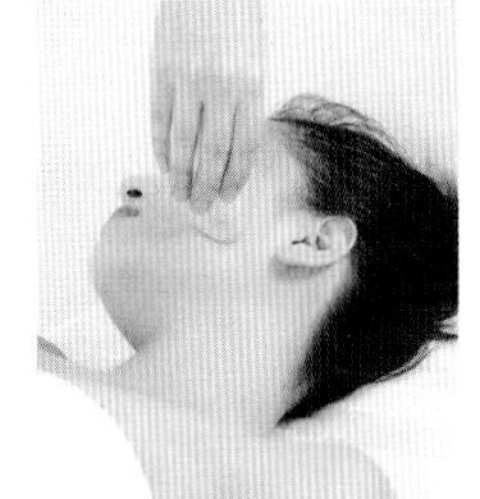

用角刮法刮拭颊车穴 3 分钟，力度轻柔，以局部皮肤潮红为度。

合谷

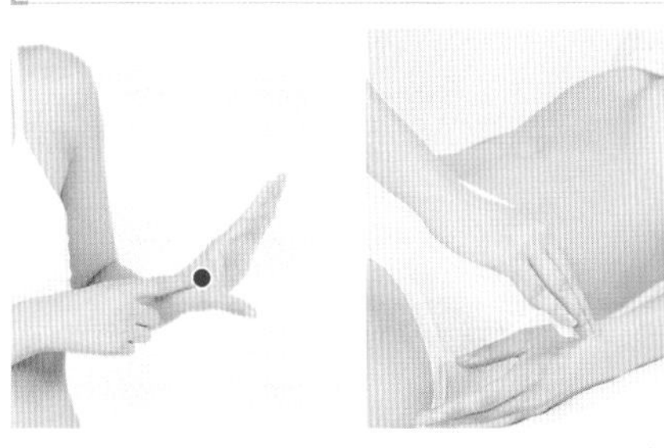

用角刮法刮拭合谷穴 3 分钟，力度适中，以出痧为度。

太溪

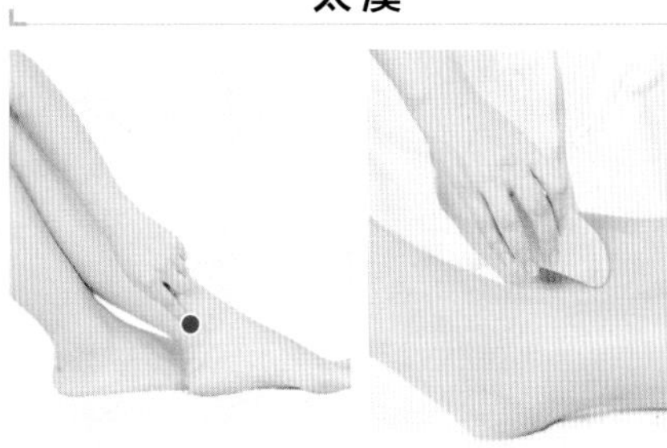

用角刮法刮拭太溪穴 30 次，力度稍重，以出痧为度。

02 特效穴治病解析

下关疏散风邪、消肿止痛，颊车祛风清热、开关通络，合谷镇静止痛、通经活络，太溪滋阴益肾、清热安神，四穴搭配，可增强消肿止痛、清热利窍之功，缓解牙痛及其引起的颊肿、流涎等病症。

打嗝 止不住，按摩来送福

打嗝，中医称之为呃逆，指气从胃中上逆，于喉间频频作声，声音急而短促，是日常生活常见的一种现象，由横膈膜痉挛收缩引起。呃逆的原因有多种，一般病情不重，可自行消退。打嗝初期进行按摩可宽胸利膈，无论是胃火上逆、胃寒积滞还是肝气郁滞引起的打嗝，均可收效。

01 病症特效穴位

内关

用拇指指腹按压内关穴 5 ~ 10 分钟，以局部有酸胀感为度。

天突

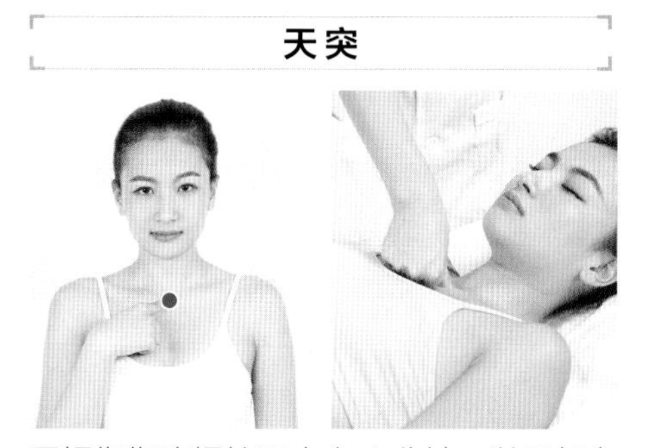

用拇指指腹揉按天突穴 1 分钟，以局部有酸胀感为度。

翳风

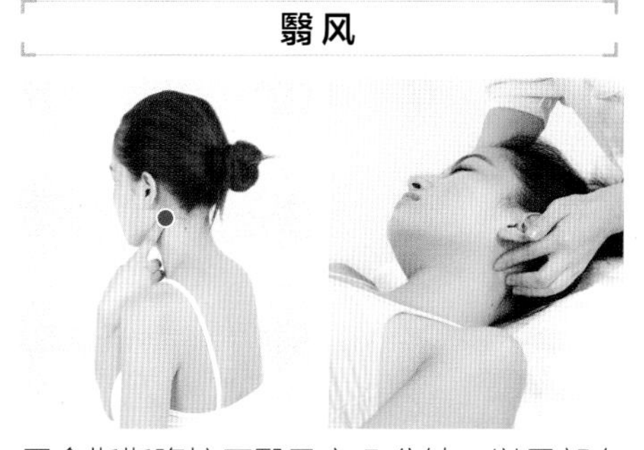

用食指指腹按压翳风穴 5 分钟，以局部有酸胀感为度。

中脘

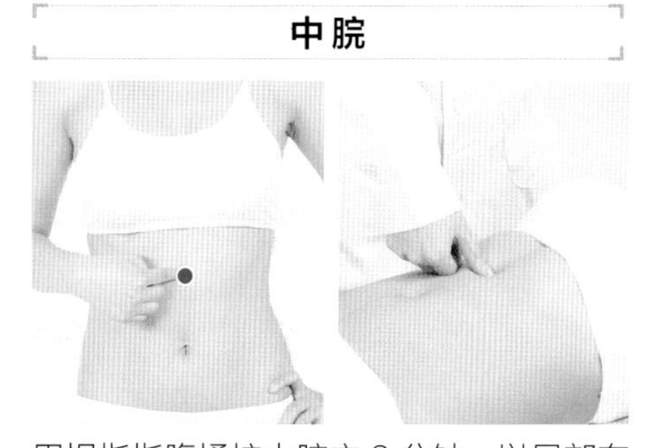

用拇指指腹揉按中脘穴 3 分钟，以局部有酸胀感为度。

02 特效穴治病解析

内关宁心安神、和胃和逆，天突理气化痰、清咽开音，翳风聪耳通窍、散内泄热，中脘理气和胃、化湿降逆，四穴搭配，可增强健脾和胃、理气降逆之功，缓解打嗝及其引起的腹胀、呕吐等病症。

呕吐 要想健脾胃，刮痧理疗功效好→

呕吐 是临床常见病症，既可单独为患，亦可见于多种疾病，是机体的一种防御反射动作。呕吐可分为三个阶段，即恶心、干呕和呕吐。呕吐初期进行刮痧可健脾和胃、降逆止呕，无论是痰饮内阻、肝气犯胃还是脾胃虚寒引起的呕吐，均可收效。

01 病症特效穴位

下脘

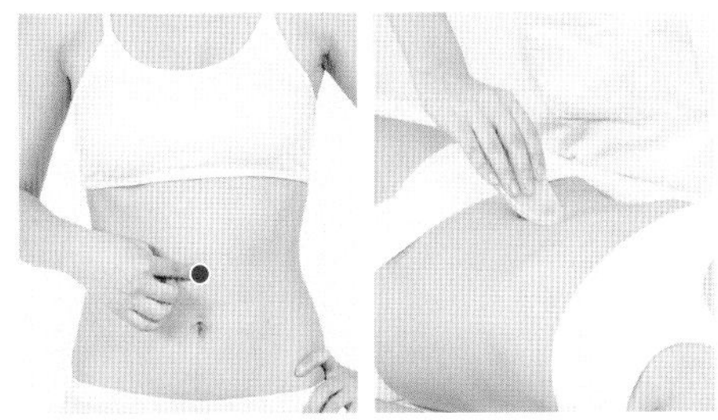

用角刮法自上而下刮拭下脘穴 30 次，力度适中，速度适中，以出痧为度。

气海

用角刮法自上而下刮拭气海穴 30 次，力度适中，速度适中，以出痧为度。

内关

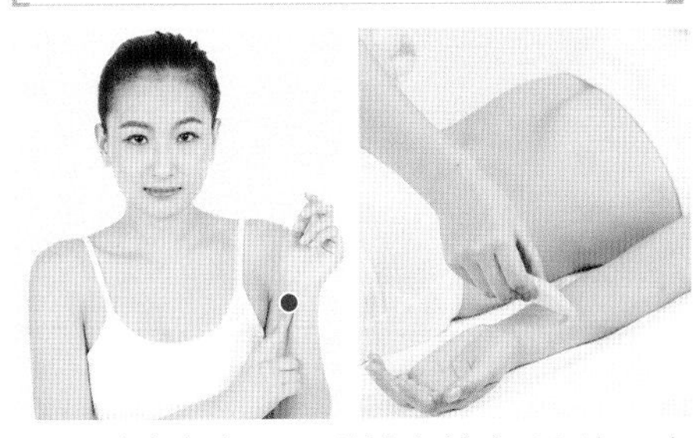

用面刮法自上而下刮拭内关穴 30 次，力度微重，速度适中，以出痧为度。

神门

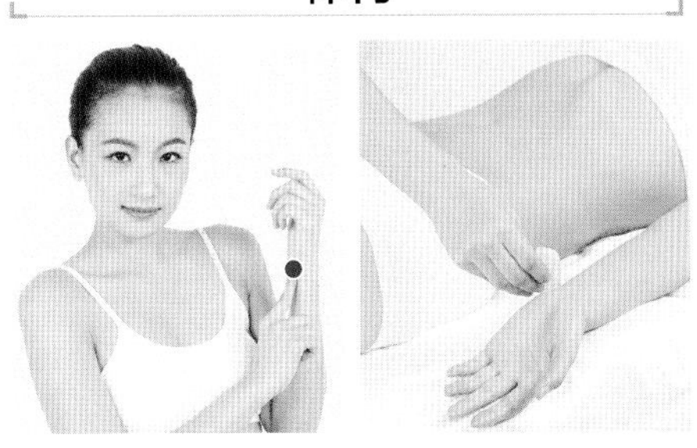

用面刮法自上而下刮拭神门穴 30 次，力度微重，速度适中，以出痧为度。

02 特效穴治病解析

下脘健脾和胃、消积化滞，气海补气理气、益肾固精，内关宁心安神、理气和胃，神门益心安神、通经活络，四穴搭配，可增强健脾和胃、安神止呕之功，缓解呕吐及其引起的消化不良、厌食等病症。

消化不良 不欲食，按摩理疗试一试

消化不良 是由胃动力障碍所引起的疾病，也包括胃蠕动不好的胃轻瘫和食道反流病。其主要表现为上腹痛、早饱、腹胀、嗳气等。消化不良者平常要注意自己的饮食习惯，不宜食用油腻、辛辣、刺激的食物。消化不良初期进行按摩可健脾和胃、增进食欲，无论是胃肠功能紊乱还是消化系统病症引起的消化不良，均可起效。

01 病症特效穴位

中脘

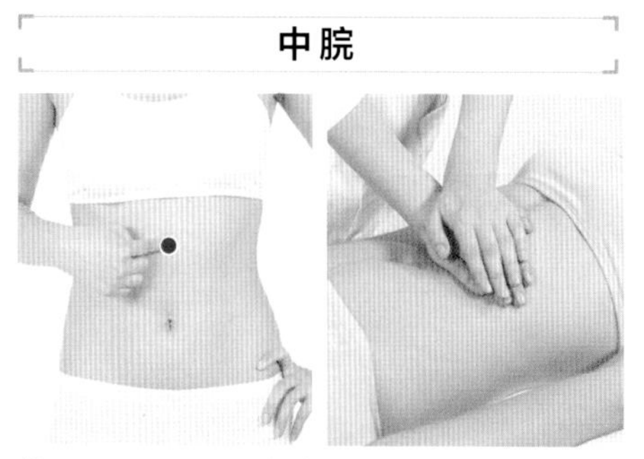

将双手重叠置于中脘穴上，先顺时针再逆时针旋转揉按 1 ~ 2 分钟，以透热为度。

气海

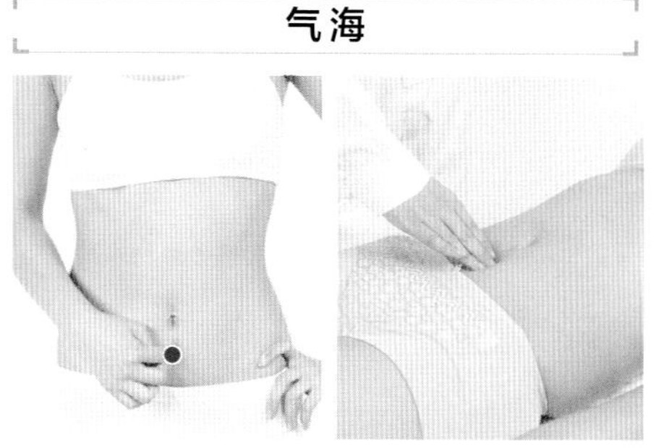

将食指、中指、无名指并拢，用指端揉按气海穴 1 ~ 2 分钟，以透热为度。

关元

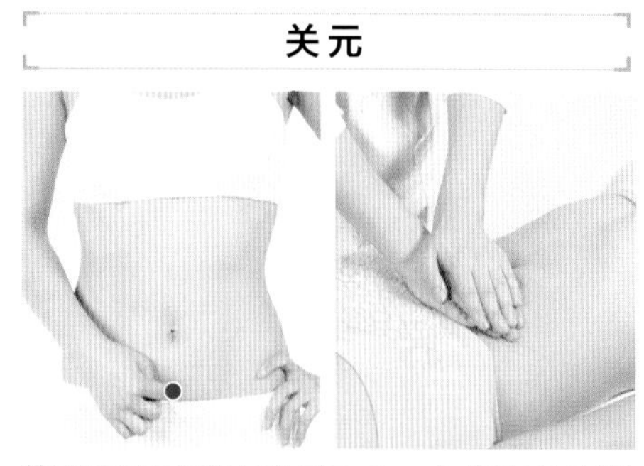

将双手重叠置于关元穴上，先顺时针再逆时针旋转揉按 1 ~ 2 分钟，以透热为度。

内关

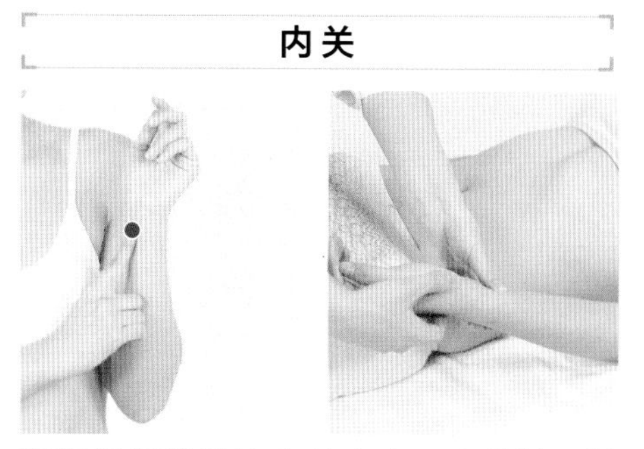

用拇指指腹揉按内关穴 1 ~ 2 分钟，以局部有酸胀感为度。

02 特效穴治病解析

中脘理气和胃、化湿降逆，气海益气助阳、调经固经，关元培肾固本、补气回阳，内关宁心安神、理气和胃，四穴搭配，可增强健脾理气、和胃消食之功，缓解消化不良及其引起的便秘、腹胀等病症。

腹胀 能治好，方法刮痧找

腹胀 是一种常见的消化系统症状，引起腹胀的原因主要有胃肠道胀气，各种原因所致的腹水、腹腔肿瘤等。腹胀初期进行刮痧可健脾助运，无论是腑气不通、脾虚湿困还是肝气郁滞引起的腹胀，均可起效。

01 病症特效穴位

肝俞

用面刮法自上而下刮拭肝俞穴 30 次，至皮肤发红，皮下紫色瘀斑、瘀痕形成为止。

胃俞

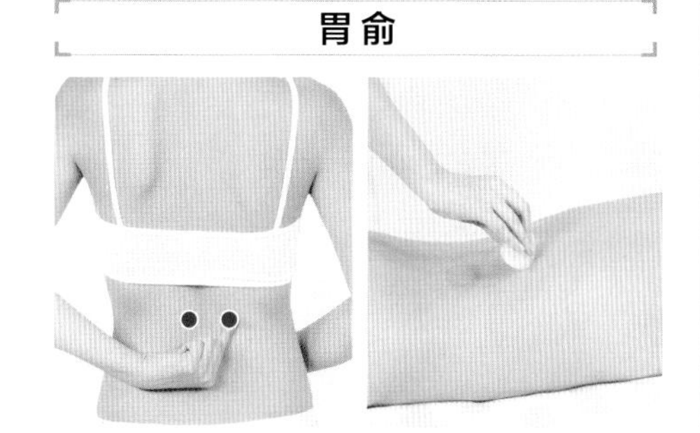

用面刮法自上而下刮拭胃俞穴 30 次，至皮肤发红，皮下紫色瘀斑、瘀痕形成为止。

大肠俞

用面刮法自上而下刮拭大肠俞穴 30 次，至皮下紫色瘀斑、瘀痕形成为止。

中脘

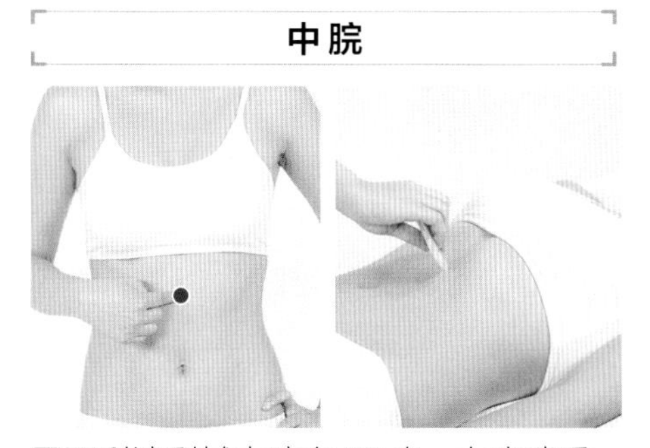

用面刮法刮拭中脘穴 30 次，力度稍重，以出痧为度。

02 特效穴治病解析

肝俞疏肝利胆、理气明目，胃俞和胃调中、祛湿消积，大肠俞疏调肠腑、理气化滞，中脘和胃健脾、降逆利水，四穴搭配，可增强理气化滞、祛湿消积之功，缓解腹胀及其引起的腹痛等不适。

←腹泻 不止体虚弱，艾灸理疗真不错

腹泻 是大肠疾病最常见的一种症状，主要表现为排便次数明显超过日常习惯的排便次数，粪质稀薄，水分增多，每日排便总量超过 200 克。腹泻初期进行艾灸可温阳止泻，无论是肝脾不调、肾阳虚衰还是脾虚湿困引起的腹泻，均可收效。

01 病症特效穴位

中脘

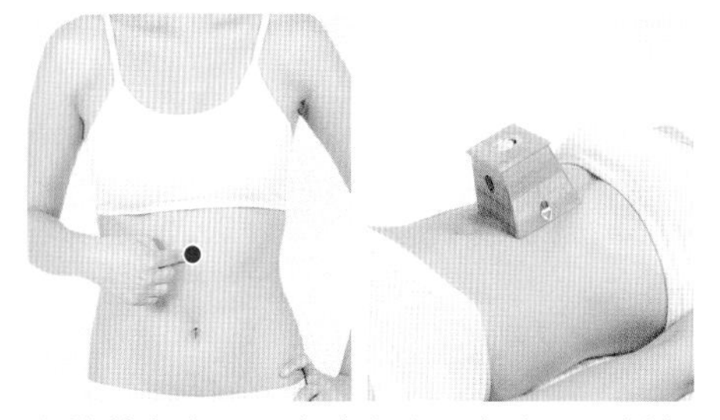

点燃艾灸盒置于中脘穴上，灸治 15 分钟，以局部皮肤潮红为度。

天枢

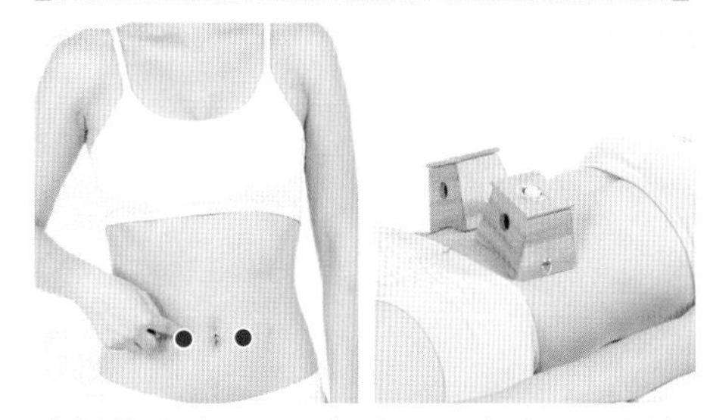

点燃艾灸盒置于天枢穴上，灸治 15 分钟，以局部皮肤潮红为度。

神阙

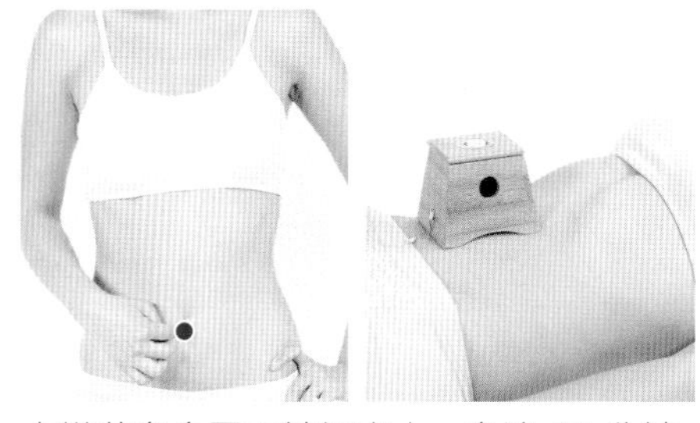

点燃艾灸盒置于神阙穴上，灸治 15 分钟，以局部皮肤潮红为度。

气海

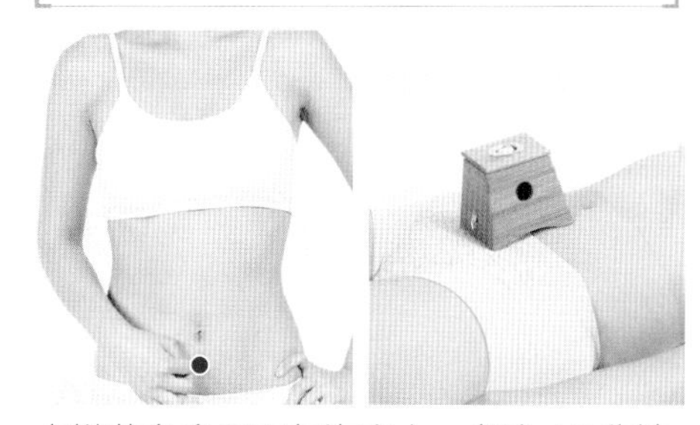

点燃艾灸盒置于气海穴上，灸治 15 分钟，以局部皮肤潮红为度。

02 特效穴治病解析

中脘理气和胃、化湿降逆，天枢调中和胃、理气健脾，神阙回阳固脱、健运脾胃，气海补气理气、益肾固涩，四穴搭配，可增强健脾和胃、除湿止泻之功，缓解腹泻及其引起的腹痛、饮食欠佳等病症。

便秘 不管易坏事，穴位刮痧帮您治➡

便秘 是临床常见的一种症状，而不是疾病，主要是指排便次数减少、粪便量减少、粪便干结、排便费力等。便秘初期进行刮痧可润肠通便，无论是胃肠燥热、气机郁滞还是阴寒凝结引起的便秘，均可收效。

01 病症特效穴位

肝俞

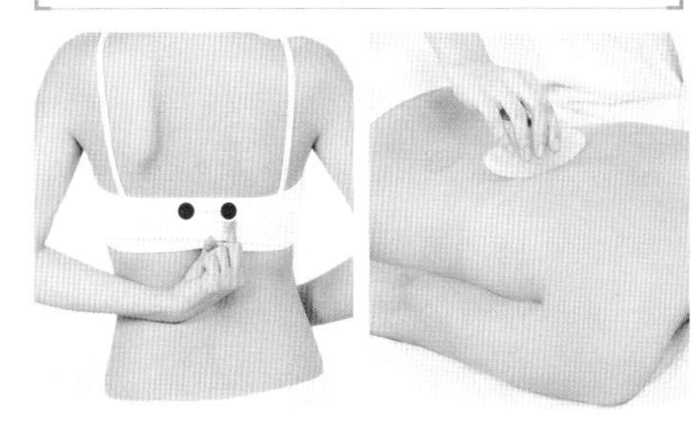

用面刮法由上往下刮拭肝俞穴 30 次，力度轻柔，可不出痧，不可逆刮。

脾俞

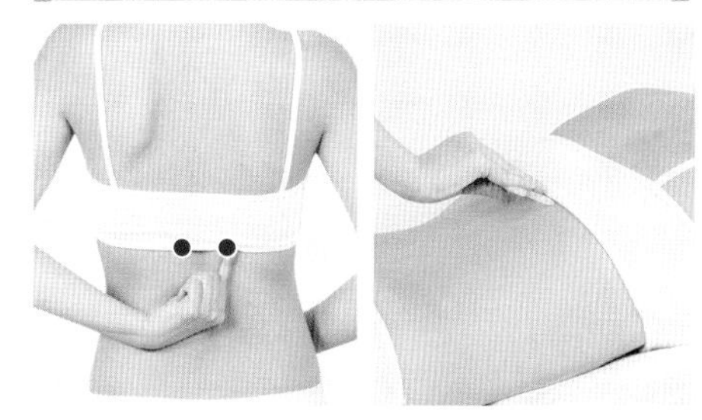

用面刮法由上往下刮拭脾俞穴 30 次，力度轻柔，可不出痧，不可逆刮。

大肠俞

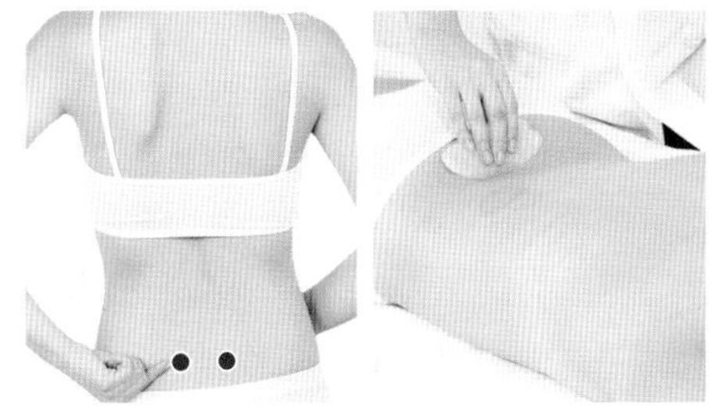

用面刮法由上往下刮拭大肠俞穴 30 次，力度轻柔，可不出痧，不可逆刮。

天枢

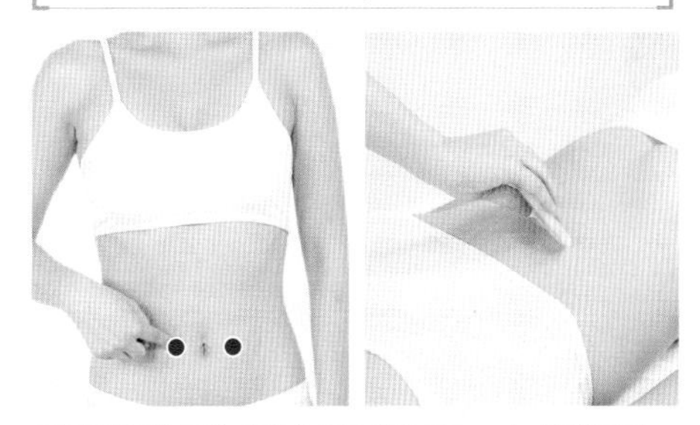

用面刮法刮拭天枢穴 30 次，力度轻柔，可不出痧。

02 特效穴治病解析

肝俞疏肝利胆、理气通便，脾俞健脾和胃、利湿升清，大肠俞疏调肠腑、理气化滞，天枢调中和胃、理气健脾，四穴搭配，可增强健脾和胃、通肠化滞之功，缓解便秘及其引起的腹胀、腹痛等病症。

←肥胖症 身心皆愈，刮痧理疗相随

肥胖 是指一定程度的明显超重与脂肪层过厚，是体内脂肪尤其是甘油三酯积聚过多而导致的一种状态。肥胖严重者容易引起高血压、心血管病、肝脏病变、肿瘤、睡眠呼吸暂停等一系列的问题。肥胖症初期进行刮痧可瘦身降脂，无论是气虚痰壅还是胃肠积热引起的肥胖症，均可起到一定效果。

01 病症特效穴位

肾俞

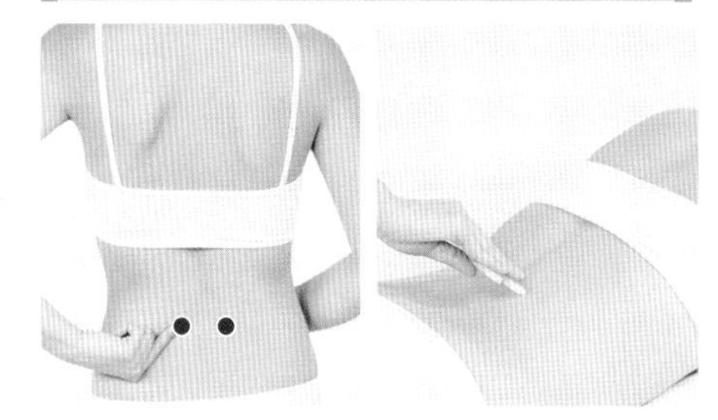

用面刮法自上而下刮拭肾俞穴 30 次，力度稍重，至皮下紫色痧斑、痧痕形成为止。

膻中

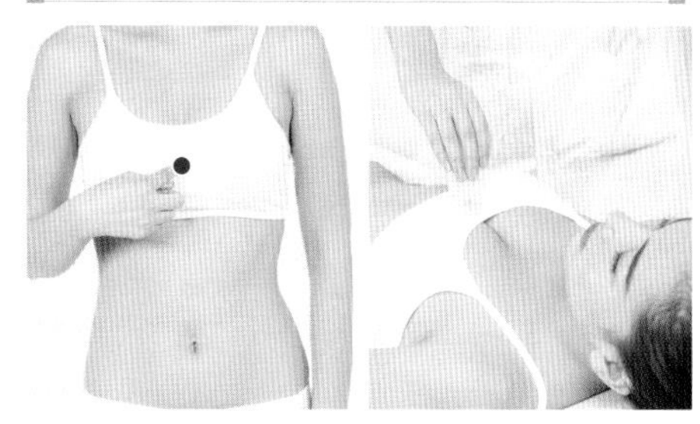

用角刮法自上而下刮拭膻中穴 30 次，力度微重，以出痧为度。

中脘

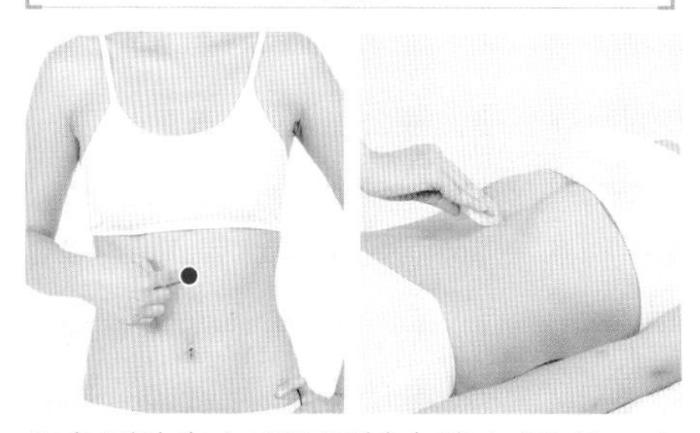

用角刮法自上而下刮拭中脘穴 30 次，力度微重，以出痧为度。

天枢

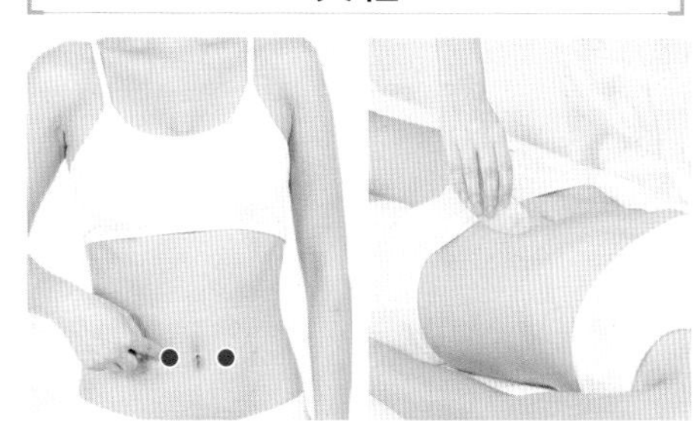

用角刮法刮拭天枢穴 30 次，力度适中，可不出痧。

02 特效穴治病解析

肾俞益肾助阳、强腰利水，膻中理气宽胸、清肺化痰，中脘理气和胃、化湿降逆，天枢疏调肠腑、理气化滞，四穴搭配，可增强除湿化痰、理气导滞、降脂减重之功，缓解肥胖症及其引起的胸闷、气喘等不适。

颈椎病 不可延误，艾灸理疗帮您除 →

颈椎病 多因颈椎骨、椎间盘及其周围纤维结构损坏，致使颈椎间隙变窄，关节囊松弛，内平衡失调所致。主要临床表现为头、颈、肩、臂、上胸、背部疼痛或麻木、酸沉、放射性疼痛、无力，上肢及手的感觉明显减退，部分患者有明显的肌肉萎缩。颈椎病初期进行艾灸可活血通络，无论是寒湿阻络还是气血两虚引起的颈椎病，均可起效。

01 病症特效穴位

风池

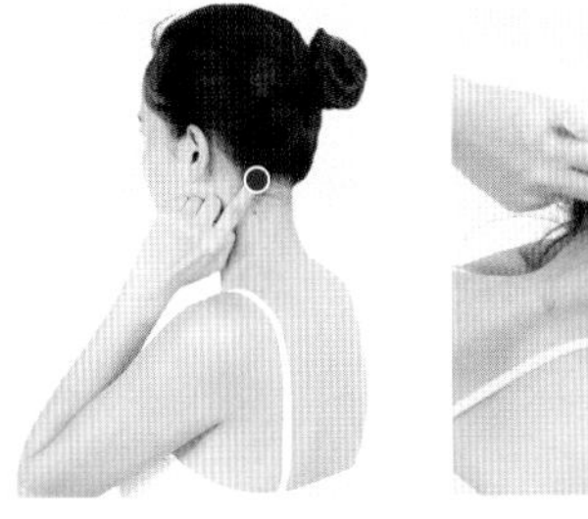

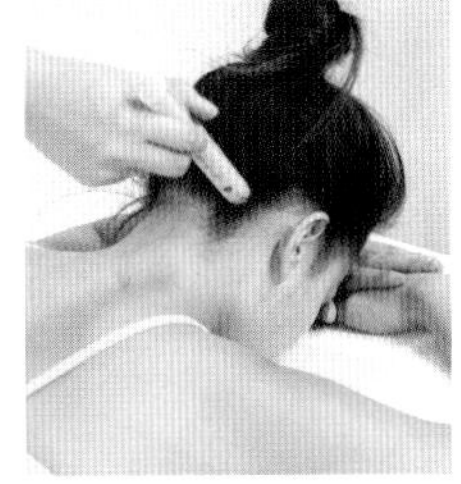

用艾条温和灸法灸风池穴 10 ~ 15 分钟，以患者感觉温热、舒适为度。

大椎

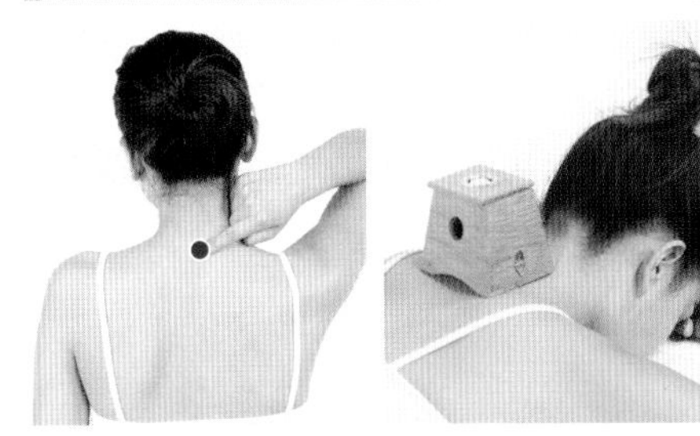

点燃艾灸盒置于大椎穴上，灸治 15 分钟，以局部皮肤潮红为度。

大杼

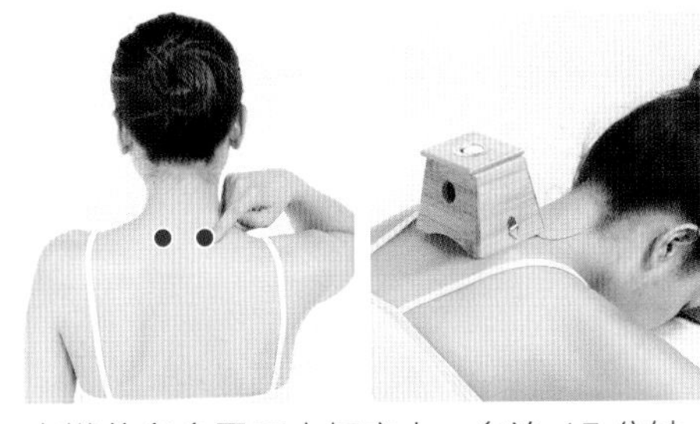

点燃艾灸盒置于大杼穴上，灸治 15 分钟，以局部皮肤潮红为度。

天宗

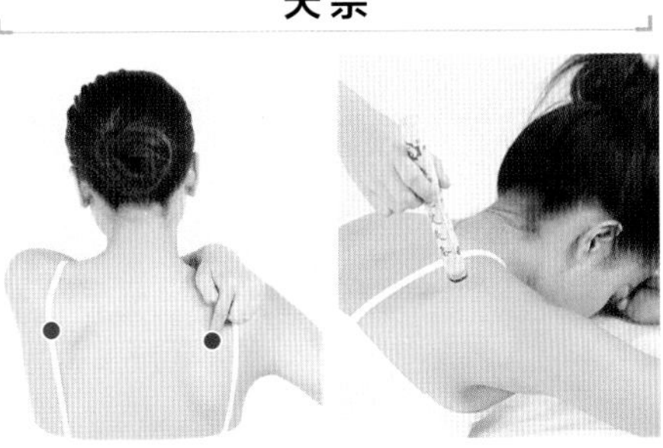

用艾条温和灸法灸天宗穴 10 ~ 15 分钟，以患者感觉温热、舒适为度。

02 特效穴治病解析

风池醒脑开窍、疏风清热，大椎解表通阳、补虚宁神，大杼强筋骨、清邪热，天宗舒筋活络、理气消肿，四穴搭配，可增强舒筋活络、通络止痛之功，缓解颈椎病及其引起的颈肩疼痛、头痛等病症。

腰肌劳损 感疲劳，刮痧理疗功效妙

腰肌劳损 是腰痛的常见病因之一，主要症状是腰或腰骶部胀痛、酸痛，反复发作，疼痛可随气候变化或劳累程度而变化，如日间劳累加重，休息后可减轻，时轻时重。腰肌劳损初期进行刮痧可强腰利膝，是缓解腰肌劳损患者行走不利、脊背强痛的首选理疗法。

01 病症特效穴位

命门

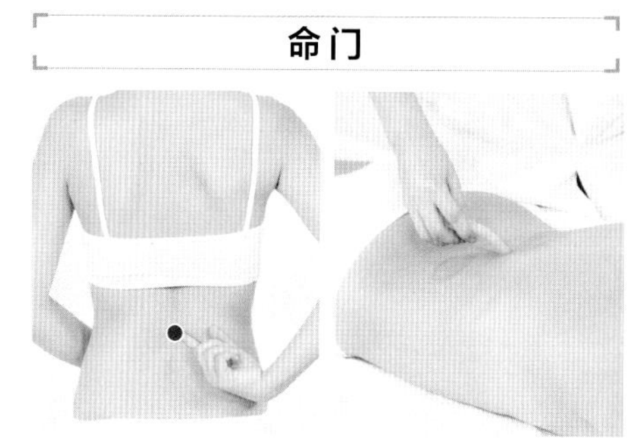

用角刮法刮拭命门穴 15 ~ 30 次，以出痧为度。

腰阳关

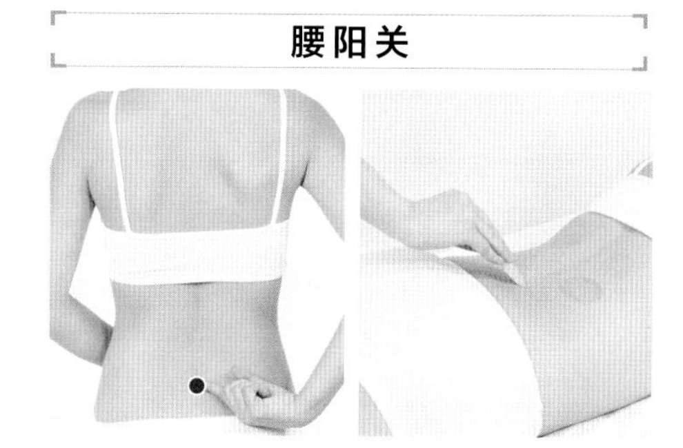

用角刮法自上而下刮拭腰阳关穴 15 ~ 30 次，以出痧为度。

承扶

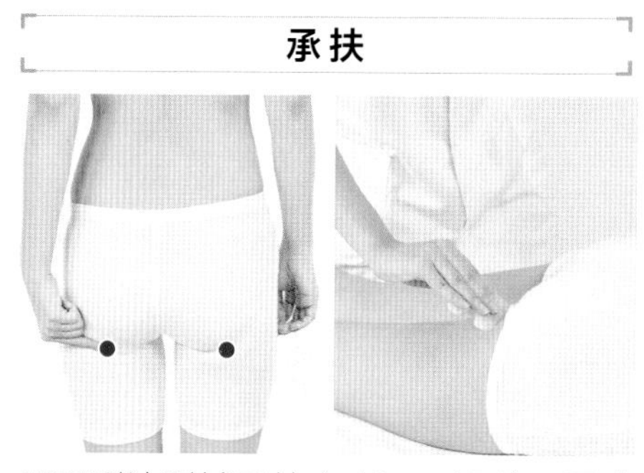

用面刮法刮拭承扶穴 10 ~ 15 次，至皮肤发红，皮下紫色痧斑、痧痕形成为止。

殷门

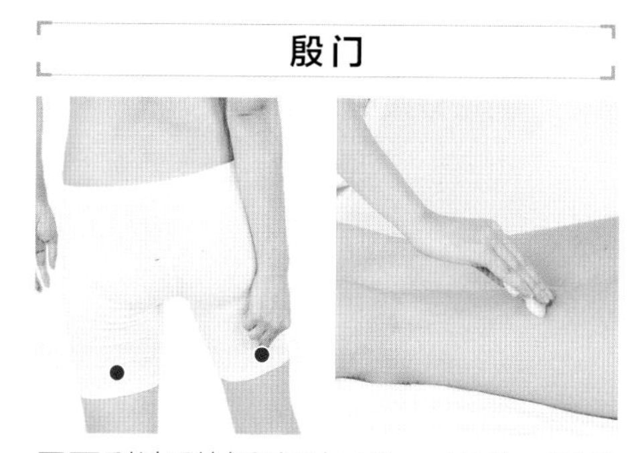

用面刮法刮拭殷门穴 10 ~ 15 次，至皮肤发红，皮下紫色痧斑、痧痕形成为止。

02 特效穴治病解析

命门培元补肾、强健腰脊，腰阳关祛寒除湿、舒筋活络，承扶通便消痔、舒筋活络，殷门舒筋通络、强腰膝，四穴搭配，可增强疏经通络、强健腰膝之功，缓解腰肌劳损及其引起的腰痛、下肢无力等病症。

小腿抽筋 止寒痛，艾灸理疗弄一弄 ➡

小腿抽筋 又称肌肉痉挛，是肌肉自发性的强直性收缩现象，是由于腓肠肌痉挛所引起，发作时会有酸胀或剧烈的疼痛。外界环境的寒冷刺激、出汗过多、疲劳过度、睡眠不足、缺钙、睡眠姿势不好都会引起小腿抽筋。小腿抽筋初期进行艾灸可散寒止痛，是小腿抽筋患者下肢冷痛的首选理疗法。

01 病症特效穴位

委中

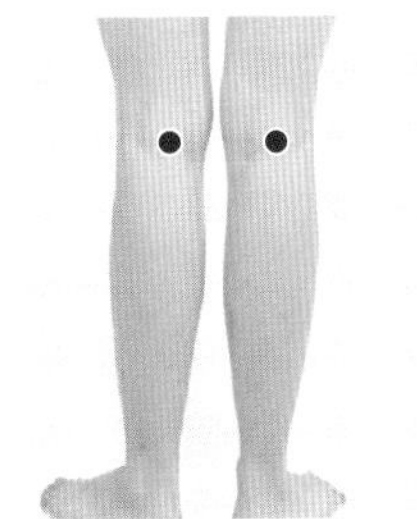

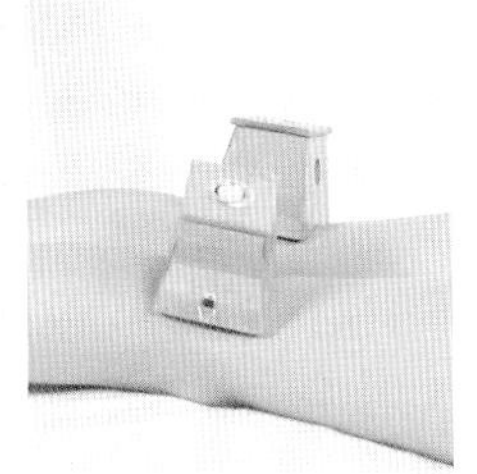

点燃艾灸盒置于委中穴上，灸治 15 分钟，以局部皮肤潮红为度。

承山

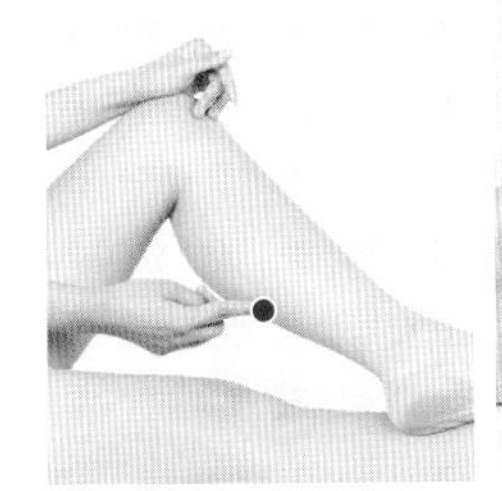

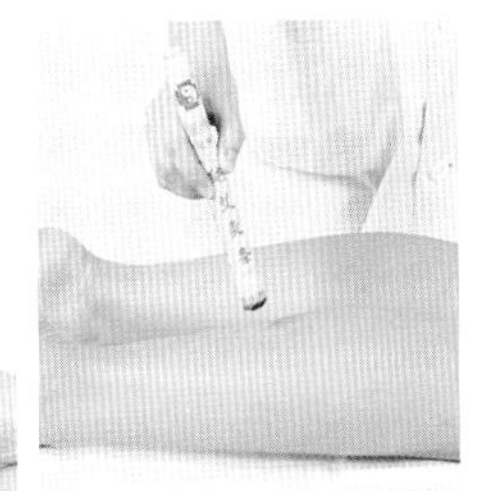

用艾条温和灸法灸承山穴 10 分钟，以出现循经感传现象为度。

阳陵泉

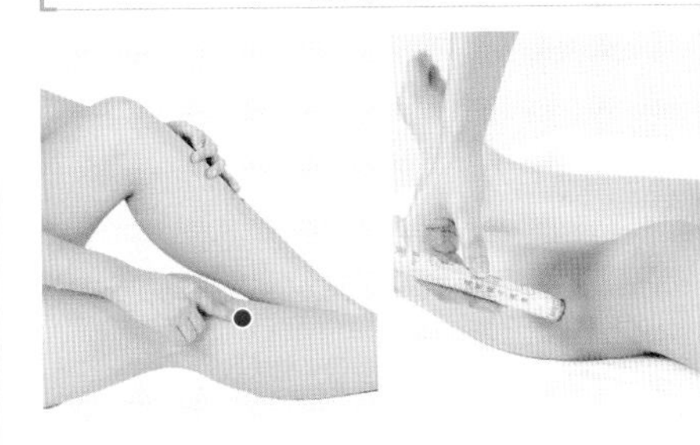

用艾条温和灸法灸阳陵泉穴 10 分钟，以出现循经感传现象为度。

足三里

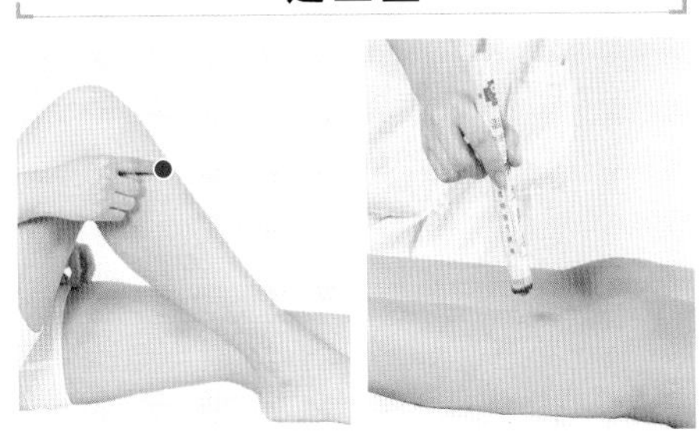

用艾条温和灸法灸足三里穴 10 分钟，以出现循经感传现象为度。

02 特效穴治病解析

委中舒筋通络、祛除风湿，承山理气止痛、舒筋活络，阳陵泉疏肝利胆、舒筋活络，足三里扶正培元、通经活络，四穴搭配，可增强舒筋活络、理气止痛之功，缓解小腿抽筋及其引起的下肢疼痛、无力等病症。

高血压 醒脑开窍，刮痧理疗有效

高血压 是以动脉血压升高为主要临床表现的慢性全身性血管性疾病，血压高于 140/90 毫米汞柱即可诊断为高血压。本病早期无明显症状，部分患者会出现头晕、头痛、心悸、失眠、耳鸣、乏力、颜面潮红或肢体麻木等不适表现。高血压初期进行刮痧可清热宁神、醒脑开窍，无论是肝阳上亢、痰湿内阻还是瘀血阻滞引起的高血压，均可起到一定效果。

01 病症特效穴位

印堂

用角刮法刮拭印堂穴 1 ~ 3 分钟，力度适中，以局部皮肤潮红、发热为度。

太阳

用面刮法刮拭太阳穴 1 ~ 3 分钟，力度适中，以局部皮肤潮红、发热为度。

人迎

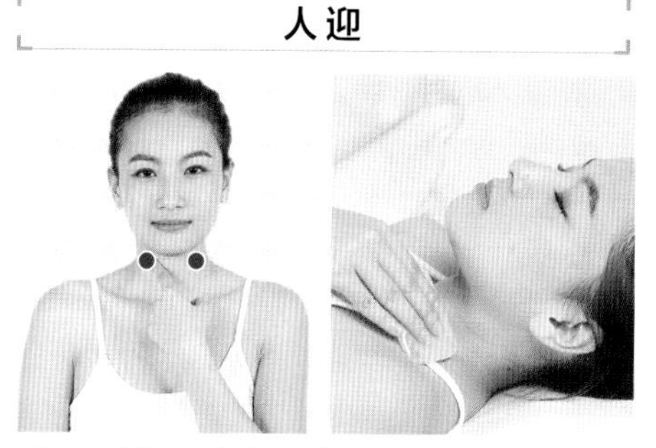

用面刮法刮拭人迎穴 1 ~ 3 分钟，力度微轻，以局部皮肤潮红、出痧为度。

内关

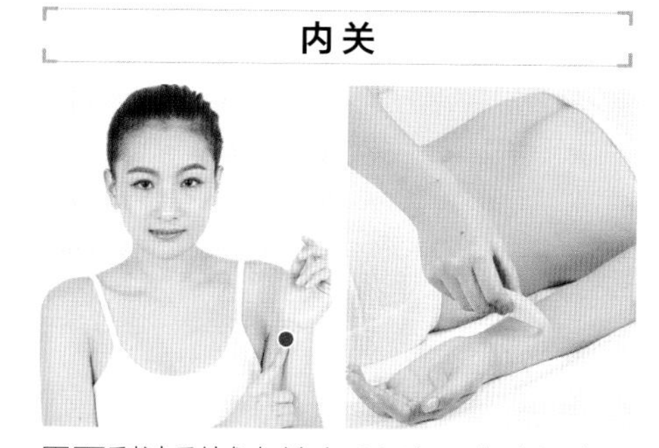

用面刮法刮拭内关穴 30 次，力度适中，以出痧为度。

02 特效穴治病解析

印堂清头明目、通鼻开窍，太阳清肝明目、通络止痛，人迎疏调气血、理气降逆，内关宁心安神、理气镇痛，四穴搭配，可增强调理气血、醒脑安神之功，缓解高血压及其引起的头痛、头晕、失眠等病症。

糖尿病 三多一少，滋阴还是按摩好 ➡

糖尿病 是由于血中胰岛素相对不足，导致血糖过高出现糖尿，进而引起脂肪和蛋白质代谢紊乱的常见内分泌代谢性疾病。临床上可出现多尿、烦渴、多饮、多食、消瘦等表现。糖尿病初期可通过按摩帮助滋阴降糖，无论是燥热伤肺、胃燥津伤还是肾阴亏虚引起的糖尿病，均可起到一定效果。

01 病症特效穴位

脾俞

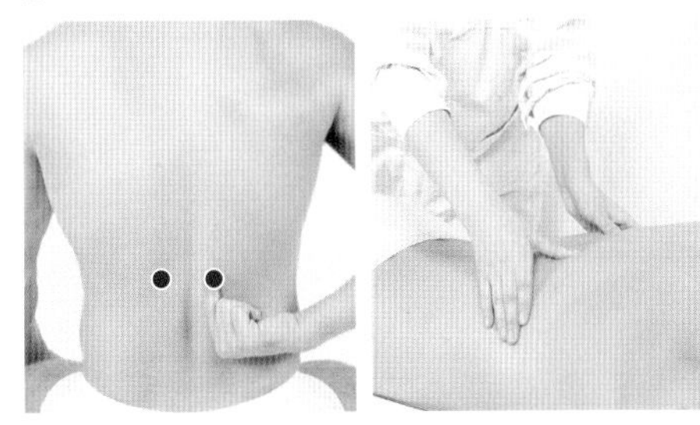

用拇指指腹点揉脾俞穴 3 ~ 5 分钟，以局部有酸胀感为度。

胃俞

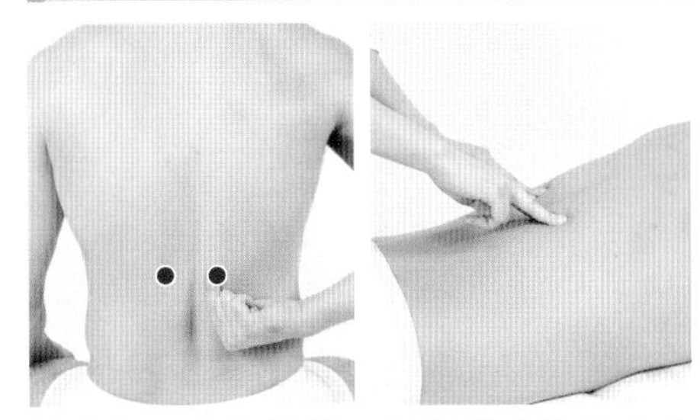

将食指、中指并拢，用指端点按胃俞穴 2 ~ 3 分钟，以局部有酸胀感为度。

三焦俞

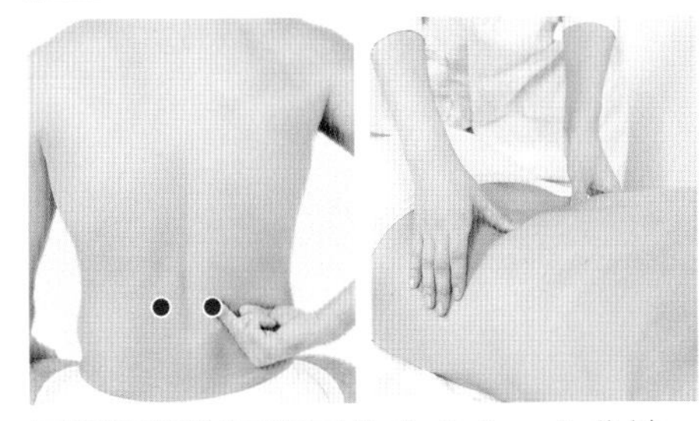

用拇指指腹压揉三焦俞穴 2 ~ 3 分钟，以局部有酸胀感为度。

肾俞

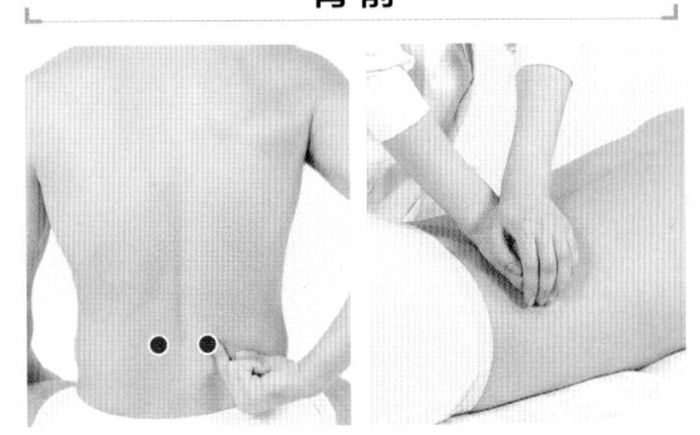

双手重叠，用手掌根部揉按肾俞穴 1 ~ 3 分钟，以局部有酸胀感为度。

02 特效穴治病解析

脾俞健脾和胃、利湿升清，胃俞和胃调中、祛湿消积，三焦俞调理三焦、利水强腰，肾俞益肾气、强腰脊、聪耳目，四穴搭配，可增强调和五脏、滋阴清热之功，缓解糖尿病及其引起的潮热、尿频等不适。

冠心病 按摩对付，疗效绝不辜负

冠心病 是由冠状动脉发生粥样硬化导致心肌缺血的疾病，是中老年人心血管疾病中最常见的一种。在临床上冠心病主要分为心绞痛、心律不齐、心肌梗死及心力衰竭等。冠心病初期进行按摩可养心安神、通络止痛，无论是心血瘀阻、寒凝心脉还是心肾阳虚引起的冠心病，均可起到一定效果。

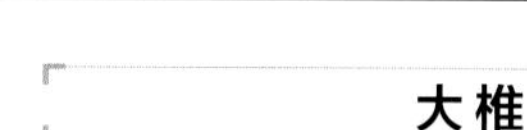

01 病症特效穴位

大椎

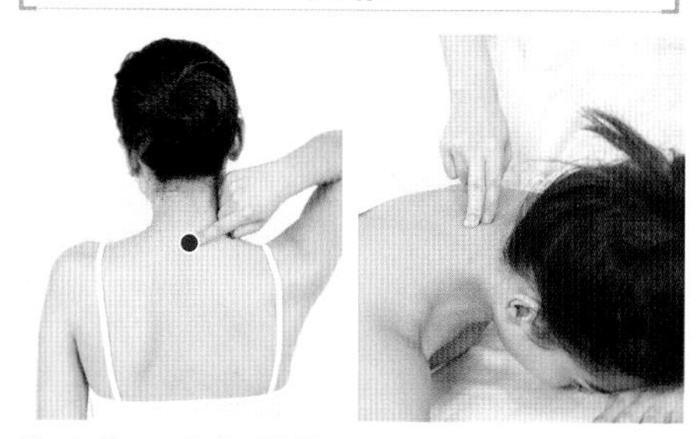

将食指、中指并拢，用指端揉按大椎穴 1 ~ 2 分钟，以局部有酸胀感为度。

神堂

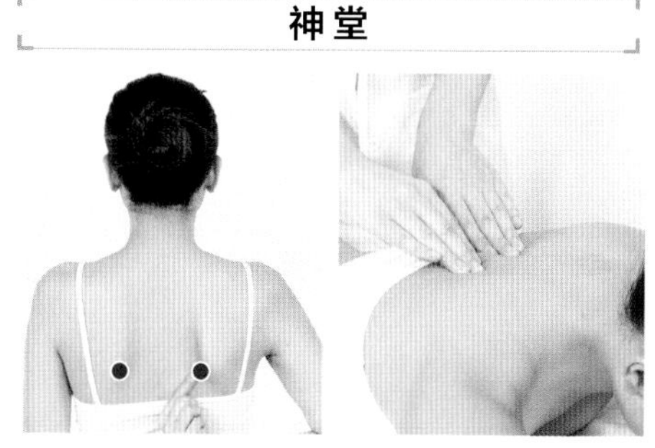

将食指、中指、无名指并拢，用指端点揉神堂穴 3 分钟，以局部有酸胀感为度。

心俞

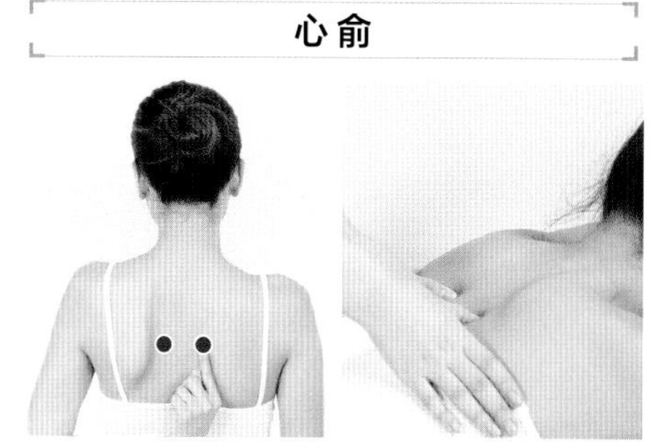

用拇指指端点揉心俞穴 3 分钟，以局部有酸胀感为度。

膻中

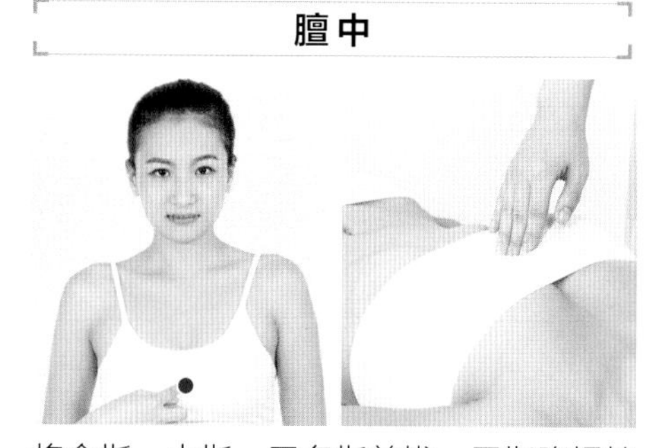

将食指、中指、无名指并拢，用指腹揉按膻中穴 1 ~ 2 分钟，以局部皮肤潮红为度。

02 特效穴治病解析

大椎解表通阳、补虚宁神，心俞宁心安神、理气调血，神堂宽胸理气、宁心安神，膻中理气止痛、生津增液，四穴搭配，可增强调理气血、宁心安神之功，缓解冠心病及其引起的胸闷、心悸等病症。

心律失常 功效大，宁心安神按摩法 →

心律失常 属于中医“心悸”的范畴。发作时，患者自觉心跳快而强，并伴有胸痛、胸闷、喘息、头晕或失眠等症状。引起心律失常的生理性因素有运动过量、情绪激动、吸烟、饮酒、冷热刺激等，去除诱因后可自行缓解。心律失常初期进行按摩可通心活络、平复心率，无论是心虚胆怯、心脾两虚还是阴虚火旺引起的心律失常，均可收效。

01 病症特效穴位

后溪

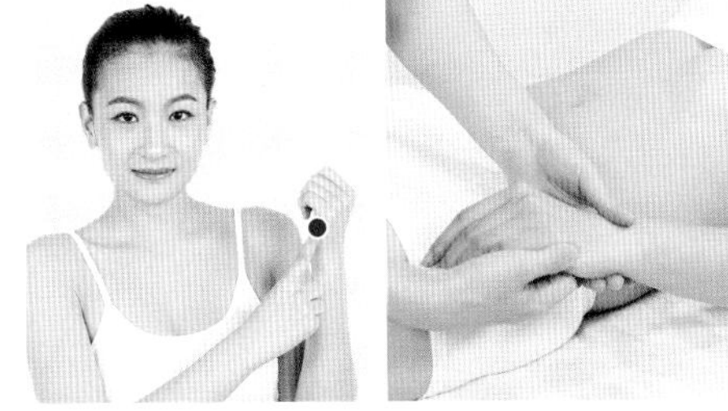

用拇指指腹揉按后溪穴 5 分钟，以局部有酸胀感为度。

通里

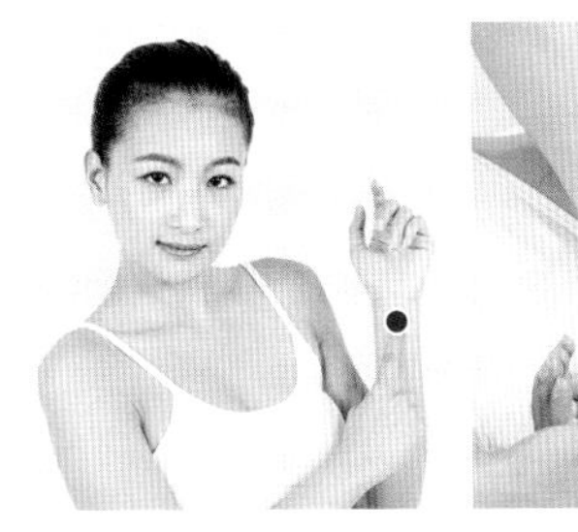

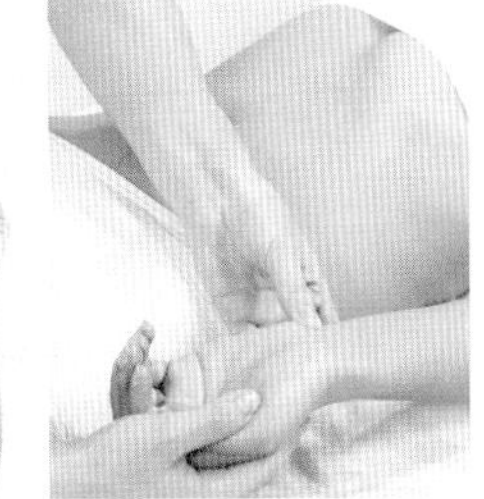

用拇指指腹揉按通里穴 3 ~ 5 分钟，以局部有酸痛感为度。

内关

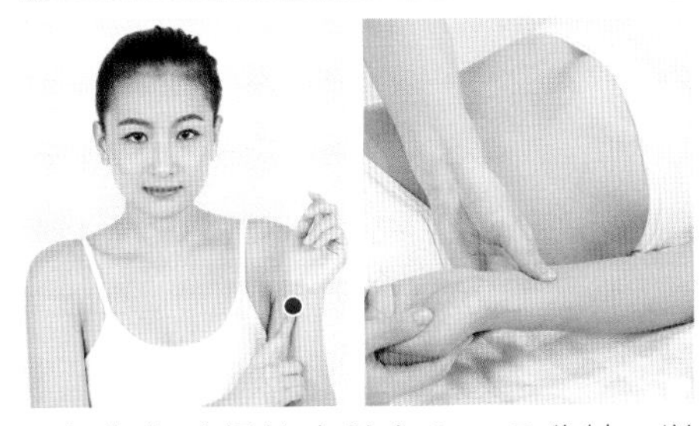

用拇指指腹揉按内关穴 3 ~ 5 分钟，以局部有酸痛感为度。

中冲

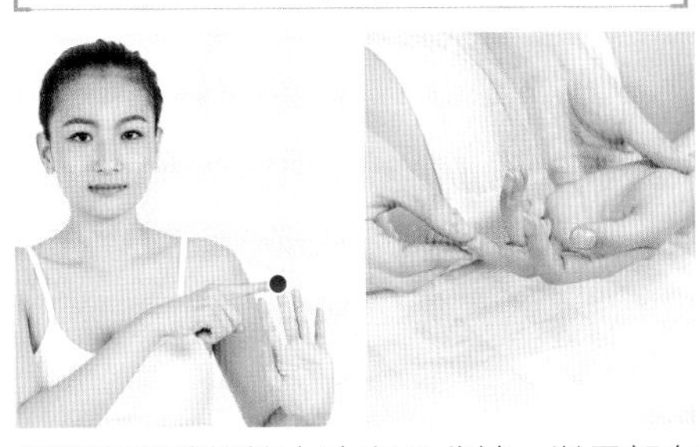

用拇指指端掐按中冲穴 3 分钟，以局部有酸痛感为度。

02 特效穴治病解析

后溪清心安神、通经活络，通里清心安神，内关宁心安神、理气镇痛，中冲清心泄热、开窍苏厥，四穴搭配，可增强宁心安神之功，缓解心律失常及其引起的胸闷、气喘、失眠等病症。

←中风后遗症 按摩，疗效众口说不错

中风 是以突然口眼㖞斜，言语含糊不利，肢体出现运动障碍，半身不遂，不省人事为特征的一类疾病。中医认为本病多因平素气血虚衰，在心、肝、肾三经阴阳失调的情况下，情志郁结、起居失宜所致。中风后遗症进行按摩可补益肝肾、舒筋活络，无论是痰瘀阻络、气虚血瘀还是肝肾亏虚引起的中风后遗症，均可收效。

01 病症特效穴位

风府

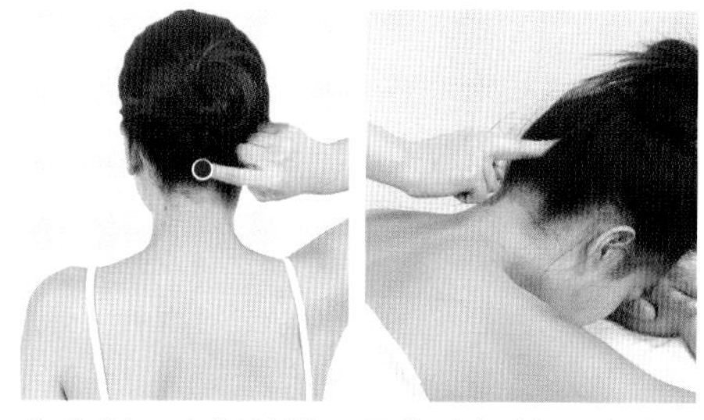

将食指、中指并拢，用指腹揉按风府穴 3 分钟，以局部有酸胀感为度。

风池

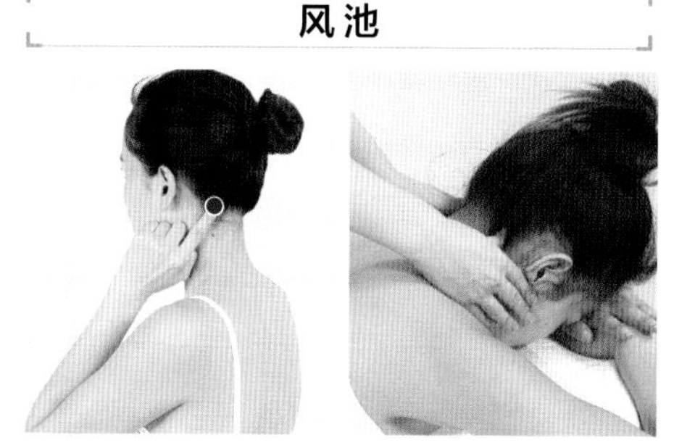

用拇指指端揉掐风池穴 1 ~ 2 分钟，以局部有酸痛感为度。

委中

用拇指指腹揉按委中穴 30 ~ 40 次，以局部有酸胀感为度。

百会

用拇指指腹压揉百会穴 1 ~ 2 分钟，以局部有酸胀感为度。

02 特效穴治病解析

风府散风熄风、通关开窍，风池醒脑开窍、疏风清热、明目益聪，委中清热凉血、舒筋通络、祛除风湿，百会醒神志、苏厥逆、平肝熄风、升阳固脱，四穴搭配，可增强疏经通络、理气活血之功，缓解中风后遗症及其引起的口眼㖞斜、肢体僵直等病症。

肩周炎 痛楚大，刮痧日渐除掉它 →

肩周炎 是肩部关节囊和关节周围软组织的一种退行性、炎症性慢性疾患。主要临床表现为患肢肩关节疼痛，昼轻夜重，活动受限，日久肩关节肌肉可出现废用性萎缩。肩周炎初期进行刮痧可消肿止痛，无论是气滞血瘀还是风寒入络引起的肩周炎，均可收效。

01 病症特效穴位

风池

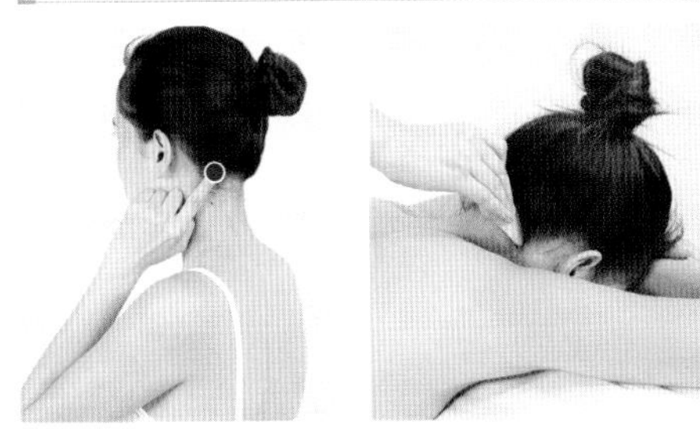

用角刮法从上往下刮拭风池穴 10 ~ 15 次，力度稍重，以出痧为度。

肩井

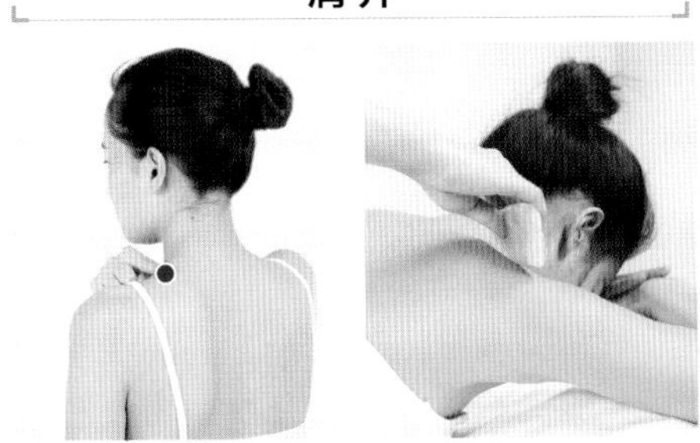

用面刮法从上往下刮拭肩井穴 10 ~ 15 次，力度稍重，以出痧为度。

哑门

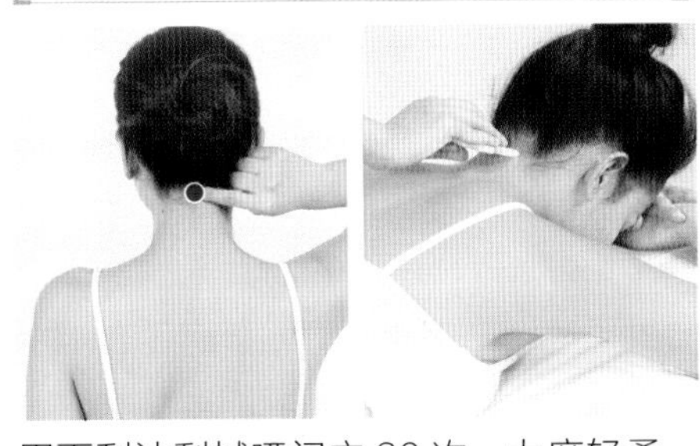

用面刮法刮拭哑门穴 30 次，力度轻柔，以皮肤潮红为度。

大椎

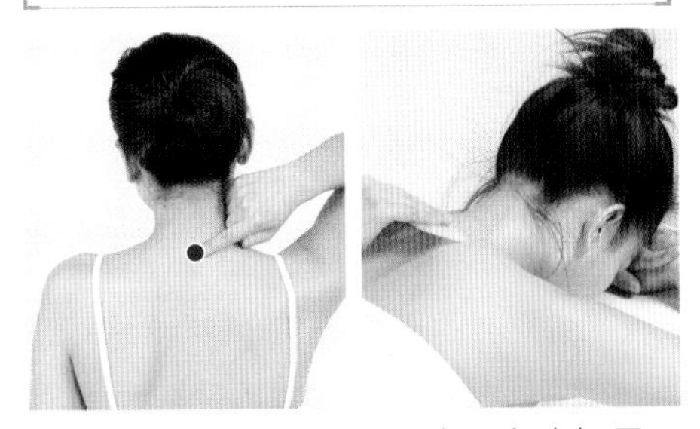

用面刮法刮拭大椎穴 30 次，力度轻柔，以皮肤潮红为度。

02 特效穴治病解析

风池平肝熄风、祛风解毒，肩井祛风清热、活络消肿，哑门散风熄风、开窍醒神，大椎解表通阳、强健筋骨，四穴搭配，可增强舒筋、活络、止痛之功，缓解肩周炎及其引起的肩臂疼痛、上肢无力等病症。

第三节 经穴理疗保两性健康

阳痿 不必苦恼，方法按摩找

阳痿 即勃起功能障碍，是指在企图性交时，阴茎勃起硬度不足以插入阴道，或阴茎勃起硬度维持时间不足于完成满意的性生活的病症。阳痿初期进行按摩可壮阳益肾，无论是心脾两虚还是湿热下注引起的阳痿，均可起到一定效果。

01 病症特效穴位

神阙

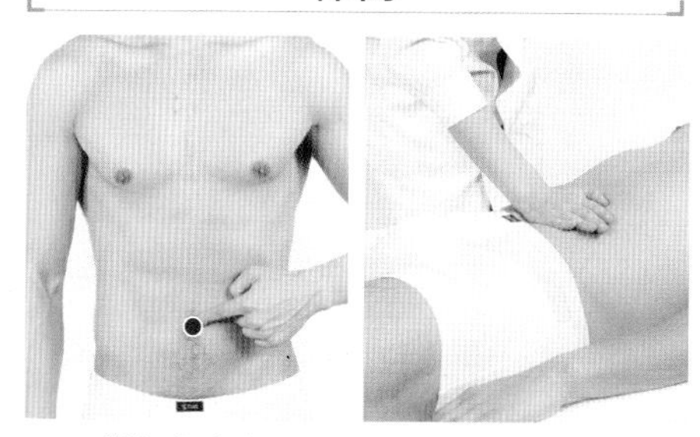

用手掌根部揉按神阙穴 5 分钟，以局部透热为度。

气海

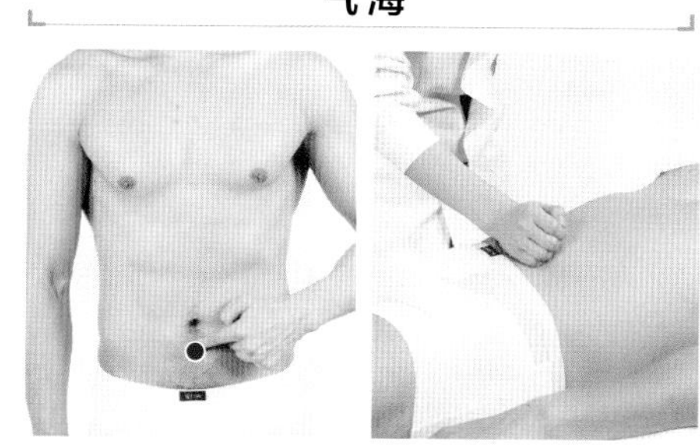

用手掌小鱼际揉按气海穴 2 分钟，以局部皮肤潮红为度。

关元

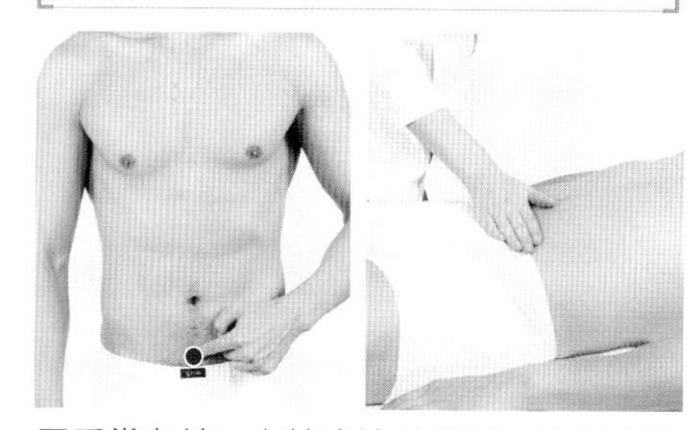

用手掌在关元穴处摩擦 2 分钟，以局部皮肤潮红为度。

中极

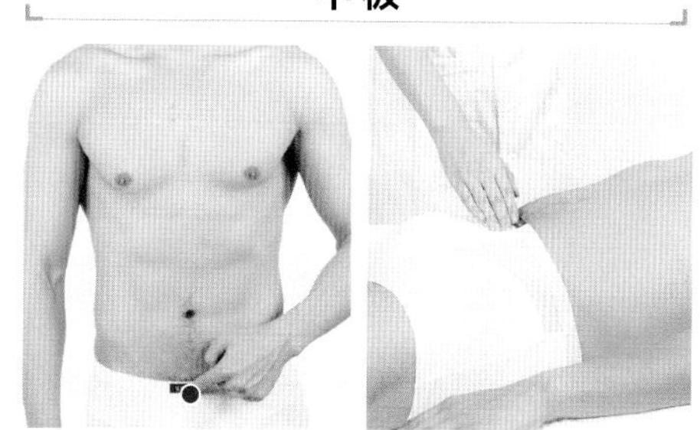

将食指、中指、无名指并拢，用指端揉按中极穴 2 分钟，以局部皮肤潮红为度。

02 特效穴治病解析

神阙温阳救逆、利水固脱，气海补气理气、益肾固精，关元培肾固本、补气回阳，中极益肾兴阳、通经止带，四穴搭配，可增强益肾固精、补气壮阳之功，有效缓解阳痿及其引起的乏力、腰膝酸软等病症。

遗精 需益肾，刮痧疗效正

遗精 是指不因性生活而精液频繁遗泄的一种男性疾病。一般成年男性遗精 1 周不超过 1 次属正常现象，如果 1 周数次或 1 日数次，并伴有精神萎靡、腰酸腿软、心慌、气喘，则属于病理性遗精。遗精初期进行刮痧可滋阴补肾，无论是心肾不交还是湿热下注引起的遗精，均可起到一定效果。

01 病症特效穴位

关元

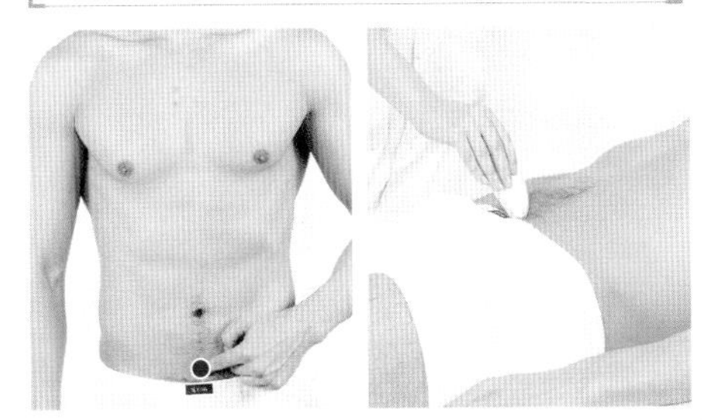

用角刮法刮拭关元穴 30 次，力度适中，以出痧为度。

神门

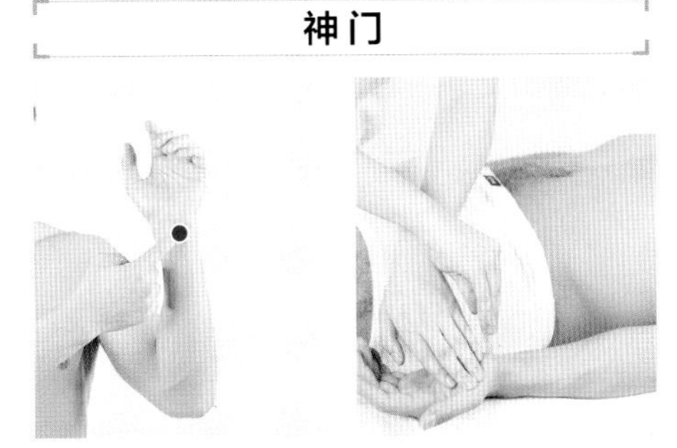

用角刮法刮拭神门穴 30 次，力度适中，以皮肤潮红为度。

三阴交

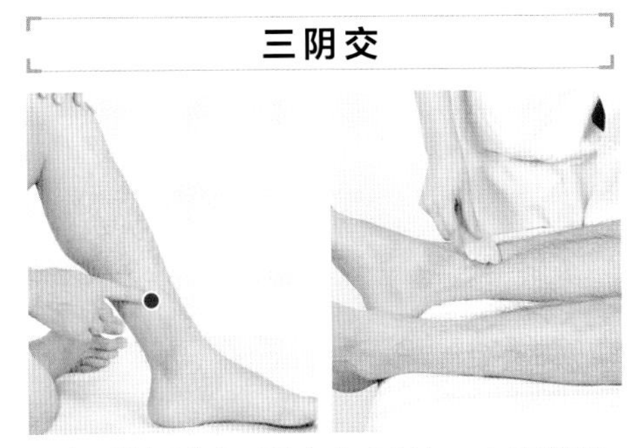

用角刮法刮拭三阴交穴 30 次，力度稍重，以出痧为度。

太溪

用角刮法刮拭太溪穴 30 次，力度稍重，以出痧为度。

02 特效穴治病解析

关元培肾固本、补气回阳，神门益心安神、通经活络，三阴交健脾理血、益肾平肝，太溪滋阴益肾、壮阳强腰，四穴搭配，可增强益肾固精、培元固本之功，缓解遗精及其引起的腰膝酸软、气喘等病症。

←早泄 需益阳，艾灸来帮忙

早泄 是指性交时间极短，或阴茎插入阴道就射精，随后阴茎即疲软，不能正常进行性交的一种病症，是一种最常见的男性性功能障碍。早泄初期进行艾灸可益肾填精，无论是肾虚不固还是心脾亏虚引起的早泄，均可收效。

01 病症特效穴位

肾俞

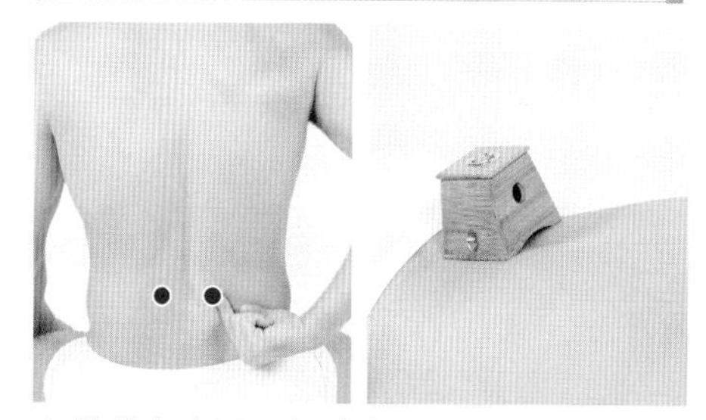

点燃艾灸盒置于肾俞穴上，灸治 15 分钟，以局部皮肤潮红为度。

腰阳关

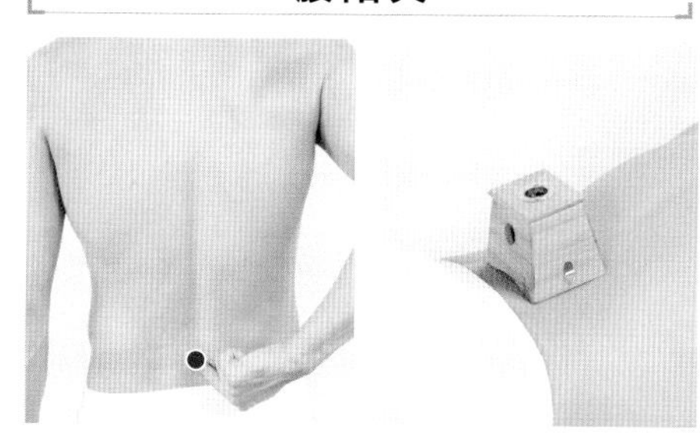

点燃艾灸盒置于腰阳关穴上，灸治 15 分钟，以局部皮肤潮红为度。

神阙

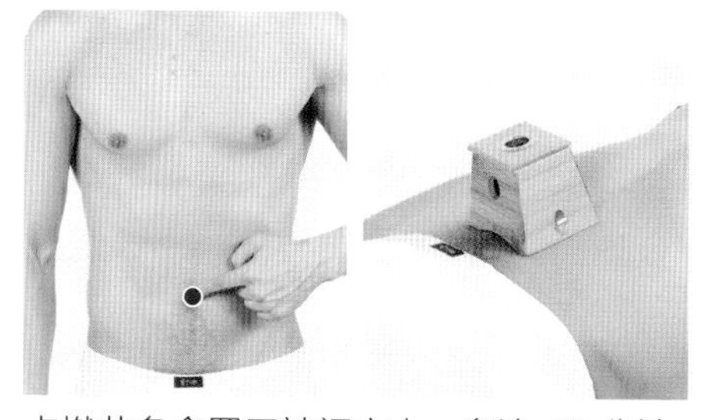

点燃艾灸盒置于神阙穴上，灸治 15 分钟，以局部皮肤潮红为度。

关元

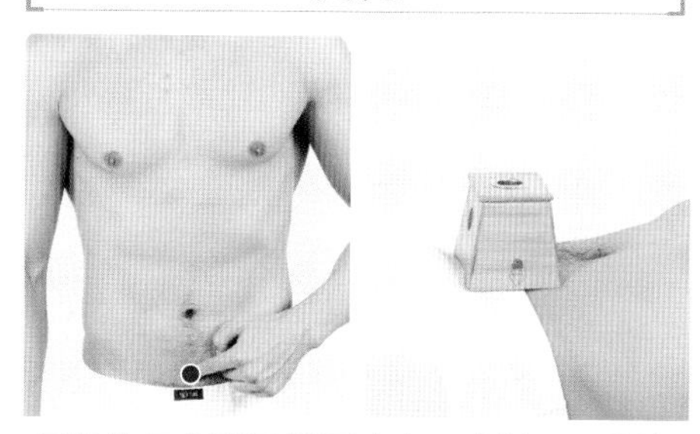

点燃艾灸盒置于关元穴上，灸治 15 分钟，以局部皮肤潮红为度。

02 特效穴治病解析

肾俞益肾助阳、强腰利水，腰阳关祛寒除湿、舒筋活络，神阙温阳救逆、利水固脱，关元培肾固本、补气回阳、清热利湿，四穴搭配，可增强益肾填精、壮阳强腰之功，缓解早泄及其引起的腰膝酸软、不育等病症。

性冷淡 日常调理，按摩理疗功效奇 ➡

性冷淡 是指由于疾病、精神、年龄等因素导致的性欲缺乏，即对性生活缺乏兴趣。性冷淡表现为：对性爱抚无反应或快感反应不足，无性爱快感或快感不足、迟钝、缺乏性高潮，性器官发育不良或性器官萎缩、老化、细胞缺水、活性不足等。按摩理疗对于性冷淡可益肾固精、增添情趣，是调理生殖、增加夫妻感情的首选理疗法。

01 病症特效穴位

神阙

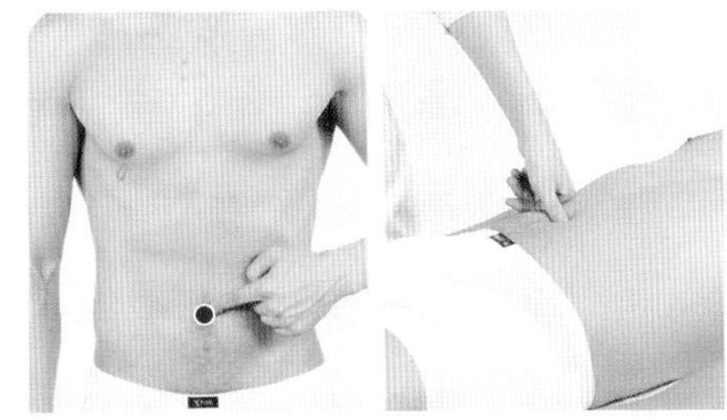

用拇指指腹揉按神阙穴 1 ~ 2 分钟，以局部皮肤潮红、发热为度。

肾俞

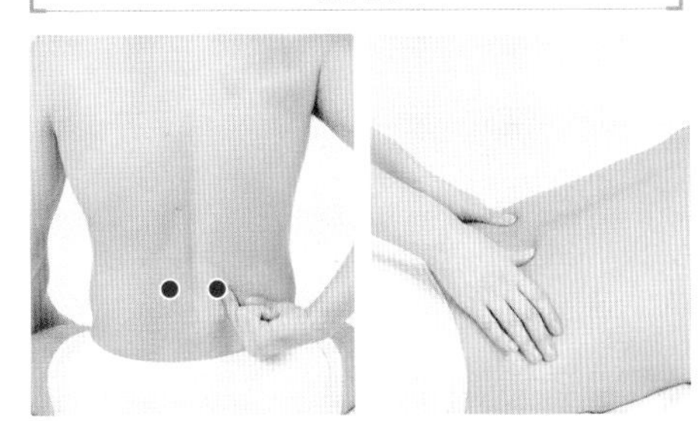

用拇指指腹揉按肾俞穴 1 ~ 2 分钟，以局部有酸胀感为度。

会阳

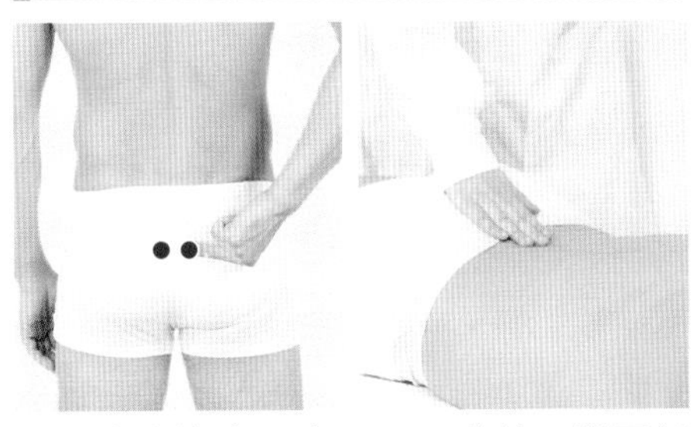

用手掌摩擦会阳穴 2 ~ 3 分钟，以局部透热为度。

京门

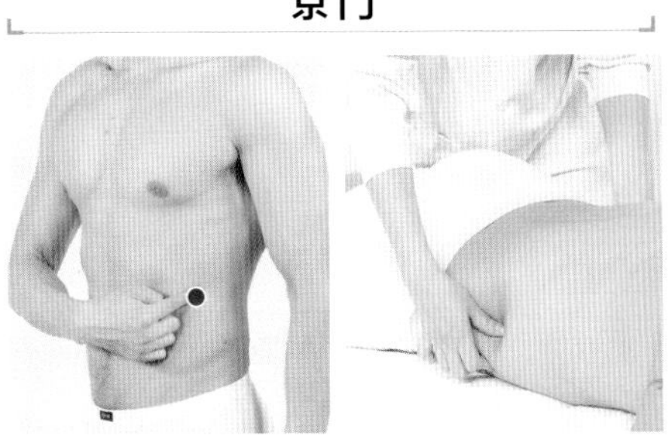

用拇指指腹揉按京门穴 1 ~ 3 分钟，以局部皮肤潮红、发热为度。

02 特效穴治病解析

神阙温阳救逆、利水固脱，肾俞益肾助阳、强腰利水，会阳清热利湿、益肾固带，京门健脾通淋、温阳益肾，四穴搭配，可增强温阳强腰、益肾固脱之功，缓解性冷淡及其引起的不孕、腰腿乏力等病症。

←月经不调 用刮痧，疗效真不差

月经不调 是指月经的周期、经色、经量、经质发生了改变。中医认为本病的发生常与感受寒邪、饮食伤脾或情志不畅等因素有关，若脏腑功能失常，气血不和，冲任二脉损伤，即可出现月经不调。月经不调初期进行刮痧可调经统血，无论是实热、寒凝还是肝郁引起的月经不调，均可收效。

01 病症特效穴位

气海

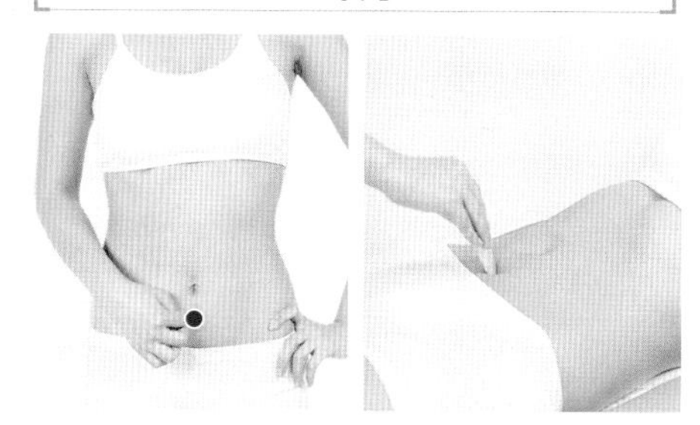

用角刮法刮拭气海穴 20 ~ 30 次，力度轻柔，刮至不再出现新痧为止。

关元

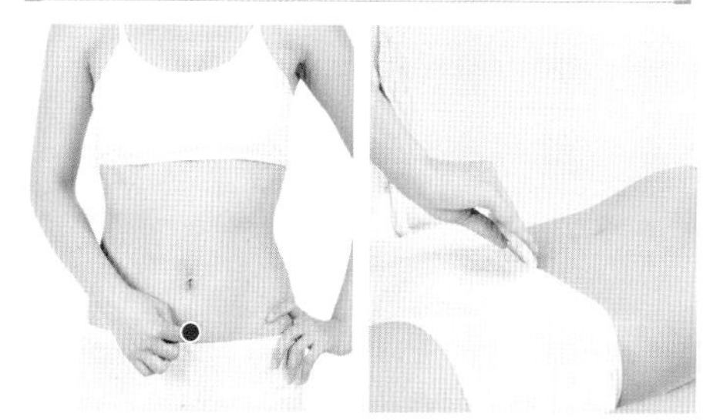

用角刮法刮拭关元穴 20 ~ 30 次，力度轻柔，刮至不再出现新痧为止。

中极

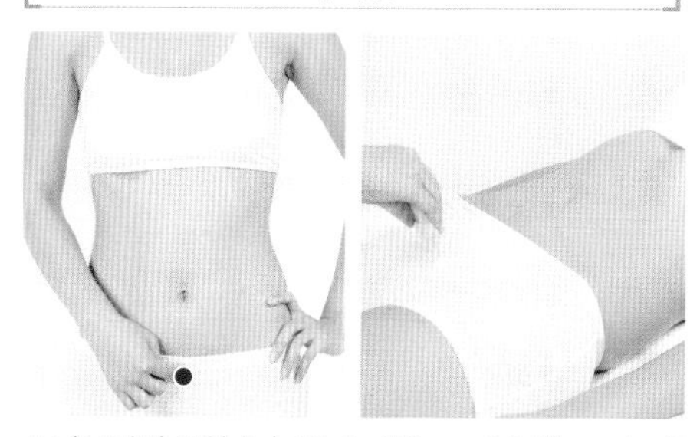

用角刮法刮拭中极穴 20 ~ 30 次，力度轻柔，刮至不再出现新痧为止。

子宫

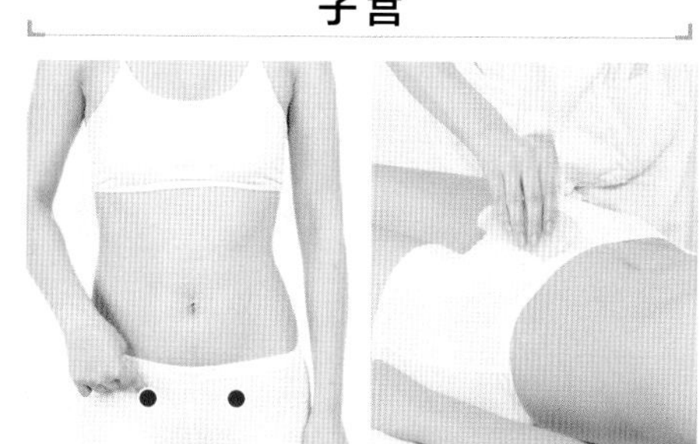

用面刮法刮拭子宫穴 20 ~ 30 次，力度轻柔，刮至不再出现新痧为止。

02 特效穴治病解析

气海益气助阳、调经固经，关元培肾固本、补气回阳，中极益肾兴阳、通经止带，子宫调经止带、理气升阳，四穴搭配，可增强调经止带、补气理气之功，缓解月经不调及其引起的小腹疼痛、坠胀。

痛经 防治不是梦，一切尽在艾灸中 ➡

痛经 又称“月经痛”，是指妇女在月经前后或经期，出现下腹部或腰骶部剧烈疼痛，严重时伴有恶心、呕吐、腹泻，甚至昏厥。其发病原因常与精神因素、内分泌及生殖器局部病变有关。痛经初期进行艾灸可温经止痛，无论是气滞血瘀、寒凝血瘀还是肾气亏虚引起的痛经，均可收效。

01 病症特效穴位

关元

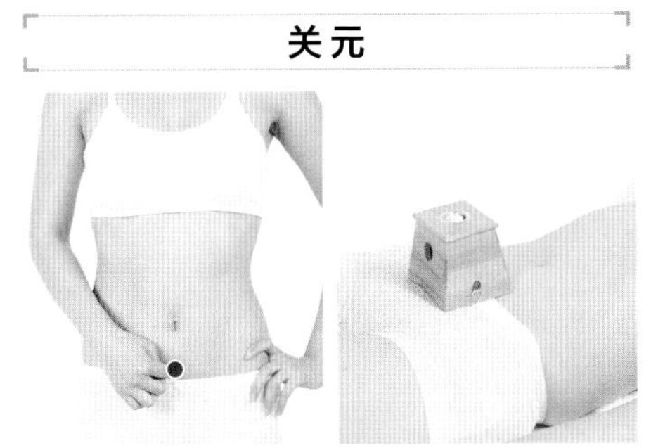

点燃艾灸盒置于关元穴上，灸治 10 分钟，以局部皮肤潮红为度。

三阴交

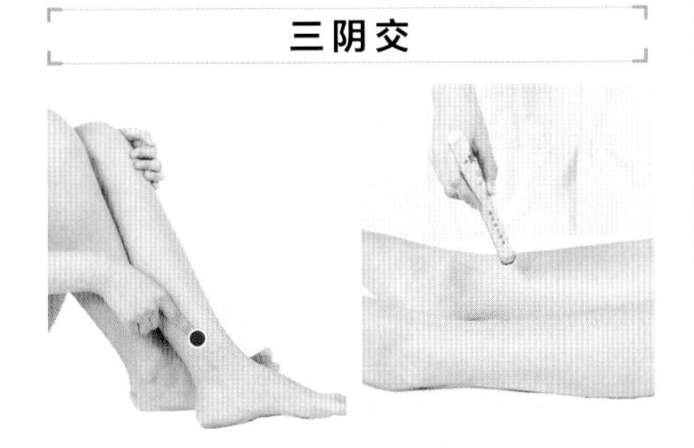

用艾条温和灸法灸三阴交穴 10 分钟，以患者感觉温热、舒适为度。

八髎

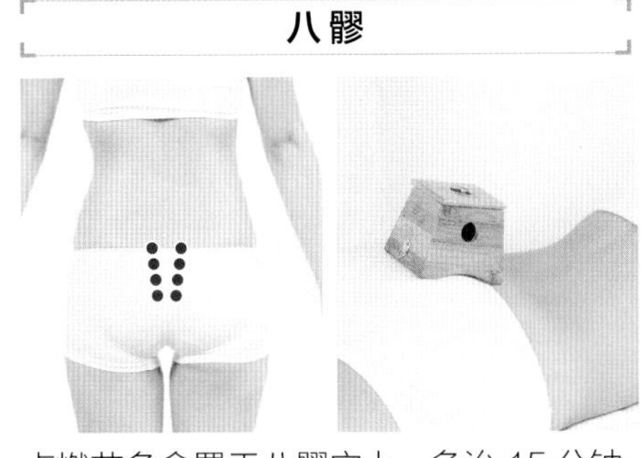

点燃艾灸盒置于八髎穴上，灸治 15 分钟，以局部皮肤潮红为度。

肝俞

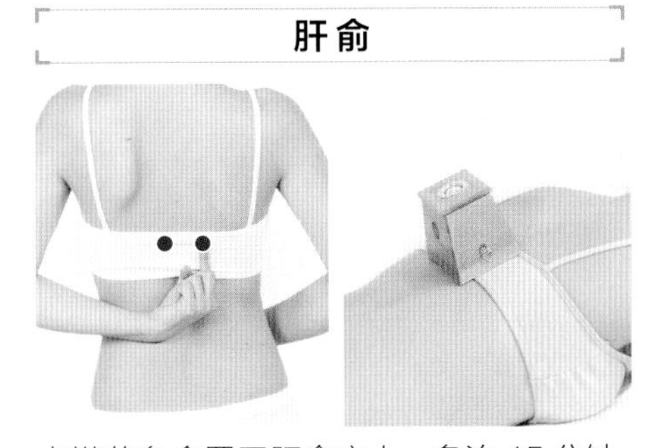

点燃艾灸盒置于肝俞穴上，灸治 15 分钟，以局部皮肤潮红为度。

02 特效穴治病解析

关元培肾固本、补气回阳，三阴交健脾理血、益肾平肝，八髎调理下焦、强腰利膝，肝俞疏肝解郁、行气活血，四穴搭配，可增强固本培元、调经止痛之功，缓解痛经及其引起的小腹疼痛、腹泻等病症。

←白带异常 不用怕，燥湿止带拔罐法

白带异常 指阴道分泌的白色分泌物有臭味及异味，色泽异常，常与生殖系统局部炎症、肿瘤或身体虚弱等因素有关。中医学认为本病多因湿热下注或气血亏虚，致带脉失约、冲任失调所致。临床常分为四型：肝火型、脾虚型、湿热型和肾虚型。带下病初期进行拔罐可燥湿止带，无论是湿热下注、脾气虚弱还是肾气亏虚引起的白带异常，均可收效。

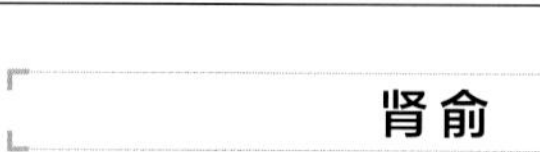

01 病症特效穴位

肾俞

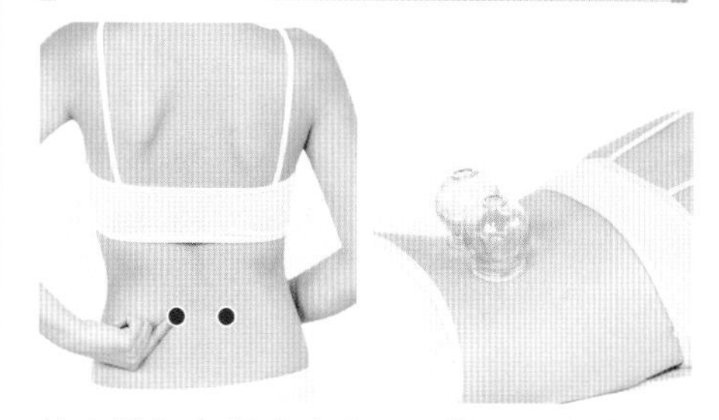

将火罐扣在肾俞穴上，留罐 15 分钟，以局部皮肤泛红、充血为度。

腰阳关

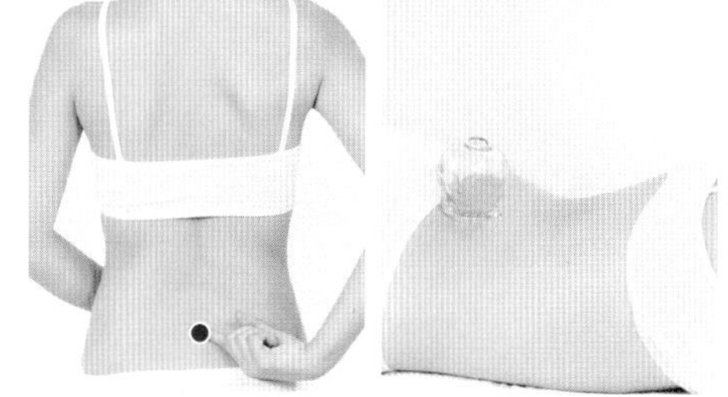

将火罐扣在腰阳关穴上，留罐 15 分钟，以局部皮肤泛红、充血为度。

十七椎

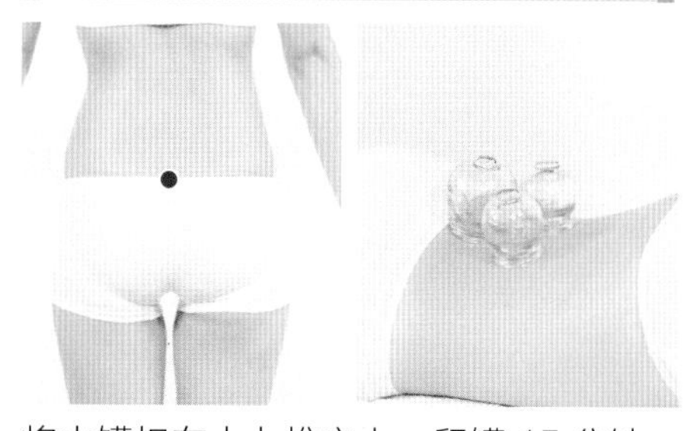

将火罐扣在十七椎穴上，留罐 15 分钟，以局部皮肤泛红、充血为度。

三阴交

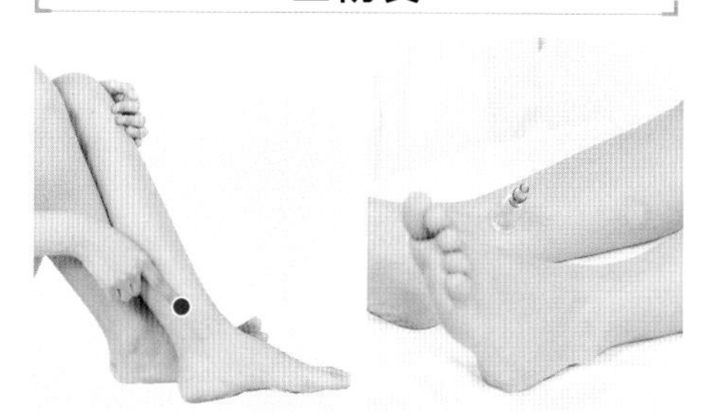

将气罐吸附在三阴交穴上，留罐 15 分钟，以局部皮肤泛红、充血为度。

02 特效穴治病解析

肾俞益肾助阳、强腰利水，腰阳关祛寒除湿、舒筋活络，十七椎调经活血、强腰利湿，三阴交健脾理血、益肾平肝，四穴搭配，可增强除湿止带、行气调经之功，缓解白带异常及其引起的腹胀、小便不利等病症。

乳腺增生 刮痧疗，理气散结真有效 →

乳腺增生 是女性最常见的乳房疾病，其发病率占乳腺疾病的首位。乳腺增生症是指正常乳腺小叶生理性增生与复旧不全，乳腺正常结构出现紊乱，是既非炎症又非肿瘤的一类病。临床表现为乳房疼痛、乳房肿块及乳房溢液等。乳腺增生初期进行刮痧可通乳散结，无论是气滞痰凝还是气滞血瘀引起的乳腺增生，均可收效。

01 病症特效穴位

中脘

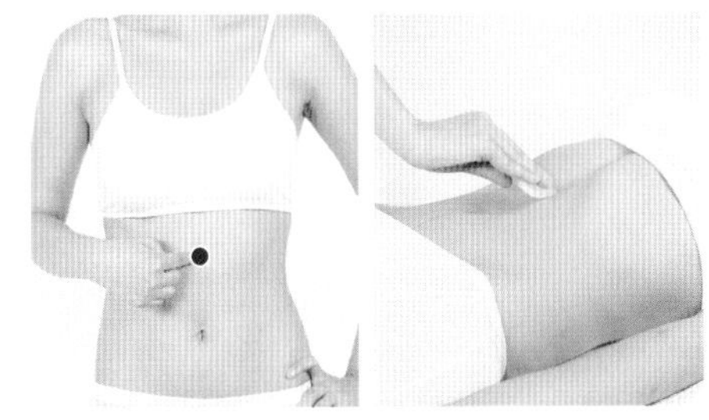

用角刮法自上而下刮拭中脘穴 30 次，力度轻柔，以出痧为度。

期门

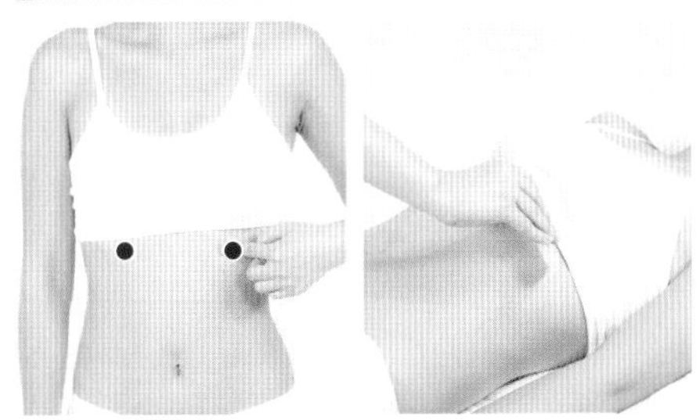

用面刮法刮拭期门穴 30 次，力度适中，以局部皮肤潮红、出痧为度。

阳陵泉

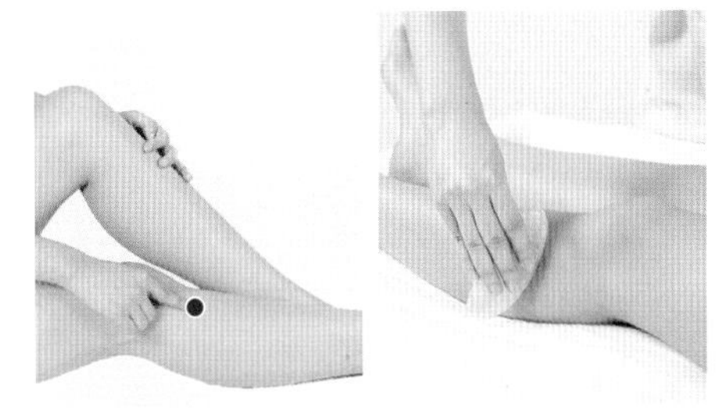

用面刮法自上而下刮拭阳陵泉穴 1 ~ 3 分钟，至皮下紫色痧斑、痧痕形成为止。

足三里

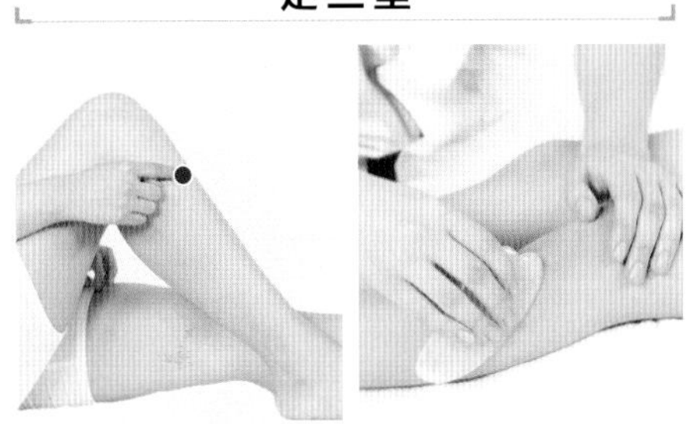

用面刮法自上而下刮拭足三里穴 1 ~ 3 分钟，至皮下紫色痧斑、痧痕形成为止。

02 特效穴治病解析

中脘理气和胃、化湿降逆，期门健脾疏肝、理气活血，阳陵泉疏肝利胆、舒筋活络，足三里通经活络、调理气机，四穴搭配，可增强行气散结、疏肝健脾之功，缓解乳腺增生及其引起的胸闷、胸痛等病症。

←产后缺乳 真有效，行气通乳艾灸疗

产后缺乳 是指产后乳汁分泌量少，不能满足婴儿需要的一种症状。中医认为本病多因患者素体虚弱，或产期失血过多，以致气血亏虚，乳汁化源不足，或情志失调、气机不畅、乳汁壅滞不行所致。产后缺乳进行艾灸可行气通乳，无论是肝郁气滞还是气血亏虚引起的产后缺乳，均可收效。

01 病症特效穴位

膻中

用艾条回旋灸法灸膻中穴 10 分钟，以患者感觉温热、舒适为度。

乳根

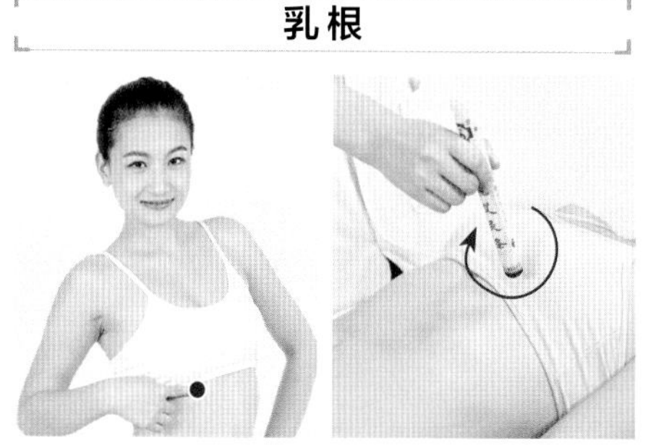

用艾条回旋灸法灸乳根穴 10 分钟，以患者感觉温热、舒适为度。

内关

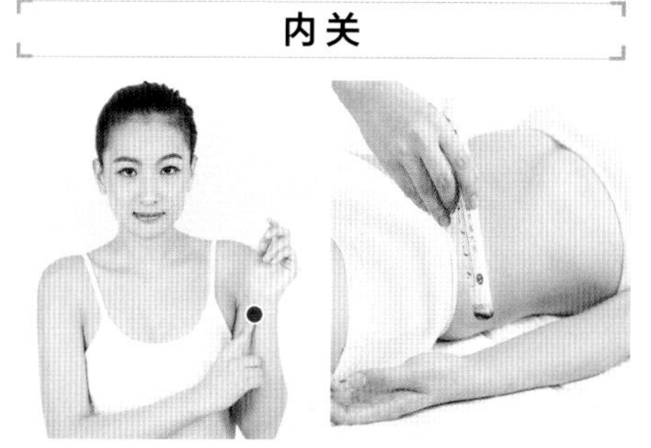

用艾条温和灸法灸内关穴 10 分钟，以出现循经感传现象为度。

合谷

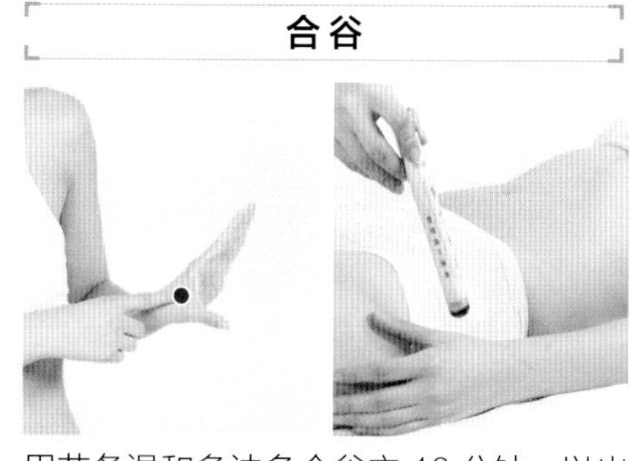

用艾条温和灸法灸合谷穴 10 分钟，以出现循经感传现象为度。

02 特效穴治病解析

膻中理气宽胸、生津增液，乳根通乳化瘀、宣肺利气，内关宁心安神、和胃和逆、理气镇痛，合谷镇静止痛、通经活经，四穴搭配，可增强催乳消痈、疏肝健脾之功，缓解产后缺乳及其引起的胸闷、气喘等病症。

产后腹痛 用刮痧，活血止痛功效佳➡

产后腹痛 是指女性分娩后下腹部疼痛，属于分娩后的一种正常现象，一般疼痛 2 ~ 3 天，而后会自然消失，多则一周以内消失。若超过一周连续腹痛，伴有恶露量增多，有血块，有臭味等，则预示着盆腔内有炎症。产后腹痛进行刮痧可活血止痛，无论是血瘀还是血虚引起的腹痛，均可收效。

01 病症特效穴位

关元

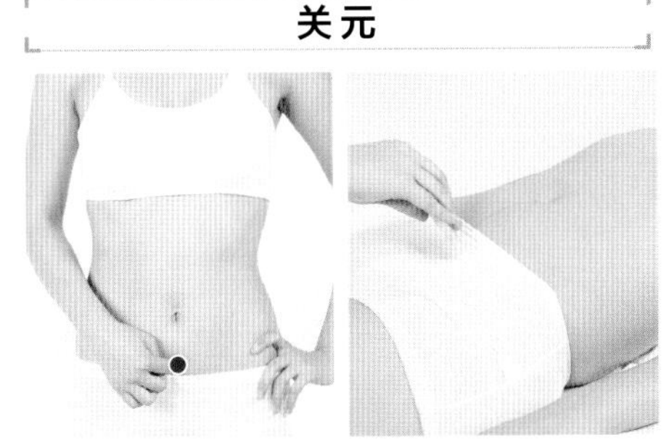

用面刮法刮拭关元穴 30 次，力度适中，以出痧为度。

中极

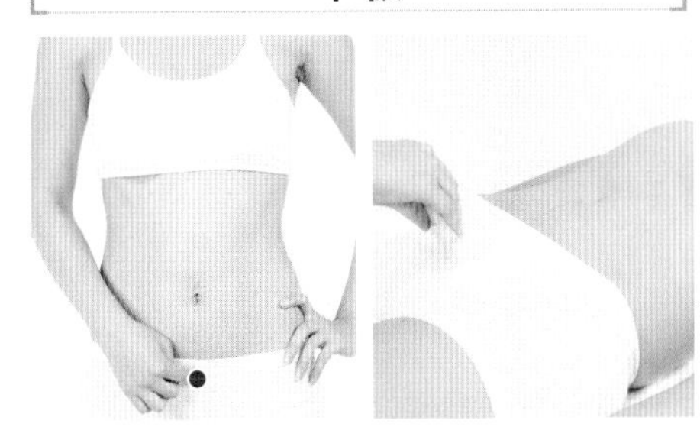

用角刮法刮拭中极穴 30 次，力度适中，以出痧为度。

足三里

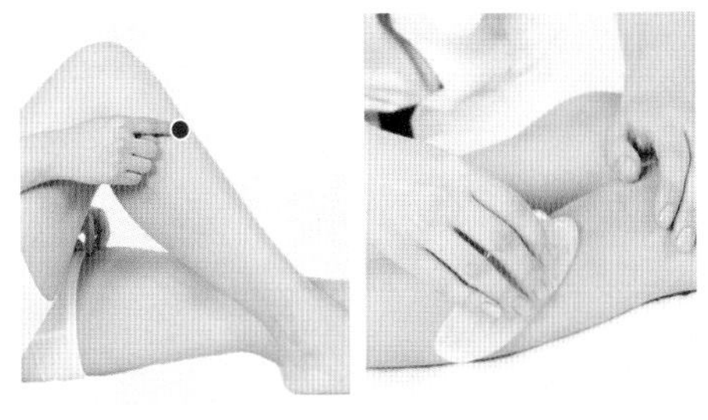

用面刮法刮拭足三里穴 30 次，力度适中，以局部皮肤潮红、出痧为度。

血海

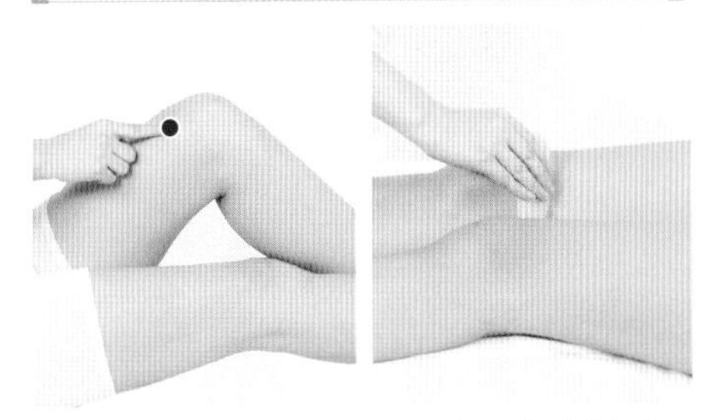

用面刮法刮拭血海穴 30 次，力度微重，以出痧为度。

02 特效穴治病解析

关元培肾固本、补气回阳、清热利湿，中极益肾兴阳、通经止带，足三里理脾胃、调气血、补虚乏，血海调经统血、健脾化湿，四穴搭配，可增强行气活血、通络止痛之功，缓解产后腹痛及其引起的恶露不尽、腹胀等病症。

子宫脱垂 初见，艾灸理疗举陷

子宫脱垂 是指子宫从正常位置沿阴道向下移位的病症。其病因为支托子宫及盆腔脏器之组织损伤或失去支托力，以及骤然或长期增加腹压所致。常见症状为腹部下坠、腰酸。严重者会出现排尿困难，或尿频、尿潴留、尿失禁及白带增多等症状。子宫脱垂初期进行艾灸可升阳固脱，无论是中气下陷还是肾气不固引起的子宫脱垂，均可收效。

01 病症特效穴位

带脉

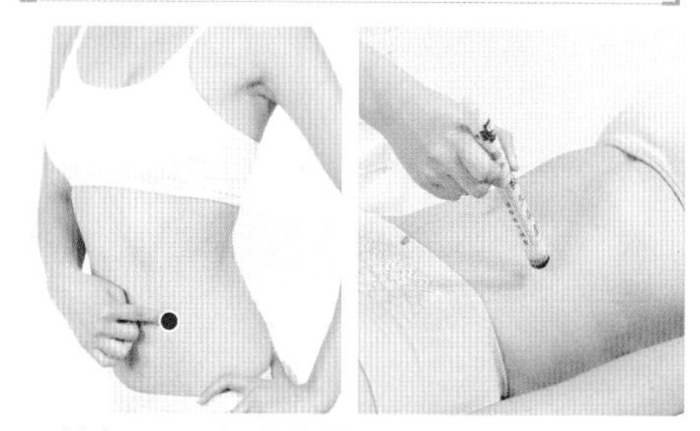

用艾条温和灸法灸带脉穴 10 分钟，以患者感觉温热、舒适为度。

中脘

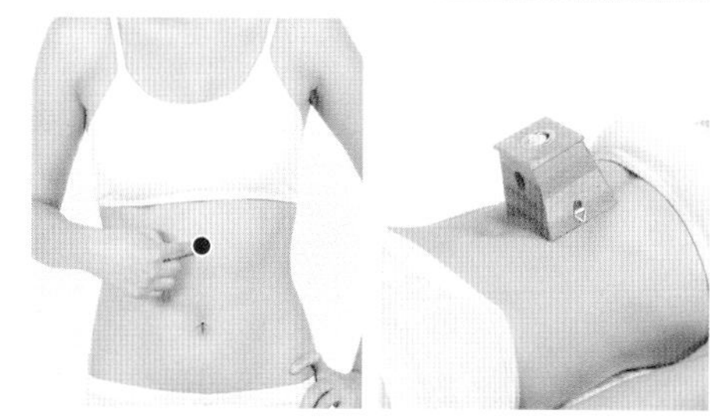

点燃艾灸盒置于中脘穴上，灸治 15 分钟，以局部皮肤潮红为度。

神阙

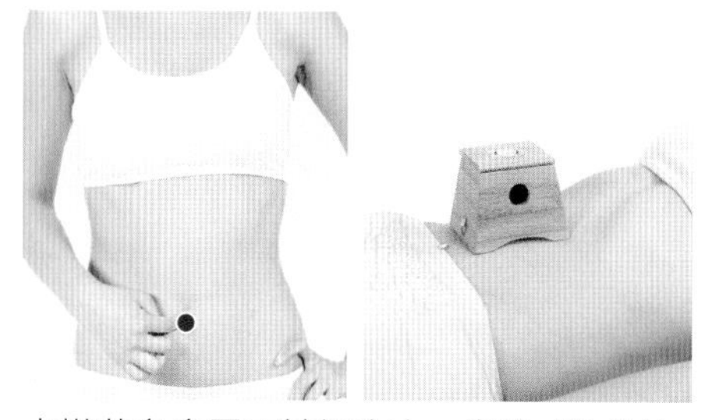

点燃艾灸盒置于神阙穴上，灸治 15 分钟，以局部皮肤潮红为度。

阴交

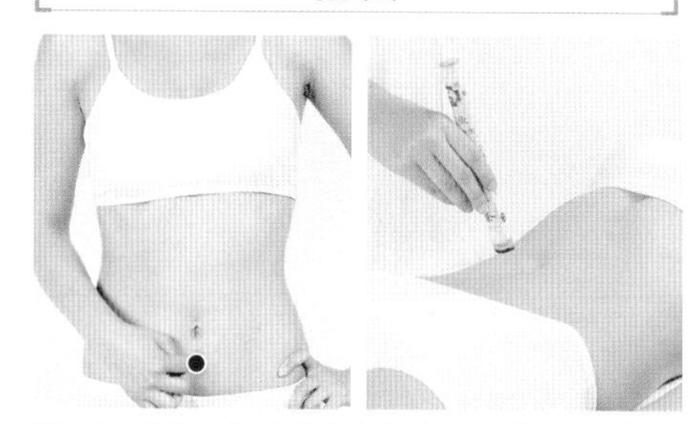

用艾条温和灸法灸阴交穴 10 分钟，以患者感觉温热、舒适为度。

02 特效穴治病解析

带脉健脾利湿、调经止带，中脘和胃健脾、降逆利水，神阙温阳救逆、利水固脱，阴交调经血、温下元，四穴搭配，可增强温阳固脱、升阳举陷之功，缓解子宫脱垂及其引起的小腹坠胀、白带异常等病症。

更年期综合征 刮痧，安心宁神效不差 →

更年期综合征 是指女性从生育期向老年期过渡期间，因卵巢功能逐渐衰退，导致人体雌激素分泌量减少，从而引起自主神经功能失调，以代谢障碍为主的一系列疾病。主要临床表现有月经紊乱、不规则，伴潮热、心悸、胸闷、烦躁不安、失眠等症状。刮痧可宁心安神，无论是肝阳上亢还是痰气郁结引起的更年期综合征，均可收效。

01 病症特效穴位

太阳

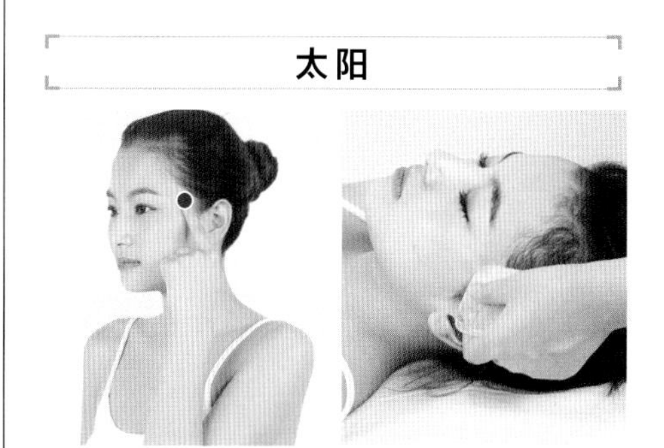

用角刮法刮拭太阳穴 3 ~ 5 分钟，力度轻柔，以局部皮肤潮红为度。

命门

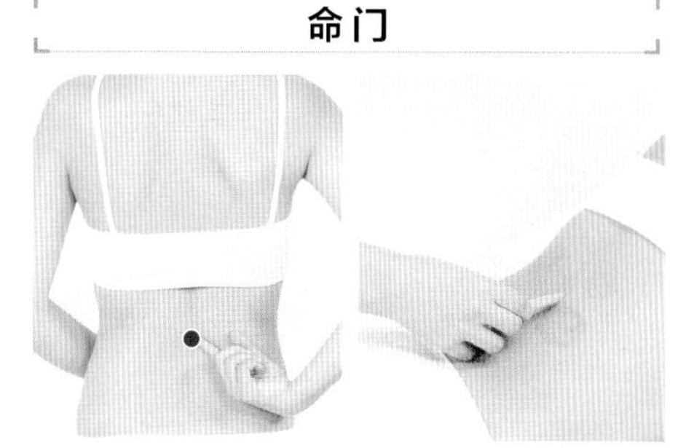

用面刮法刮拭命门穴 1 ~ 3 分钟，力度微重，以出痧为度。

肾俞

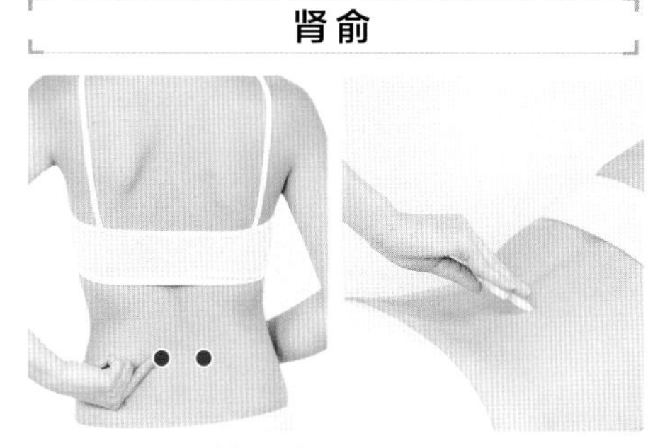

用面刮法刮拭肾俞穴 1 ~ 3 分钟，力度微重，以出痧为度。

腰阳关

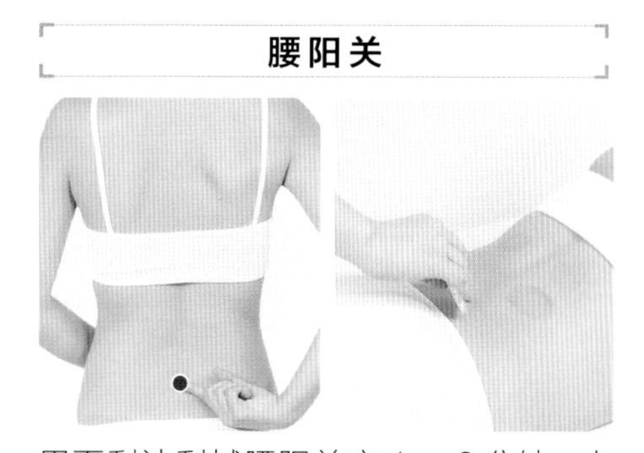

用面刮法刮拭腰阳关穴 1 ~ 3 分钟，力度微重，以出痧为度。

02 特效穴治病解析

太阳清肝明目、通络止痛，命门培元补肾、强健腰脊，肾俞益肾助阳、强腰利水，腰阳关祛寒除湿、舒筋活络，四穴搭配，可增强调理肝肾、疏经活络、安神之功，缓解更年期综合征及其引起的心烦、失眠等病症。

第四节 经穴理疗舒缓亚健康

头痛 可轻可重，拔罐理疗祛痛

头痛 是临床常见的病症。痛感有轻有重，疼痛时间有长有短，形式也多种多样。常见的症状有胀痛、闷痛、撕裂样痛、针刺样痛，部分伴有血管搏动感及头部紧箍感，以及发热、恶心、呕吐、头晕、纳呆、肢体困重等症状。头痛初期进行拔罐可提神醒脑，无论是瘀血、肝阳上亢还是痰蒙清窍的头痛，均可起效。

01 病症特效穴位

大椎

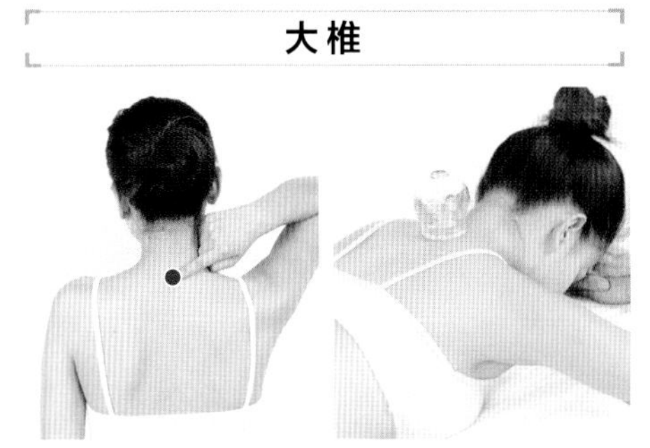

将火罐扣在大椎穴上，留罐 15 分钟，以局部皮肤泛红、充血为度。

风门

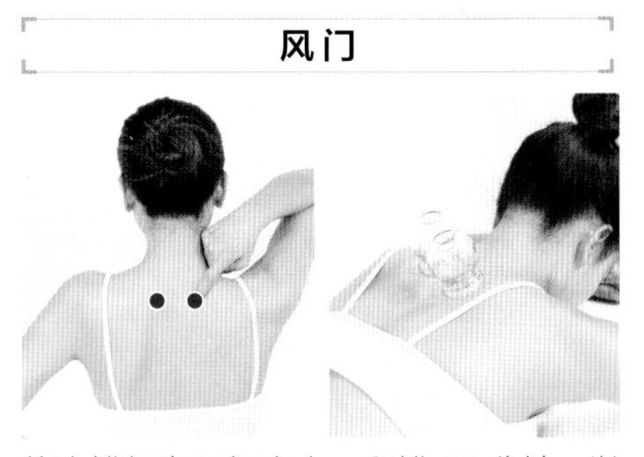

将火罐扣在风门穴上，留罐 15 分钟，以局部皮肤泛红、充血为度。

中脘

将火罐扣在穴中脘上，留罐 15 分钟，以局部皮肤泛红、充血为度。

外关

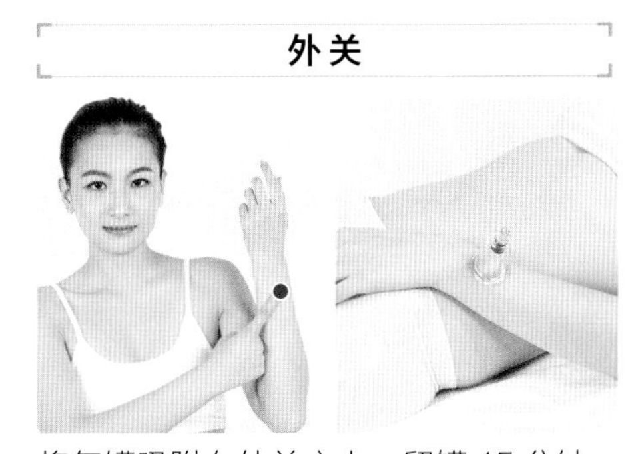

将气罐吸附在外关穴上，留罐 15 分钟，以局部皮肤泛红、充血为度。

02 特效穴治病解析

大椎解表通阳、补虚宁神，风门祛风解表、宣肃肺气，中脘理气和胃、化湿降逆，外关疏表解热、通经活络，四穴搭配，可增强通络止痛、镇惊安神之功，缓解头痛及其引起的头晕、失眠等病症。

偏头痛 想要摆脱，按摩理疗效不错➡

偏头痛 是临床最常见的原发性头痛类型，是一种常见的慢性神经血管性疾患。临床以发作性中重度搏动样头痛为主要表现，头痛多为偏侧，可伴有恶心、呕吐等症状。多起病于儿童和青春期，中青年期达发病高峰，常有遗传背景。偏头痛初期进行按摩可醒脑开窍，无论是风寒、肝气郁结还是气血两虚引起的偏头痛，均可收效。

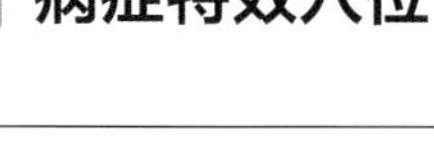

01 病症特效穴位

太阳

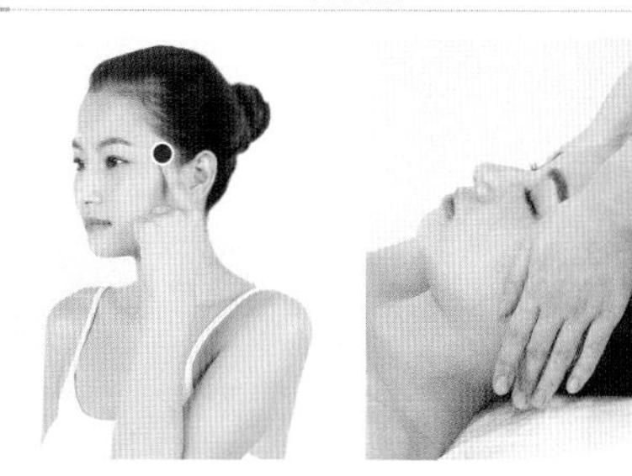

用双手掌根揉按太阳穴 3 分钟，以局部皮肤潮红为度。

上星

用食指指腹揉按上星穴 3 分钟，以局部有酸胀感为度。

头维

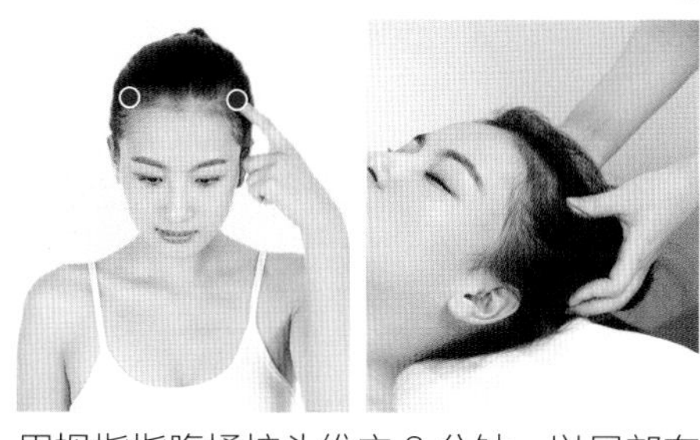

用拇指指腹揉按头维穴 3 分钟，以局部有酸胀感为度。

百会

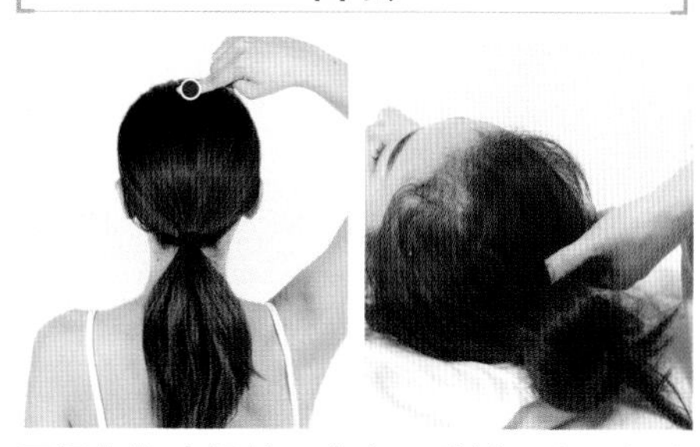

用拇指指腹揉按百会穴 3 分钟，以局部有酸胀感为度。

02 特效穴治病解析

太阳清肝明目、通络止痛，上星熄风清热、宁神通鼻，头维疏风泄火、明目止痛，百会熄风醒脑、升阳固脱，四穴搭配，可加强通络止痛、疏风理血之功，缓解偏头痛及其引起的心烦、失眠等病症。

←眩晕 头重脚轻，艾灸理疗效精

眩晕 与头晕相似，但本质不同。眩晕分为周围性眩晕和中枢性眩晕。中枢性眩晕是由脑组织、脑神经疾病（如高血压、动脉硬化等脑血管疾病）引起。周围性眩晕发作时多伴有耳聋、耳鸣、恶心、呕吐、出冷汗等自主神经症状。眩晕初期进行艾灸可补虚止眩，无论是气血亏虚还是肾精不足引起的眩晕，均可起效。

01 病症特效穴位

百会

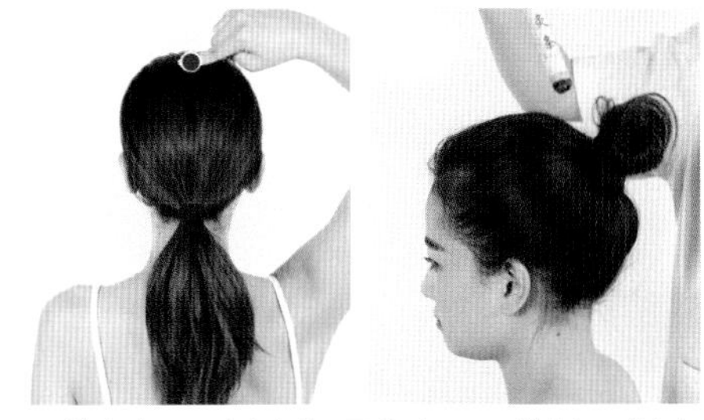

用艾条温和灸法灸百会穴 10 分钟，以患者感觉温热、舒适为度。

风池

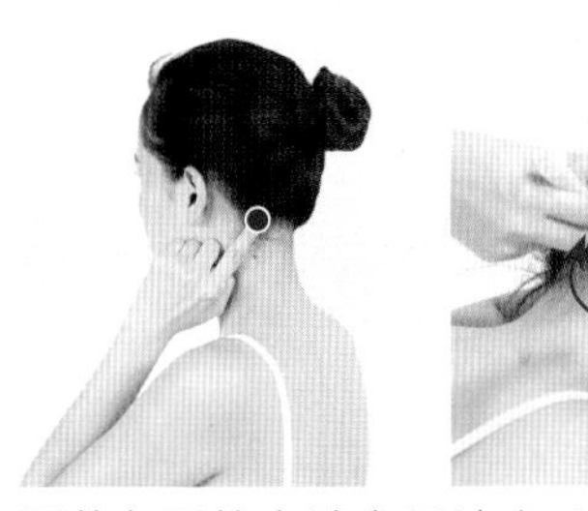

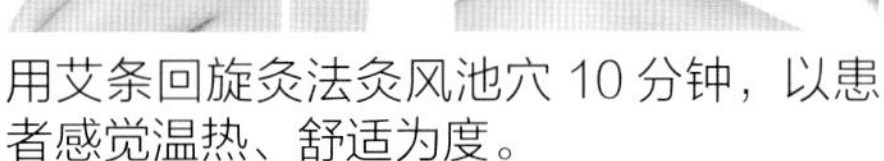

用艾条回旋灸法灸风池穴 10 分钟，以患者感觉温热、舒适为度。

神阙

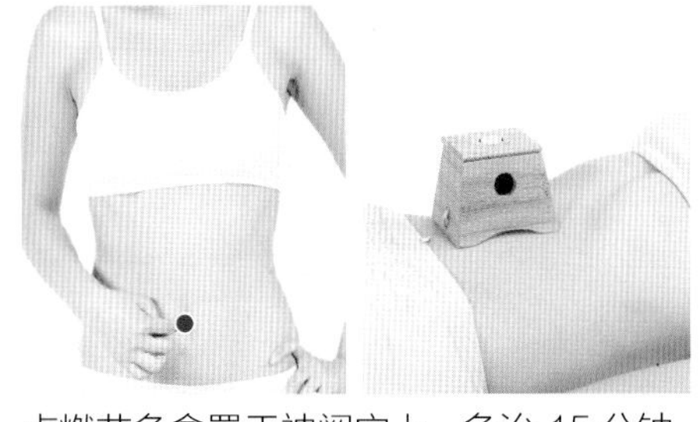

点燃艾灸盒置于神阙穴上，灸治 15 分钟，以局部皮肤潮红为度。

足三里

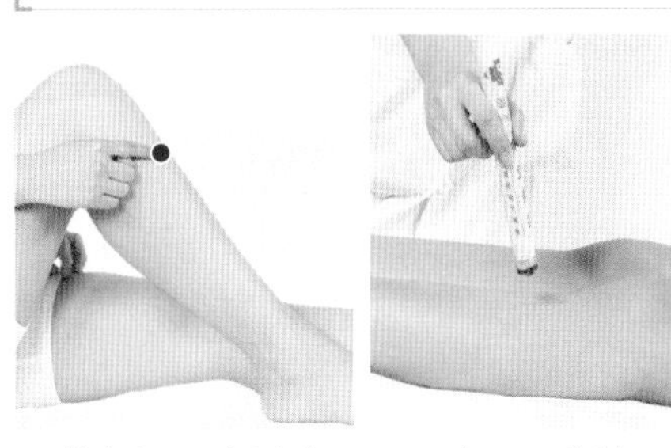

用艾条温和灸法灸足三里穴 10 分钟，以患者感觉温热、舒适为度。

02 特效穴治病解析

百会熄风醒脑、升阳固脱，风池醒脑开窍、疏风清热、明目益聪，神阙温阳救逆、利水固脱，足三里扶正培元、通经活络、升降气机，四穴搭配，可增强醒脑开窍、补虚固脱之功，缓解眩晕及其引起的头痛、冷汗等病症。

失眠 夜寐难安，按摩安神效专

失眠 是指无法入睡或无法保持睡眠状态，即睡眠失常。失眠虽不属于危重疾病，但影响人们的日常生活。睡眠不足会导致健康不佳，生理节奏被打乱，继之引起人的疲劳感及全身不适、无精打采、反应迟缓、头痛、记忆力减退等症状。失眠初期进行按摩可镇静安神，无论是肝郁化火、阴虚火旺还是心胆气怯引起的失眠，均可收效。

01 病症特效穴位

睛明

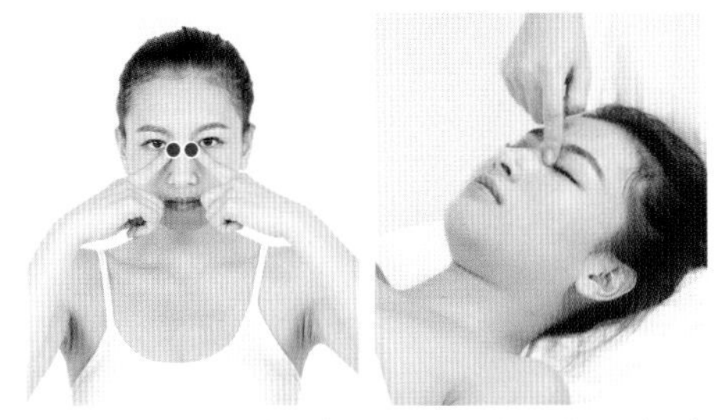

用食指指腹揉按睛明穴 30 次，以局部皮肤潮红为度。

攒竹

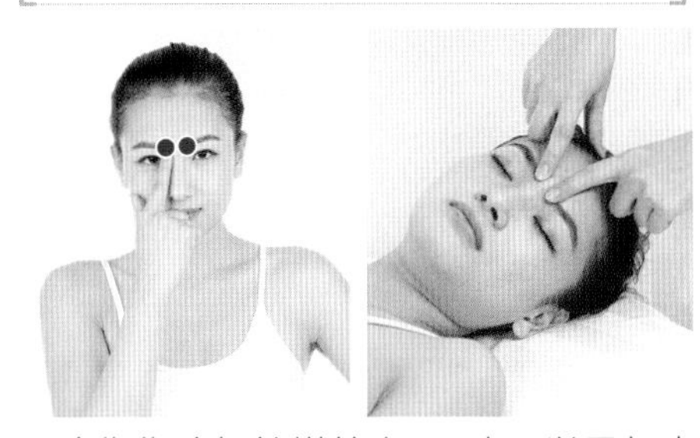

用食指指腹揉按攒竹穴 30 次，以局部皮肤潮红为度。

鱼腰

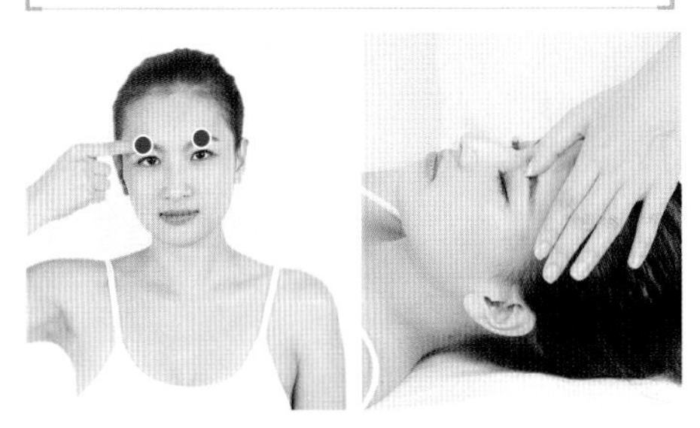

用拇指指腹揉按鱼腰穴 30 次，以局部皮肤潮红为度。

丝竹空

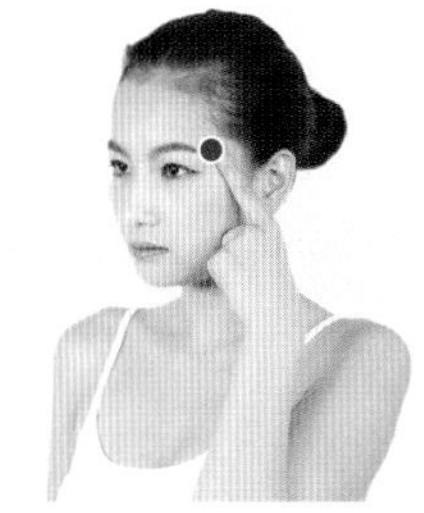
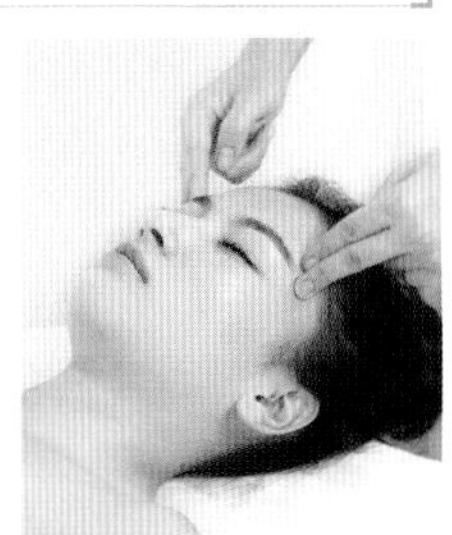

将食指、中指并拢，用指腹揉按丝竹空穴 30 次，以局部皮肤潮红为度。

02 特效穴治病解析

睛明泄热明目、祛风通络，攒竹清热明目、祛风通络，鱼腰镇惊安神、疏风通络，丝竹空散风止痛、清火明目，四穴搭配，可增强宁心安神、疏经活络之功，缓解失眠及其引起的头痛、眩晕等病症。

←贫血 心慌身乏力，按摩理疗是一技

贫血 是指人体外周血红蛋白（Hb）减少，低于正常范围下限的一种疾病。主要症状为头昏、耳鸣、失眠、记忆力减退、注意力不集中等。成年男性血红蛋白小于 120 克 / 升，成年女性血红蛋白小于 110 克 / 升，孕妇血红蛋白小于 100 克 / 升，均可诊断为贫血。贫血初期进行按摩可培元固本、调经统血，是体虚贫血患者的首选理疗法。

01 病症特效穴位

膻中

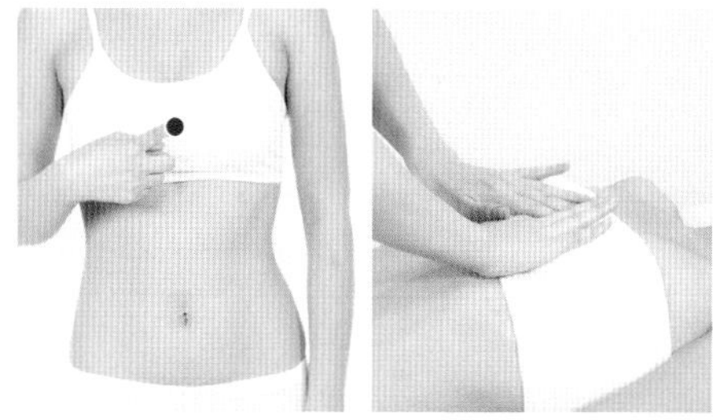

用手掌分推膻中穴 3 分钟，以局部皮肤潮红为度。

中脘

将双手手掌重叠置于中脘穴处，以振动手法操作 1 分钟，以局部皮肤潮红为度。

神阙

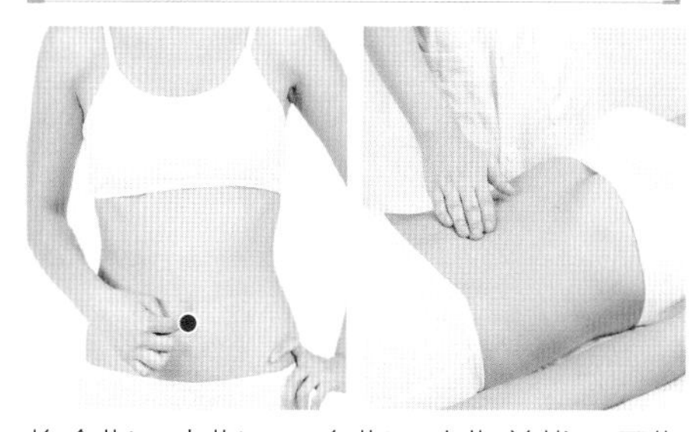

将食指、中指、无名指、小指并拢，用指腹揉按神阙穴 3 分钟，以局部透热为度。

足三里

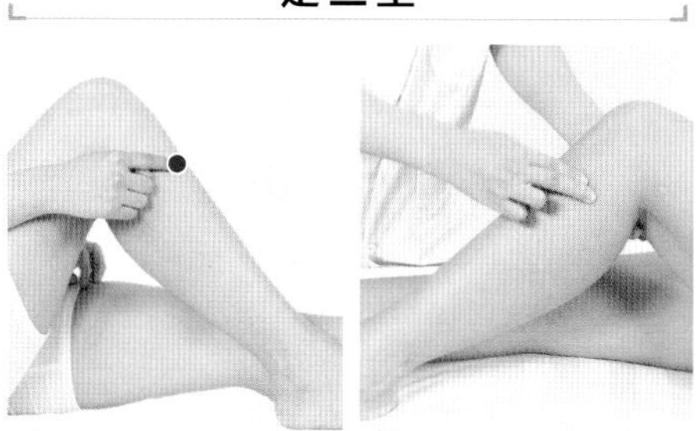

将食指、中指并拢，用指腹揉按足三里穴 50 次，以局部有酸胀感为度。

02 特效穴治病解析

膻中理气止痛、生津增液，中脘理气和胃、化湿降逆，神阙回阳固脱、健运脾胃，足三里理脾胃、调气血、补虚乏，四穴搭配，可增强健脾和胃、补益气血之功，缓解贫血及其引起的乏力、头晕等病症。

疲劳综合征 烦恼，按摩让您不再困扰 ➡

疲劳综合征 患者通常心理方面的异常表现要比身体方面的症状出现得早，自觉较为突出。实际上疲劳感多源于体内的各种功能失调，典型表现为：短期记忆力减退或注意力不集中、肌肉酸痛、头痛、睡眠后精力不能恢复、体力或脑力劳动后身体感觉不适。疲劳综合征初期进行按摩可缓解疲劳，是赶走周身不适、恢复精力的首选理疗法。

01 病症特效穴位

气海

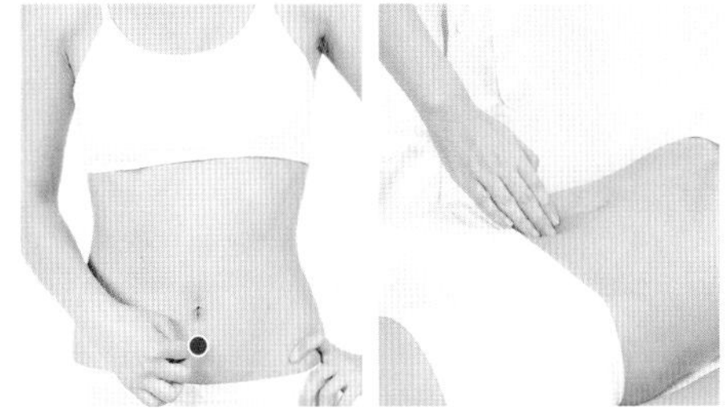

将食指、中指、无名指并拢，用指端揉按气海穴 5 分钟，以局部皮肤潮红为度。

列缺

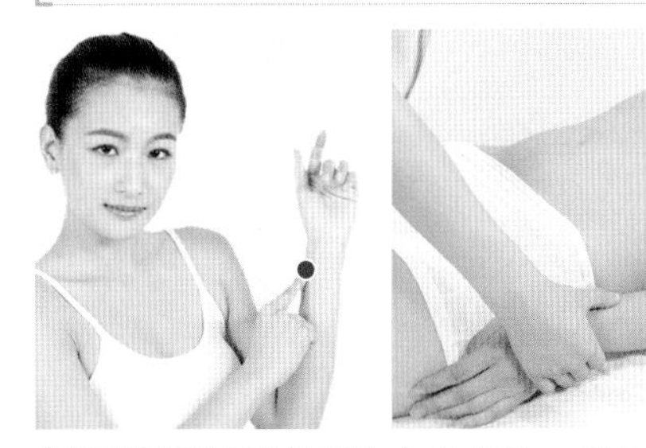

用拇指指腹揉按列缺穴 3 分钟，以局部有酸胀感为度。

合谷

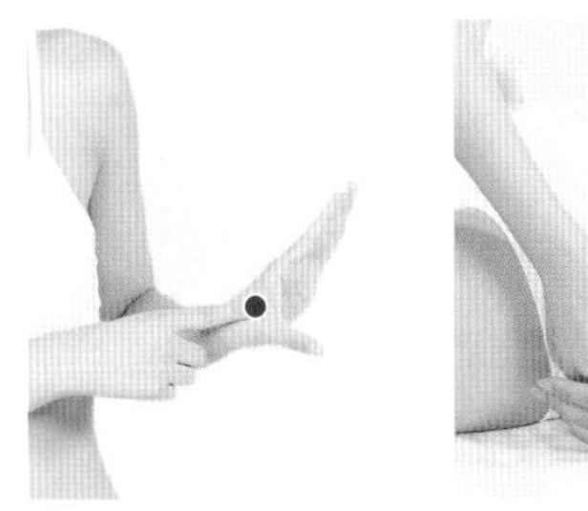

用拇指指端掐按合谷穴 3 分钟，以局部有酸痛感为度。

足三里

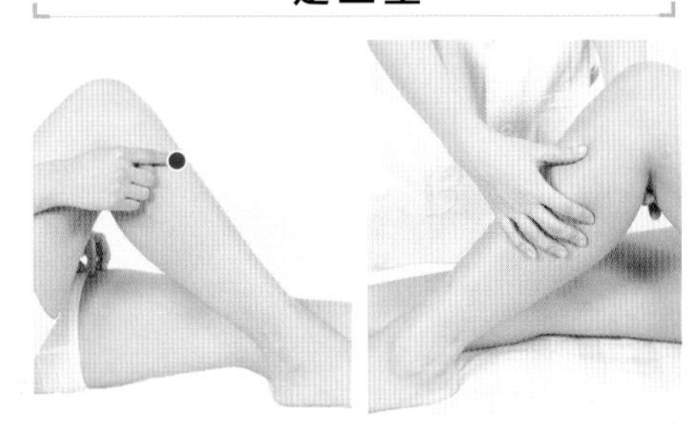

用拇指指腹揉按足三里穴 1 ~ 2 分钟，以局部有酸胀感为度。

02 特效穴治病解析

气海益气助阳、调经固经，列缺宣肺祛风、疏经活络，合谷镇静止痛、通经活经，足三里扶正培元、通经活络，四穴搭配，可增强通经活络、缓解疲劳之功，缓解疲劳综合征及其引起的腰酸背痛、头痛等病症。

←空调病 要祛风寒，刮痧帮您忙

空调病 指长时间在空调环境下工作学习的人，因空气不流通、环境不佳，出现鼻塞、头昏、打喷嚏、乏力、记忆力减退等症状，严重者可引起口眼㖞斜。老人、儿童的身体抵抗力低下，空调冷气最容易攻破他们的呼吸道防线。空调病初期进行刮痧可祛风散寒，是空调病患者增强自身抵抗力、纠正亚健康状态的首选理疗法。

01 病症特效穴位

太阳

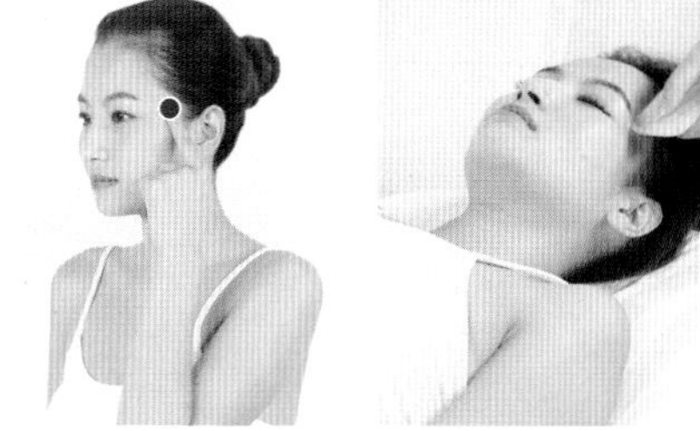

用角刮法刮拭太阳穴 1 ~ 3 分钟，力度轻柔，以皮肤潮红为度。

迎香

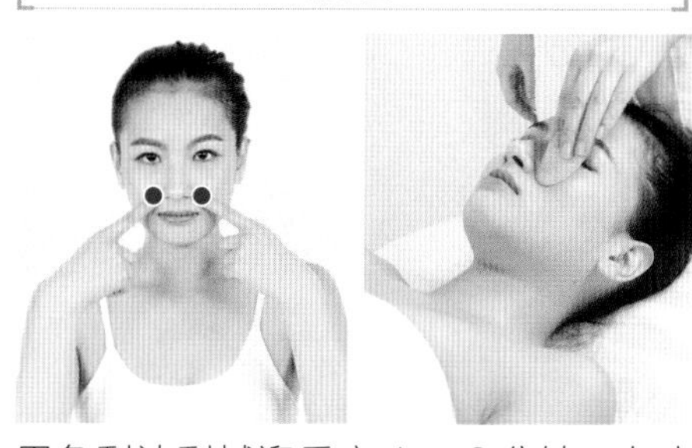

用角刮法刮拭迎香穴 1 ~ 3 分钟，力度轻柔，以皮肤潮红为度。

风池

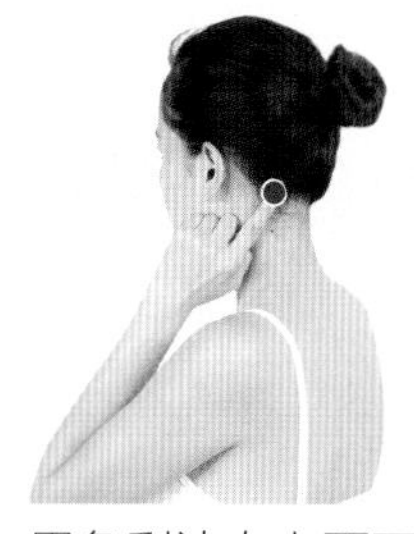

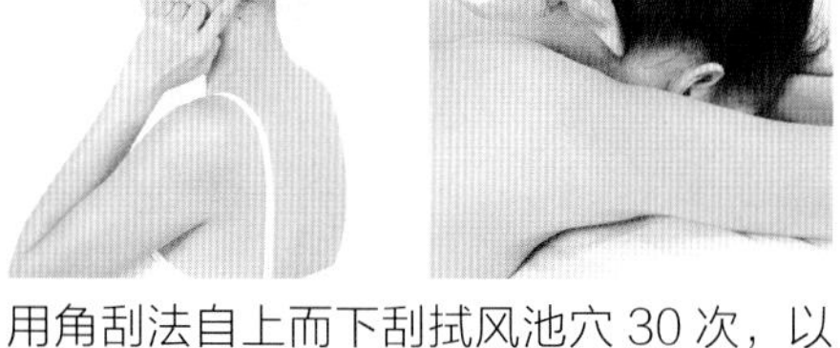

用角刮法自上而下刮拭风池穴 30 次，以出痧为度。

大椎

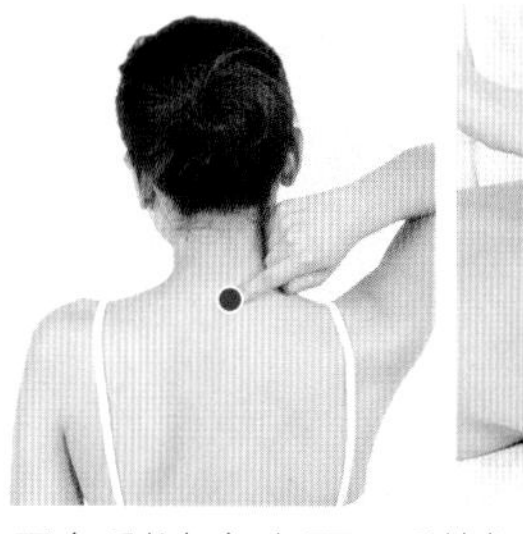

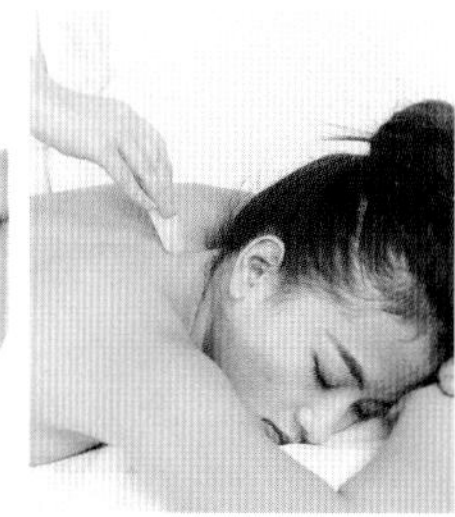

用角刮法自上而下刮拭大椎穴 30 次，以出痧为度。

02 特效穴治病解析

太阳清肝明目、通络止痛，迎香祛风通窍、理气止痛，风池醒脑开窍、疏风清热，大椎解表通阳、补虚宁神，四穴搭配，可增强舒筋活络、散寒祛风之功，缓解空调病及其引起的项背强痛、鼻塞等病症。